緩和ケアが主体となる時期の がんのリハビリテーション

編集
島﨑　寬将　　倉都　滋之
山﨑　圭一　　江藤美和子

中山書店

● 編集 ●

島﨑　寬将　　倉都　滋之
山﨑　圭一　　江藤美和子

発刊によせて

　がんが「不治の病」であった時代から「がんと共存」する時代になりつつあるが，治癒を目指した治療から QOL を重視したケアまで，切れ目のない支援をするといった点で，今の日本のがん診療はいまだ不十分である．がん患者にとっては，がん自体に対する不安は当然大きいが，がんの直接的影響や手術・化学療法・放射線治療などによる身体障害に対する不安も同じくらい大きい．しかし，これまで，がんそのもの，あるいはその治療過程において受けた身体的なダメージに対しては，積極的に対応されることが少なかった．

　緩和ケアが主体となる進行期や終末期においても，リハビリテーションの役割はとても大きい．リハビリテーションの介入により，動作のコツや適切な補装具を利用し，痛みや筋力低下をカバーする方法を指導するなどして，残存する能力をうまく活用して日常生活動作の拡大を図ることは可能である．また，疼痛，呼吸困難感，疲労などの症状を緩和することもリハビリテーションの役割となる．さらには，リハビリテーションは患者自らが能動的に行う治療であることから，それが精神的な支えや気分転換になり，精神的にも良い効果が得られる．実際，「リハビリをやっているときはすべてのことが忘れられる」とか「今まで動けなかったのが動けるようになって生きがいを感じた」という患者は多い．

　平成 18 年には「がん対策基本法」が施行され，がんの予防，早期発見，研究推進とともに医療の質として患者の QOL の維持向上も求められリハビリテーションの役割も重視されるようになった．さらに，平成 22 年度診療報酬改定では「がん患者リハビリテーション料」が新設され，その施設要件の一つとして多職種チームによる研修会受講が必須となった．これを機にがん拠点病院のみならず一般病院においてもがんのリハビリテーションの必要性が認識され，多くの施設が研修会を受講し施設認可を受け本格的な取り組みが始まった．このような状況の中，本書が進行期や終末期におけるがんのリハビリテーションの実践的な入門書として，出版されたことは大変意義深いことである．

　本書は，ベルランド総合病院において緩和ケアチームや在宅ホスピスとの関わりの中で，がんリハビリテーションに先駆的に取り組まれている島﨑寛将氏をはじめとする執筆陣の豊富な臨床経験にもとづいて執筆されている．その内容は，「がん医療とがんのリハビリテーション」に始まり，「対象となる患者の抱える痛みや苦しみ」，「進行期・終末期を迎えた患者のがんのリハビリテーション」，「家族ケアとしてのリハビリテーション」，「がんのリハビリテーションで用いるコミュニケーション・スキル」，「アプローチの実際」，「バーンアウトしないために」と，患者とその家族のみならず，医療従事者の問題まで幅広く取り上げられており，実際の症例の提示も交えて，豊富な写真や図表とともに，

わかりやすく解説されている．

　臨床現場においてすぐに役に立つ実践的な解説書であり，がんリハビリテーションや緩和ケアに携わるすべての医療者にお勧めしたい．本書を通じてより多くの医療者ががんリハビリテーションの必要性と方法を理解し，がん患者の療養生活の質の向上につながることを期待している．

2024年6月

慶應義塾大学医学部
リハビリテーション医学教室　教授
腫瘍センターリハビリテーション部門　部門長
辻　哲也

序 文

　今やがんは日本人の2人に1人が罹患するというまさに国民病とも呼ばれる疾患になり，近年その診断や治療の進歩については目覚ましいものがあります．それに伴い，がん患者に対する身体的・精神的ケアについてもがんのリハビリテーションとして少しずつではありますが，ようやく注目されるようになってきました．しかしながら，その対象の大部分はがんの周術期や回復期を中心としたものであり，がん治療の現場で必ず遭遇し，その対応に誰もが苦慮する進行期あるいは終末期の患者に対するリハビリテーションについては，その役割や具体的な取り組み方に主眼をおいた解説書がなかったのが現状です．

　本書は進行がんや末期がん患者の実践的なケアに悩む全国の医療現場の声に応えるために，最前線でこの時期の患者やその家族と正面から向き合っている医師や看護師，リハビリテーションスタッフが力を合わせてつくり上げた書です．なかでも本書の特徴は，実際の臨床の現場で最も患者さんに対応する場面が多い看護師やリハビリテーション専門職が中心となって執筆していることです．その内容ですが，薬剤使用以外の疼痛緩和や患者とその家族への精神・心理的なアプローチによる症状緩和，あるいは杖や装具，福祉器具を利用して残された身体機能や活動能力を向上させる方法などについて非常に具体的に紹介しています．また，緩和ケアとのかかわりや在宅復帰支援についても言及しています．さらに読者が理解しやすいように，各執筆者の方々には紙面の許す限り図・表や写真を多く提供していただいたことで，実際の現場でもすぐに実践していただけるのではないかと確信しております．

　患者を支えるためには，多職種がお互いに連携を取り合い，考え方や対処方法を共有してさまざまな問題に対応するチーム医療が当然必要ではありますが，特にこの時期は医師以外のコメディカルスタッフの対応が非常に重要な位置を占めると言っても過言ではないでしょう．その意味からも本書が進行期・終末期のがん患者のリハビリテーションに携わる医師はもとより，看護師やリハビリテーションスタッフさらには病院生活や退院を支援する病院職員，在宅生活を支える各種専門職の方々に，日常の現場ですぐにでも役立つ実用書として活用していただければこれ以上の喜びはありません．

2024年5月

編集を代表して

倉都滋之

目　次
contents

- 発刊によせて ── III
- 序文 ── V
- 執筆者一覧 ── VIII

1　はじめに──がん医療とがんのリハビリテーション … 1
1. がんを取り巻く現況 … 2
2. サポーティブケアと看護の役割 … 4
3. リハビリテーションの役割 … 8
4. 目標を共有したうえでのチームアプローチ … 14

2　対象となる患者の抱える痛みや苦しみ … 19
1. がん治療が進行期・終末期にもたらす影響 … 20
2. 身体症状 … 26
3. 精神症状 … 42
4. スピリチュアルペイン … 48
5. 社会的苦痛 … 52

3　進行期・終末期を迎えた患者のがんのリハビリテーション … 59
1. 総論 … 60
2. 症状・病態別のアプローチ … 68
    - ❶ 骨転移 … 68
    - ❷ 脳転移 … 80
    - ❸ 麻痺 … 86
    - ❹ 痛み … 94
    - ❺ 呼吸困難 … 99
    - ❻ 廃用症候群 … 111
    - ❼ 浮腫 … 120
    - ❽ 全身倦怠感 … 127
    - ❾ 嚥下困難と口内トラブル … 132
    - ❿ ことば，声の出ない患者とのコミュニケーション … 139
3. 安楽なポジショニングと介助の工夫 … 146
4. 化学療法による末梢神経障害に対する日常生活の工夫と対応 … 156
5. 心のケアとしての作業療法アプローチ … 160
6. 場面別のアプローチ … 168
    - ❶ 緩和ケアチーム … 168
    - ❷ 緩和ケア病棟 … 172
    - ❸ 在宅復帰支援プロセス … 179
    - ❹ 在宅 … 185

4 家族ケアとしてのリハビリテーション …… 191
1. 患者が動ける時期の家族ケア …… 192
2. 患者が動けなくなった時期の家族ケア …… 197
3. 看取りの時期の家族ケア …… 201
4. グリーフケアとリハビリテーション …… 205
5. セクシュアリティを大切にした夫婦・家族へのケア …… 212

5 がんのリハビリテーションで用いるコミュニケーション・スキル …… 217
1. がんのリハビリテーション場面でのコミュニケーション …… 218
2. 精神的苦痛への対応 …… 220
3. 返答に困る場面での対応例 …… 222
4. コミュニケーション・スキル・トレーニング …… 224

6 アプローチの実際 …… 225
1. 体力消耗状態を呈した消化器がん患者のケース …… 226
2. 悪性リンパ浮腫・骨転移を呈した乳がん患者のケース …… 234
3. 脳転移を呈した患者のケース …… 240
4. 訪問作業療法で心理的効果のみられたケース …… 248
5. 緩和ケア病棟で支援的にかかわった2ケース …… 254

7 おわりに──自分自身のためのストレスマネジメント …… 263
バーンアウトしないために …… 264

TOPICS
- 告知状況による影響 ── 18
- リハ専門職の抗がん剤による職業性曝露とその予防 ── 67
- 進行期・終末期を迎えた血液がん患者のリハビリテーション ── 167
- 生きることを支える排泄ケア ── 190
- 小児がんにおける作業療法のポイントと遺族ケア ── 211
- 真のニーズを引き出すために ── 233
- 認知症を有する患者の場合に配慮すべきこと ── 247
- 専従のリハ専門職がいない緩和ケア病棟でのリハビリテーションの取り組み ── 262

● あとがき ── 271
● 索引 ── 272

● 執筆者一覧 (五十音順)

荒木　信人	市立芦屋病院 整形外科	DR
安藤　牧子	慶應義塾大学病院 リハビリテーション科	ST
飯田　貴士	社会医療法人生長会 介護老人保健施設 ベルアモール リハビリテーション科	OT
池田　聖児	医療法人ミナテラス かすがいクリニック	PT
石川　奈名	社会医療法人生長会ベルランド総合病院 看護部	NS
江藤美和子	社会医療法人生長会ベルランド総合病院 看護部	NS
大庭　　章	医療法人赤城会三枚橋病院 がん相談支援センター	CP
岡村　　仁	広島大学大学院医系科学研究科 精神機能制御科学研究室	DR
加藤るみ子	静岡県立静岡がんセンター リハビリテーション室	OT
窪　　優子	広島大学病院 診療支援部リハビリテーション部門	OT
倉都　滋之	社会医療法人生長会ベルピアノ病院 整形外科	DR
小林　貴代	森ノ宮医療大学	OT
小間坂友祐	社会医療法人生長会ベルピアノ病院 リハビリテーション室	OT
坂口　聡子	令和健康科学大学	OT
里見　史義	公益財団法人大原記念倉敷中央医療機構 倉敷中央病院 リハビリテーション部	OT
島　　雅晴	大阪急性期・総合医療センター医療技術部セラピスト部門	PT
島﨑　寛将	大阪府済生会富田林病院 リハビリテーション科	OT
髙島　千敬	広島都市学園大学健康科学部 リハビリテーション学科	OT
田尻　和英	みやぎ整形外科クリニック	OT

OT	作業療法士	
PT	理学療法士	
ST	言語聴覚士	
NS	看護師	
DR	医師	
CP	臨床心理士	
MSW	医療ソーシャルワーカー	

田尻　寿子	静岡県立静岡がんセンター リハビリテーション室	OT
立松　典篤	名古屋大学大学院医学系研究科総合保健学専攻 予防・リハビリテーション科学創生理学療法学講座	PT
田中　毅	社会医療法人生長会ベルピアノ病院 リハビリテーション室	PT
中村　元紀	社会医療法人生長会府中病院 作業療法室	OT
橋本　伸之	天塩町立国民健康保険病院 整形外科・リハビリテーション科	DR
東谷　成晃	株式会社CHCPホスピタルパートナーズ 事業推進部	OT
臂　美穂	公立みつぎ総合病院 リハビリ部	OT
藤田　曜生	九州大学病院 リハビリテーション部	OT
三木　恵美	関西医科大学リハビリテーション学部	OT
森本　智子	社会医療法人生長会ベルランド総合病院 患者支援・地域連携部 医療福祉相談室	MSW
矢木健太郎	社会医療法人雪の聖母会聖マリア病院 リハビリテーション室	PT
山﨑　圭一	社会医療法人生長会ベルランド総合病院 緩和ケア科	DR
吉川　正起	大阪府立障がい者自立センター自立支援課	PT
吉澤いづみ	医療法人財団順和会山王病院 リハビリテーションセンター	OT
吉田奈美江	天使大学看護栄養学部看護学科	NS
吉原　広和	埼玉県立がんセンター リハビリテーション科	PT
余宮きのみ	埼玉県立がんセンター 緩和ケア科	DR
和田　文香	広島大学病院 診療支援部リハビリテーション部門	OT

1

はじめに
──がん医療とがんのリハビリテーション

1 がんを取り巻く現況

1 がんによる死亡率の低下

　がんと診断される人は増え続けている．日本では，2019年に約100万例が新たにがんと診断され，2022年には約38万5千人ががんで亡くなっている[1]．しかし，MRIやPET-CTをはじめとする診断学の向上，鏡視下手術など手術療法の進歩，IMRT（強度変調放射線治療：intensity modulated radiation therapy）や粒子線治療といった革新的な放射線療法（radiation therapy：RT）の出現，さらには分子標的薬や免疫チェックポイント阻害剤などの化学療法も新しい展開を迎えたことにより，がんによる死亡率は低下傾向にあり，生命予後は確実に改善してきている（表1）[2]．

表1 主な部位別がん年齢調整死亡率（人口10万対）の推移

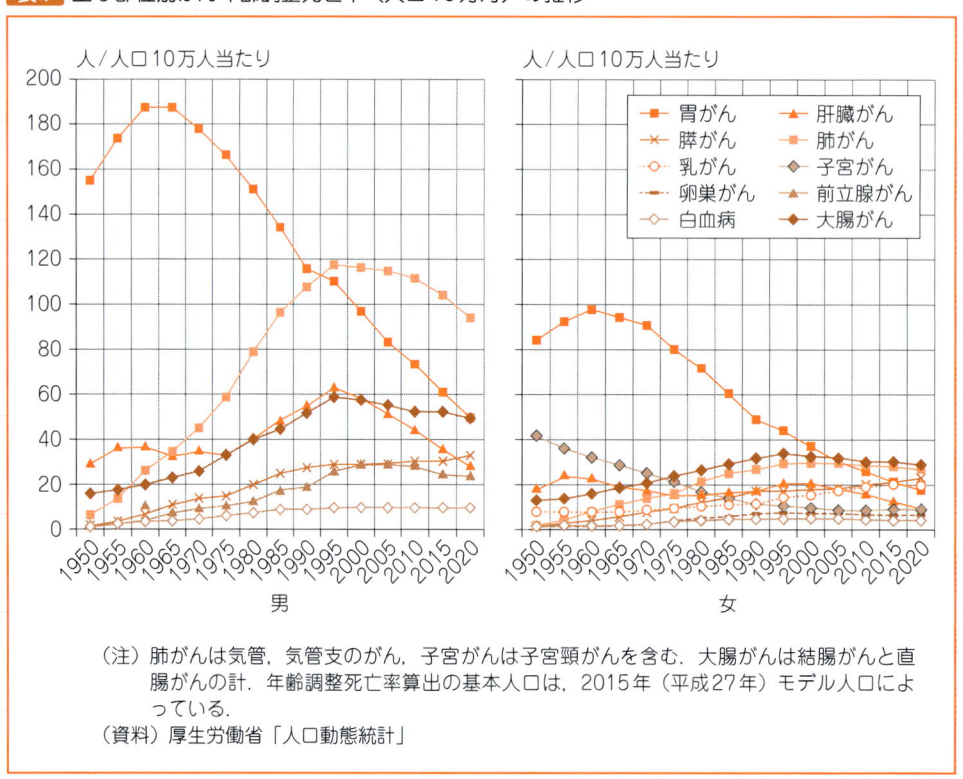

（注）肺がんは気管，気管支のがん．子宮がんは子宮頸がんを含む．大腸がんは結腸がんと直腸がんの計．年齢調整死亡率算出の基本人口は，2015年（平成27年）モデル人口によっている．
（資料）厚生労働省「人口動態統計」

（本川　裕：図録 主な部位別がん年齢調整死亡率（人口10万対）の推移．社会実情データ図録[2] より）

2 がんにおけるリハビリテーションの重要性

　その結果，がんを克服あるいはがんを抱えていてもうまく治療でコントロール（がんと共存）しながら社会復帰を目指す，がんサバイバーが増加しているのもまた事実である．そのため，治療によって生じるさまざまな急性期あるいは慢性期の障害に対応する必要性が新たに求められることとなった．したがって，医療者はがん治療の代償ともいうべき身体的障害やさまざまな問題にもがんのリハビリテーション（以下がんリハ）として積極的にアプローチすべき時代に突入しているのである．

　このような状況のなか，国民病ともいうべきがんに対して国は2006年にがん対策基本法を成立させ，それに基づき「第1次がん対策推進基本計画」を策定した．その一環として厚生労働省は，2007年度より「がんのリハビリテーション実践セミナー」事業を実施することにより，がんリハに精通する医療者の育成を図ってきた．その後ようやく2010年の診療報酬改定で，入院中のがん患者に対してがん患者リハビリテーション料が新設され，がんリハ普及を後押しする格好となった．さらに2012年には「第2次がん対策推進基本計画」が新たに打ち出され，分野別施策として「運動機能の改善や生活機能の低下予防に資するよう，がん患者に対する質の高いリハビリテーションについて積極的に取り組む」ことが国の課題として盛り込まれている[3]．

　以上のような現況をふまえ，がん患者と直接対応するわれわれ医療者は，がんの進行具合や治療背景に十分配慮しながらも多職種の専門性を活用し，それぞれの枠組みを越えたチーム医療を推進して，積極的にがんリハに取り組む必要があると考える．

〔倉都滋之〕

文献

1）国立がん研究センターがん対策情報センター　がん情報サービス：最新がん統計．
　　https://ganjoho.jp/public/statistics/pub/statistics01.html
2）本川　裕：図録 主な部位別がん年齢調整死亡率（人口10万対）の推移．社会実情データ図録．
　　https://honkawa2.sakura.ne.jp/2158a.html
3）厚生労働省：がん対策推進基本計画．p.19.
　　https://www.mhlw.go.jp/bunya/kenkou/dl/gan_keikaku02.pdf

2 サポーティブケアと看護の役割

1 患者の理解

がん患者が経験する全人的苦痛

　がんが進行すると身体的な面だけでなく，精神的な面，社会的な面，スピリチュアルな面が関与し合い，統合的な痛み（トータルペイン，全人的苦痛）として表れるようになる（図1）．このトータルペインの概念は，近代ホスピスの創設者であるシシリー・ソンダースによって提唱された．終末期においては，全身倦怠感や痛みなどの身体的苦痛だけでなく，不安や抑うつなどの精神的苦痛，家庭や社会での役割が遂行できないことや経済的な問題による社会的苦痛，生きる意味が見出せないなどのスピリチュアルペインが出現する．WHOは，緩和ケアを「生命を脅かす疾患による問題に直面している患者とその家族に対して，痛みやその他の身体的問題，心理社会的問題，スピリチュアルな問題を早期に発見し，的確なアセスメントと対処（治療・処置）を行うことによって，苦しみを予防し，和らげることで，クオリティ・オブ・ライフを改善するアプローチである」と定義し

身体的苦痛
痛み　ほかの身体症状
日常生活動作の支障

精神的苦痛
不安　いらだち
孤独感　恐れ
うつ状態　怒り

トータルペイン

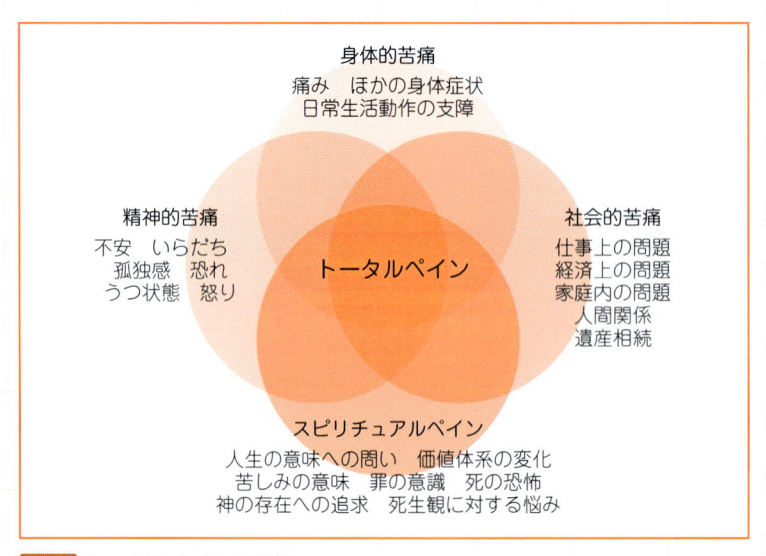

社会的苦痛
仕事上の問題
経済上の問題
家庭内の問題
人間関係
遺産相続

スピリチュアルペイン
人生の意味への問い　価値体系の変化
苦しみの意味　罪の意識　死の恐怖
神の存在への追求　死生観に対する悩み

図1　トータルペインの理解

ている[1]．終末期においては，患者の苦痛を全人的にとらえ，包括的でサポーティブなケアを行うことの重要性が増してくる．

がんサバイバーシップ

がんの治療は進歩し，生存率の向上からがんは慢性疾患として位置づけられるようになり，近年では「がんサバイバーシップ」の概念が注目されている．がんサバイバーということばには，がんの進行度や病期にかかわらず，がんと診断されてから生涯を通して続く，がんとともに生きるという経験，プロセスに焦点がおかれている[2]．

がんの治療がひと段落すると，外来受診の機会も減少し，医療者や周囲からのサポートを受けることも少なくなる．治療による後遺症や晩期障害，ボディイメージの変容を体験するが，周囲から理解が得られにくく，また再発への不安や将来への不確かさなど，さまざまな問題を抱えながらがんサバイバーは生活を送っている．

がんの罹患と進行，治療の影響により身体的苦痛が生じると，精神的苦痛も増し，日常生活や役割の変更を余儀なくされると社会的側面にも影響が及ぶ．終末期で全身状態が悪化し，体力と身体機能が低下すると，経口摂取や排泄という生活行動も困難となってくる．そうすると，自己効力感の低下が起こり，自己の存在意義，人生や死についての思いを表出することがある．サバイバーの時期から終末期までを通してQOLを保ち，その人らしく生きられるように全人的苦痛に対してサポーティブケアを提供し，心身の安寧を目指すことは極めて重要である．

2 求められるケア

サポーティブケアの重要性

サポーティブケアは，重篤で生命を脅かす病気に罹った患者のQOL（quality of life；生活の質）を改善するために提供されるケアを意味し，病気による症状や治療による有害事象，そして関連する精神的・社会的・スピリチュアルな問題を予防・治療することに目的がおかれる．

近年，がん治療は飛躍的に進歩し，がん患者の生存率も改善がみられているが，QOLを維持し，治療と社会的な役割遂行を両立するためには，有害事象のマネジメントがカギ

となる．身体や生活に影響を及ぼす有害事象には，リンパ浮腫，末梢神経障害，心機能障害等があり，免疫療法では免疫関連有害事象により消化管，内分泌系，皮膚・粘膜，肝臓等に特異的な影響を及ぼす[3]．また，再発への不安，睡眠や認知機能の変化，慢性的な疲労，性生活の変化，雇用や経済的影響など心理社会的問題があり[3]継続支援が必要である．

　がんの進行期には，治療による身体的影響に加え，病状進行による全身倦怠感，食欲不振，痛み，眠気，呼吸困難，悪心・不安・抑うつなどさらなる苦痛症状を有するようになる[4]．また，身体機能の低下から食事，排泄，移動など日常生活行動を営むことも困難となり，他者に委ねざるを得なくなる状況となる．社会的役割の遂行にも影響し，他者との交流も限られ，自分で自分のことができない，人の負担になりたくないという思いから，スピリチュアルペインが強まる．終末期でさらに症状が増悪すると不安が高まり，症状の閾値が低くなるという悪循環に陥ることもある．

　がんと診断され治療を受ける時期においては身体機能の回復を目標とし，日常生活行動へのケアに焦点がおかれることが多い．がんが再発・進行し，人生終焉の時期になると，起こりうる病状と予後を予測して，QOLを維持・向上することに目標がおかれる．がん患者の希望に応じた療養を目指し，症状緩和やリハビリテーションなどサポーティブケアを提供することは，患者と家族の希望を支えることにもつながる．

　サポーティブケアにかかわる職種としては，医師，看護師，リハ専門職，薬剤師，管理栄養士，臨床心理士，MSWがあげられる．これらの職種が専門的な力を発揮して協働し，がんの罹患，治療，再発・進行，終末期という，患者がたどる一連のプロセスにおいて継続したサポーティブケアを提供することは，がん患者の全人的苦痛の緩和を可能にすると考える．

QOLの概念に基づくケアの考え方－求められる看護の役割－

　サポーティブケアにおける看護師の主要な役割は，患者の全体像を捉え，患者のセルフケア能力を評価して，他の専門家と協働しQOLを重視したケアの実践を行うことにある[5]．

　がん治療とケアを提供するにあたって，医療者は患者のQOLの維持・向上に努めており，特に看護師にとってQOLは，包括的アセスメントとケアの手がかりを与える重要な概念である．

　QOLの重要な要素として，健康や生活に関わる身体，心理，社会，役割・機能スピリチュアルな側面があげられる[6]．また，Hacker（2009）は，QOLを「身体的，心理的，社会的な健康状態を反映する日常生活行動を営む能力」「身体機能レベル，疾患もしくは

治療による症状のコントロールに対する満足感」という2つの要素が混在した健康状態であると述べている[7]．重要なのは，個人の主観的な側面が中心となっており，患者自身がQOLを判断する最適者という点である．個人の思う健康と生活が，その人にとっての理想の状態であるという仮定が概念の基盤となっている．

がんの診断，治療，治療から症状緩和中心のケアというプロセスにおいて，がん患者と家族はトータルペインを抱え，生活している．トータルペインが強く，患者が自分で生活を維持することが困難な場合は，看護師は包括的にアセスメントを行い，必要な身体的ケアの提供，適応に向けての心理的援助など，看護は重要な役割を果たすことになる．

多職種とのケアの協働にあたっては，患者の身体的・心理的な状況と負担を考慮し，必要なケアとアプローチすべき職種を見極め，調整と継続的な支援を行う．この一連のプロセスにおいて看護師には対患者・家族および医療者間の効果的なコミュニケーション能力が求められる．

サポーティブケアは，治療から症状緩和中心のケアへの移行，終末期というがん患者のトータルペインがより強くなる時期にニーズが高まる．がん患者，家族が強い苦痛を有するこの時期に，看護師は対象に寄り添い，思いを尊重してともに目標と手立てを考える存在でありたい．適切なケアを提供し，その効果を評価しケアの継続を確実にしていくこと，多職種チームによる統合的アプローチを円滑に行うことは，がん患者と家族の安寧につながると考える．

（江藤美和子）

文献

1) WHO：Palliative care. Cancer. http://www.who.int/cancer/palliative/definition/en/
2) Shapiro CL：Cancer Survivorship. N Engl J Med 2018；379 (25)：2438-2450.
3) Emery J, et al.：Management of common clinical problems experienced by survivors of cancer. Lancet 2022；399 (10334)：1537-1550.
4) Seow H, et al.：Trajectory of performance status and symptom scores for patients with cancer during the last six months of life. J Clin Oncol 2011；29 (9)：1151-1158.
5) Wilson DJ, et al.：Rehabilitation and palliative care. Ferrell BR, et al. (ed)：Oxford Textbook of Palliative Nursing. Oxford University Press；2010. pp.935-948.
6) 下妻晃二郎：ＱＯＬ評価研究の歴史と展望．行動医学研究 2015；21：1-7.
7) Hacker E：Exercise and quality of life：strengthening the connections. Clin J Oncol Nurs 2009；13 (1)：31-39.

3 リハビリテーションの役割

1 リハビリテーションとは

　リハビリテーションとは，単に機能訓練のみを示すものではなく，個々の患者・家族が疾患や外傷などによって制限を強いられた生活から自分らしい生活を再び取り戻す支援をするアプローチである．そのため，対象の主眼は生活上の「障害」にある．また，患者の生活全体における障害を理解するうえでは，その生活をいくつかの側面からとらえて総体的にみる必要がある．例をあげると，疾病にともなう麻痺などの機能障害から，トイレに行くことができないといった活動制限，職場復帰ができないといった参加制約などである．

　リハでは「ICF（international classification of functioning, disability and health，国際

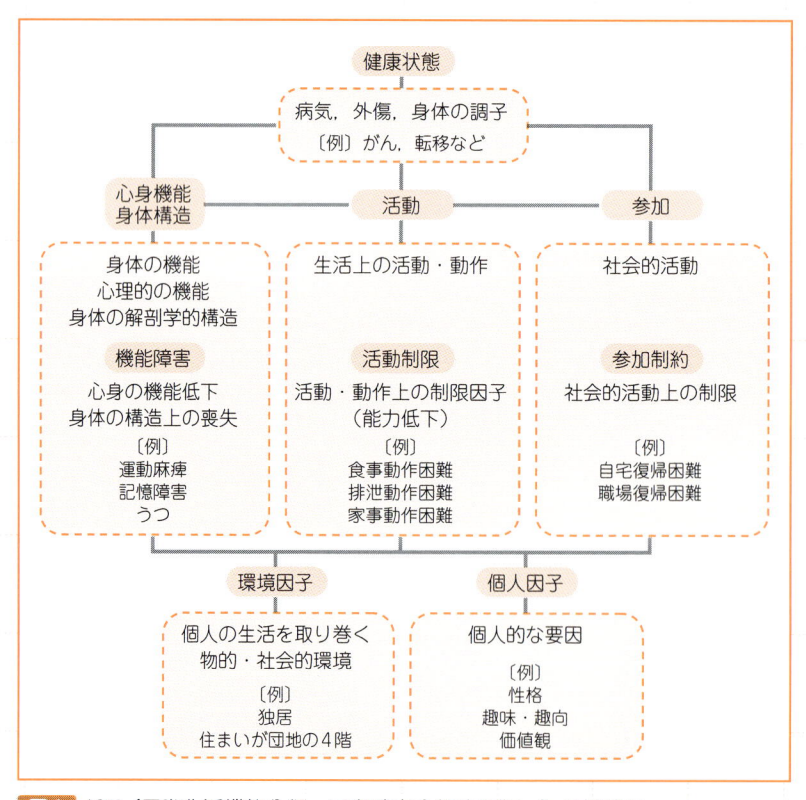

```
                        健康状態
                   病気，外傷，身体の調子
                    〔例〕がん，転移など

      心身機能                活動              参加
      身体構造

      身体の機能           生活上の活動・動作      社会的活動
      心理的な機能
      身体の解剖学的構造

        機能障害              活動制限            参加制約
      心身の機能低下      活動・動作上の制限因子   社会的活動上の制限
     身体の構造上の喪失       （能力低下）
        〔例〕                〔例〕              〔例〕
       運動麻痺            食事動作困難         自宅復帰困難
       記憶障害            排泄動作困難         職場復帰困難
        うつ               家事動作困難

              環境因子              個人因子
         個人の生活を取り巻く      個人的な要因
           物的・社会的環境
                                   〔例〕
            〔例〕                   性格
             独居                  趣味・趣向
         住まいが団地の4階           価値観
```

図1 ICF（国際生活機能分類−国際障害分類改訂版−）の概略図

生活機能分類－国際障害分類改訂版－)」(図1)がよく用いられる．ICFでは，生活機能と障害の構成要素として「心身機能・身体構造」「活動・参加」があり，関係要因として「環境因子」「個人因子」の側面に分けている．ICFでは，それぞれの側面における状況や関係性をとらえ，患者に実施すべき支援内容を明らかにしていく．

　医学的リハでは，主にICFで示す活動の改善をいかに図るかが重要となる．筋力増強訓練や関節可動域訓練など心身機能の改善や開発は，あくまでも活動の改善を図るための一手段でしかない．そのため，心身機能・身体構造，活動，参加，環境因子，個人因子のあらゆる側面から，患者・家族のQOLの向上を実現できるよう支援していくことが求められる．

2　がんのリハビリテーション

　近年，がん医療においてもサポーティブケアの一つとして「がんリハ」が注目されるようになった．それは，がんと共存する時代を迎えて，さまざまな症状・後遺症をもつがんサバイバーが自分らしく生きることを再構築できる支援が求められているからである．がんによってもたらされる症状や後遺症はその病期によってもさまざまであり，病期に合わせたリハが必要となる．

　リハ・アプローチには目的別に大きく分けて4つある（図2上：Diezの分類とは異なるので注意）．それらのアプローチを病期に合わせてその比率を変化させながら，そのときどきの病期に応じたリハを行うことが重要である（図2下）．

3　病期別がんのリハビリテーションの役割

周術期（予防期）

　診断からがん病変の治癒を目的とした治療が開始されるまでの予防期には，手術などの治療前に予測される機能低下の予防を図ったり，治療前の機能改善により治療後に予測される後遺症などの影響を最大限軽減させたりする目的でリハを実施する．

予防的リハ
手術などの治療や病態の進行などによって，何らかの後遺症（機能障害・活動制限）を呈することが予測される場合に，その機能障害や活動制限が起こる前から，障害や制限を予防したり，その程度を軽減させたりすることを目的に実施するリハ．
〔例〕拘縮予防の関節可動域訓練，筋力低下を予防するための筋力増強訓練　など

回復的リハ
治療や加療中の安静などの二次的要因によって起こった機能障害・活動制限を改善させることを目的に実施するリハ．
〔例〕麻痺の改善を目的とする神経筋再教育訓練，動作の再獲得を目的とする動作訓練　など

維持的リハ
病態の進行などによって機能障害・活動制限をきたしている要因に対して，その機能・能力の維持を図ることを目的に実施するリハ．その手段として，機能を補うための装具や自助具，福祉用具などの利用を含めた代償的手段を用いたアプローチも含まれる．
〔例〕筋力維持を目的とした運動療法，車椅子を用いた離床訓練，ポータブルトイレを用いた排泄動作訓練　など

緩和的リハ
苦痛をともなう症状の緩和を目的に実施するリハ．その対象は身体的苦痛のみならず，精神的苦痛，社会的苦痛，スピリチュアルペインを含み（トータルペイン），患者だけでなく家族に対して行う家族ケアの概念も含む．
〔例〕全身倦怠感の軽減のための軽運動，ポジショニング，マッサージ，作業活動場面の提供　など

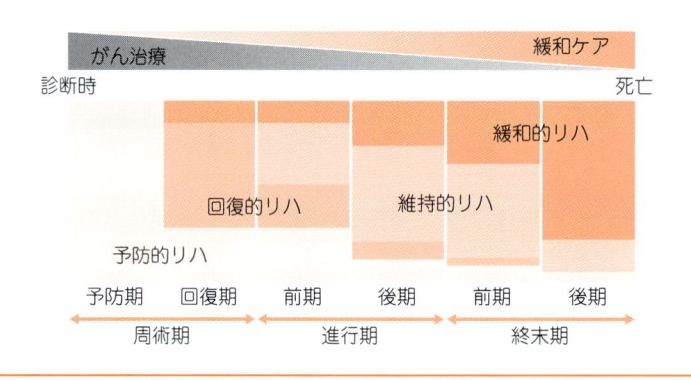

図2 病期に合わせた目的別リハビリテーション・アプローチ

周術期（回復期）

　がん病変の治癒を目的とした治療が中心となる回復期には，治療にともなう症状や後遺症の早期改善を図ること，治療後の合併症予防，治療にともなう苦痛症状の緩和を図ることを目的にリハが実施される．化学療法などの治療を選択するうえでPS（Performance Status，表1 [1]）やPPS（Palliative Performance Scale，表2 [2]）が重要となるため，PSを低下させないことや早期に改善させることがリハに期待される．治療中・治療後の

表1 ECOG（Eastern Cooperative Oncology Group）の Performance Status Score

Score	定義
0	全く問題なく活動できる 発病前と同じ日常生活が制限なく行える
1	肉体的に激しい活動は制限されるが，歩行可能で，軽作業や座っての作業は行うことができる 　例：軽い家事，事務作業
2	歩行可能で自分の身の回りのことはすべて可能だが作業はできない 日中の50％以上はベッド外で過ごす
3	限られた自分の身の回りのことしかできない 日中の50％以上をベッドか椅子で過ごす
4	全く動けない 自分の身の回りのことは全くできない 完全にベッドか椅子で過ごす

（Common Toxicity Criteria, Version2.0 Publish Date April 30, 1999[1] より）

表2 PPS（Palliative Performance Scale）

	起居	活動と症状	ADL	経口摂取	意識レベル
100	100％起居している	正常の活動・仕事が可能 症状なし	自立	正常	清明
90		正常の活動が可能 いくらかの症状がある			
80		何らかの症状はあるが正常の活動が可能			
70	ほとんど起居している	明らかな症状があり通常の仕事や業務が困難		正常 もしくは 減少	清明 もしくは 混乱
60		明らかな症状があり趣味や家事を行うことが困難	ときに介助		
50	ほとんど座位もしくは臥床	著明な症状がありどんな仕事もすることが困難	しばしば介助		
40	ほとんど臥床	著明な症状がありほとんどの行動が制限される	ほとんど介助		清明 もしくは 傾眠±混乱
30					
20	常に臥床	著明な症状がありいかなる活動も行うことができない	全介助	数口以下	
10				マウスケアのみ	

（Anderson F, et al.：J Palliat Care 1996；12（1）：5-11[2] より）

がん患者・がんサバイバーの社会復帰・就労支援などもこの時期のリハに求められる重要な役割の一つとなる．

進行期前期

　再発・転移などによってがん病変の治癒が困難となり，その進行を遅延させる治療が中心となるが病態の進行にともなう症状などはまだ出現していない時期をさす．治療による副作用の軽減を図るとともに，体力低下など機能障害の予防・早期改善，ADL（activities of daily living；日常生活動作）能力を含めた QOL 維持を図る目的で，リハが実施される．予測される病態の進行にともなう症状については，可能な範囲で出現を予防できるよう援助する．

進行期後期～終末期前期

　病態の進行にともなう症状が出現し始め，徐々に緩和ケアの役割が多くなってくる時期（予後が月単位と予測される時期）である．進行する症状の緩和を図るとともに，徐々に増加する生活上の制限に対して代償的アプローチを含めた援助を行い，QOL の維持を図る目的で，リハが実施される．この時期には活動性低下から招く廃用症候群（二次的機能の低下）の予防や改善も重要となる．

終末期後期

　予後が週単位と予測され，複数の症状の出現や ADL 能力の低下が避けられない時期で緩和ケアが主体となる時期をいう．苦痛症状の緩和，廃用症候群による二次性の苦痛症状の予防などを図りつつ，患者・家族にとって意義のある時間を過ごせるようリハを実施する．この時期のリハにおいては，より患者・家族の QOL の向上が優先される．

④ リハビリテーションにおける看護の役割

　リハ全般において，看護アプローチの焦点は身体機能改善への支援，合併症の予防におかれる．進行期・終末期においてもこれらは同様であるが，QOL を重視した包括的なケアの提供がより重要視されるようになる．

　看護師は，患者の生活を視野においたリハ促進，身体機能と QOL 改善を目指したケア

の提供のうえで重要な役割を果たす．がん患者のたどるプロセスとQOLの概念を理解し，病態や症状の状況をみて，ケアの計画立案，実践，評価を行う必要がある．患者の病状，治療経過，ニーズは多様であり，サポーティブケアとリハに関するエビデンスを実践に適応していくことは今後より重要となってくる．

リハ提供においては，患者のニーズと活動の許容をていねいにとらえ，リハ専門職と協働して目標設定，リハの内容および量とペースの調整を行う．

病状が進行すると，日々の生活行動を営むことが困難になってくるが，終末期においても患者の適応能力は残されている．チームの連携をとって一貫した包括的ケアを提供することは，がん患者のQOLにポジティブな効果をもたらすと考える．がん患者の自己効力感を高めるためには，目標を共有したうえでのチームアプローチが重要であり，看護師はそのチームを機能させるコーディネーターとして位置づけられる．

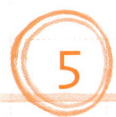

5 がんのリハビリテーションの推進と地域連携

がんリハに求められることは，がんを患っても患者や家族がそのときどきに質の高い生活を送ることができるよう支援することである．

がんの治療は，外来通院で行われることが増えてきている．また，進行期・終末期を在宅で過ごすことも，施設を生活の場に選択する高齢者も増えてきている．そのため，がんリハはがんを専門とする医療機関のみで実施しているだけでは不十分なのである．

今後，地域，療養場所，病期を問わず，必要なときに質の高いリハが提供できるようがんリハの推進と地域連携が求められている．

〔島﨑寛将，江藤美和子〕

文献

1) 日本臨床腫瘍研究グループ：ECOG の Performance Status（PS）の日本語訳．Common Toxicity Criteria, Version2.0 Publish Date April 30, 1999.
 http://jcog.jp/doctor/tool/ps.html
2) Anderson F, et al.：Palliative performance scale（PPS）：a new tool. J Palliat Care 1996；12（1）：5-11.

4 目標を共有したうえでのチームアプローチ

1 がん医療におけるチームアプローチの重要性

　従来の医療では，一人の医師を中心とし，医師以外の医療者は，いわば脇役的な存在として患者にかかわってきた．医学の進歩，高齢化の進行などに加えて，患者の社会的・心理的な観点および生活への十分な配慮も求められ，目標を共有したチームアプローチが欠かせない．

　医師以外の医療者が医師と平面的な立場に立ち，的確な役割分担とスムーズな連携で主体的に患者にかかわることによって，その専門性をさらに発揮することができ，より質の高い安全な医療の提供が可能になる．また，医療者がチームワークを築いて患者の多様なニーズに応えることで，患者の満足度も高まり，よりよい医療を実現することにもつながる．戦国武将である毛利元就が3人の子どもたちに「矢1本なら一人の力で折ることができるが，3本となったときはなかなか折れない．このように3人が力を合わせなければいけない」と教えたという有名な「3本の矢」という話があるように，現在の医療も医師一人ではできず，医師以外の医療者との連携と協力が必要である．チームアプローチの質を向上させるためには，互いの専門性を尊重し，目標を共有したうえで各専門的視点から評価を行って，専門的技術を効率よく提供することが重要である．そのためには，情報交換のみならず議論・調整を行えるようカンファレンスを意識的に実施することが重要である．

　また，状況や課題に応じて看護師やリハ専門職がリーダーシップを発揮してケアやリハビリテーションの方向性の舵取りをする場合もある．チームアプローチを実践するためには，さまざまな業務について特定の職種に実施を限定するのではなく，関係する複数の職種が共有する業務も多く存在することを認識し，患者の状態や医療体制などに臨機応変に対応することが重要である．

　がん患者に対して医療とケアを提供するチームは，患者・家族に直接的にかかわる主治医や病棟・外来看護師，医師・看護師以外の医療者のチームと，緩和ケアチーム（PCT；palliative care team），栄養サポートチーム（NST；nutrition support team），褥瘡管理チームなどがある（表1）．

　がんは多臓器にまたがって進展することから，幅広い知識が求められるほか治療も多岐

表1 がん患者にかかわる主な医療チーム

	対象	関係する職種
緩和ケアチーム	病気にともなう身体的，精神的，社会的，スピリチュアルな問題を抱えた患者とその家族	医師，看護師，薬剤師，管理栄養士，理学療法士，作業療法士，臨床心理士，MSW，言語聴覚士など
栄養サポートチーム	病気の進行や治療の副作用によって，食欲が低下したり，栄養状態が低下していたりする患者	医師，看護師，薬剤師，管理栄養士，臨床検査技師，言語聴覚士，作業療法士，理学療法士など
褥瘡管理チーム	病気の進行により臥床の時間が長くなり褥瘡ができた患者や病気にともなう皮膚病変やストーマを有する患者	医師，看護師，薬剤師，管理栄養士，理学療法士，作業療法士，MSWなど

にわたるため，より多くの職種がかかわることが求められる．また，がんは治療や病態の進行によって，運動麻痺，摂食・嚥下障害，浮腫，呼吸障害，骨折，切断，精神症状など，多種多様な症状や後遺症（障害）を呈するために，がんリハが注目されるようになってきた．その多種多様な症状や障害に対応し，患者・家族が質の高い療養生活を送れるよう支援するためには，リハ専門職のみならず多職種でリハに参画することが重要である．今後，障害の軽減，生活能力の改善を目的としてリハの重要性がますます高まっていくことは間違いなく，院内や地域で多職種が一丸となってがんリハに取り組んでいくことが求められている．

② チームオンコロジーのコンセプト

　患者の理解と納得に基づく治療を行い，患者の満足度をできるだけ高めるという目標を掲げ，医師はもちろん，看護師や薬剤師といった医療の専門職が一つのチームを組んで最良のがん治療を目指す，チームオンコロジーというがん治療の取り組みがある．これは，がん患者を取り巻くすべての関係者をそれぞれの役割に基づいて，A，B，Cの3チームに分けたもので，包括的なチームオンコロジーのコンセプトとなっている（図1）．
　Team Aは，EBM（evidence based medicine）を生かすために医師や看護師，薬剤師を中心に医療関連諸専門領域を包括して診断型ケアを行うチームである．つまり，患者に直接的にエビデンスに基づいた医療を提供する「アクティブ・ケア・チーム」である．

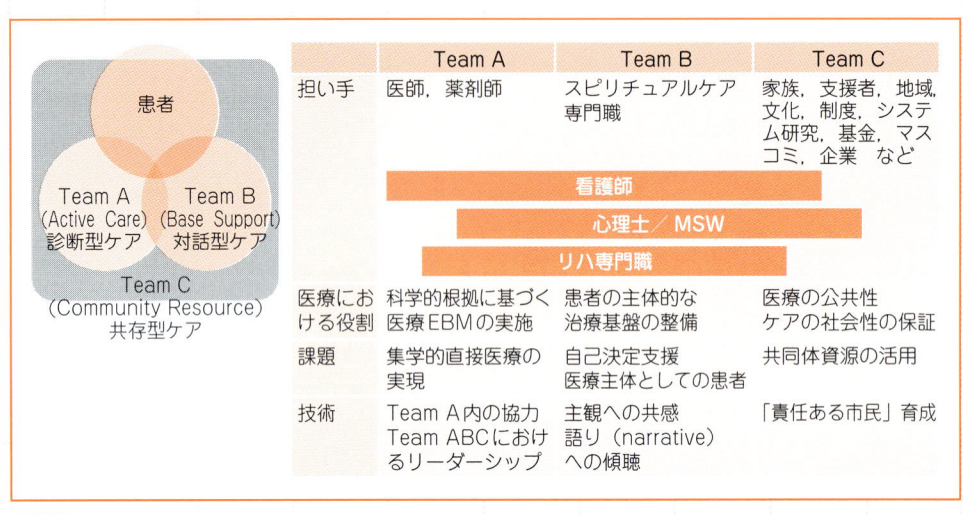

	Team A	Team B	Team C
担い手	医師，薬剤師	スピリチュアルケア専門職	家族，支援者，地域，文化，制度，システム研究，基金，マスコミ，企業　など
	看護師		
	心理士／MSW		
	リハ専門職		
医療における役割	科学的根拠に基づく医療EBMの実施	患者の主体的な治療基盤の整備	医療の公共性ケアの社会性の保証
課題	集学的直接医療の実現	自己決定支援医療主体としての患者	共同体資源の活用
技術	Team A内の協力 Team ABCにおけるリーダーシップ	主観への共感 語り（narrative）への傾聴	「責任ある市民」育成

図1　チームオンコロジーのコンセプト　Team ABC

　Team Bは，患者の主観（思い）をケアする，つまり対話型ケアを行うチームである．臨床心理士や音楽療法士，アロマセラピストなどからなり，患者の「語り（narrative）」への傾聴者として，またそれを通して患者自身が行う世界の「解釈」の触媒として機能するような，患者の心のケアを担当する「ベース・サポート・チーム」である．

　Team Cは，「コミュニティ・リソース」と呼ばれ，Team A，Team Bの営みすべてが起こる，制度的，政治経済的，文化的な状況全体であり，共存型ケアを行う．基礎研究者や製薬企業からNGO・NPO，マスメディアまでを含む多彩なメンバーで構成される．

　この3つのチームは，中心にいる患者のためにそれぞれが役割と機能を有するが，それは固定したものではなく，ときには拡張して重なり合うことがある．また，チーム相互に柔軟な対応と円滑なコミュニケーションを図ることで，有機的な組織づくりを目指す．個々の医療者は，患者のおかれた環境と患者のニーズに応じて，所属チームの枠にとらわれることなく，医療とケアを提供する．

3　がんのリハビリテーションにおけるチーム医療と地域連携

　リハのかかわりは，がんの治療が始まる前の予防期の段階から求められている．しかし，がんの診断にかかわる医師や携わるリハ専門職が予防期におけるリハの適応について

十分に認識していないために，多くのがん患者が必要なリハを受けることができていない．また，進行期・終末期を迎えれば，痛み，全身倦怠感，食欲不振，呼吸困難，悪心・嘔吐，気持ちのつらさなどのさまざまな症状が増悪するため，患者・家族の希望を傾聴して，多職種で医療とケアのありかたを検討する重要性が増すにもかかわらず，リハ専門職以外の職種はリハについての教育や情報提供が十分になされていない．さらに，進行期・終末期におけるリハの適応について認識が低いために，予防期や周術期にはがんリハに積極的に取り組んでいる医療機関でも，緩和ケアが主体となる時期を迎えるとほとんどリハを実施していないことも多い．しかも，患者ががん治療を受けていた医療機関からがん治療を専門としない別の医療機関や在宅に療養場所を移した場合には，がんリハが実施されている可能性は一段と低くなる．

それでも，がんリハは，患者の病期や地域・療養場所に関係なく，必要に応じて提供されるべきである．がん患者が適切にリハを受けることができるようにするためには，職種を問わず医療者同士が診療科や医療機関の枠を越えて顔の見える関係を築き，一人ひとりの患者・家族とともにチームをつくりあげていくことが必要である．今後，がん医療を担う多くの専門職のなかで，リハ専門職が積極的に専門性を発揮するとともに，ほかの職種も一緒になってリハに取り組むことで，より質の高い医療を患者・家族に提供していくことができるだろう．

2007年にがん対策基本法が施行されて以降，がん医療とケアに関する施策が推進されているが，リハ専門職の人員不足，緩和ケアチームの不在という課題がある施設もある．それでも，患者・家族の希望をかなえたいという思いを職員同士が共有することからはじめ，そのために何をすべきかを話し合うことは大きな第一歩となる．近隣地域で緩和ケアチームを有する病院のスタッフに相談したり，地域のがん診療連携拠点病院で開催される緩和ケア研修会に参加したりすることも，同じ思いをもつ仲間同士のネットワークをつくる一つの方法である．

近年，がんリハの分野でも全国的な研究会が発足し，地域で研修会が開催されている．緩和ケアと同様にがんリハにおいても，今後さまざまな地域で多職種でのチームづくり，ネットワークづくりがさらに推進されることが期待されている．

（山﨑圭一，江藤美和子，島﨑寛将）

TOPICS

告知状況による影響

未告知は問題なのか

　告知を受けた際には患者は大きな衝撃を受けることになるが，患者が自分自身の状況を知り，その人生を左右するさまざまな選択を患者自身が行うことができるというメリットも大きい．しかし，患者が未告知である場合に医療者が苦難を強いられることがある．具体的には，麻痺によって下肢が動かなくなった患者が「歩けるようになりたい」と訴える場合などである．このような際に，医療者は「もう歩くことはできません」とも言えず，どのように対応すべきか悩まされる．

　その一方で，時に告知を受け，病態について十分な説明を受けても「歩けるようになりたい」と訴える患者もいる．とはいえ，患者は自分自身の足の麻痺が改善できない現状を決して理解していないわけではない．

　「歩きたい」という訴えの真意は患者によってさまざまであるが，一般的に「元どおりの生活を取り戻したい」「希望をもって頑張りたい」といった意味をもつことが多い．患者が自分自身の現状を理解しながらも「生活を取り戻したい」「頑張りたい」という思いをもつことは決して悪いことではなく，医療者であるわれわれもその意思を尊重することが大切なのである．患者の思いは時間の経過とともに変化する．揺らぎながらもさまざまな選択をし進もうとしている患者に対して，安易に未告知だから問題，障害受容ができていないなどと医療者自身の主観で判断せず，患者自身がたどるその過程が患者自身のQOLにとっても重要な意味があることを理解し支援していく必要がある．われわれに大切なことは，患者の生活を支援するために，患者の受けとめ方や思いを考慮し，時期に合わせて適切な情報提供や選択の支援を行うことである．

そのときどきの最高のQOLを実現できるよう支援する

　患者自身がよりよい選択をしていくために，患者は病気について何を知っておく必要があるのか．それは，診断を受けた病期や患者の状態，患者の希望などによって判断する必要があり，すべての患者で全告知を行うことが最善とは限らない．告知においても病名だけを伝える病名告知，病態まで伝える病態告知，予後まで伝える予後告知などさまざまあり，患者に合わせた告知の方法が選択される必要がある．

　リハビリテーションを実施するうえでは，患者になされた告知内容，患者・家族の理解や思い・受けとめ方を理解し，支援していく必要がある．原発病巣については病態告知を受けていても転移については未告知である場合もあり，告知の状況も医師，看護師へ確認し，連携して一貫したかかわりを行うことが大切になる．

（島﨑寛将）

2

対象となる患者の抱える痛みや苦しみ

がん治療が進行期・終末期にもたらす影響

がんの進行期や終末期になると外科的な局所療法では病状のコントロールは困難な場合が多く，必然的に化学療法や放射線療法（radiation therapy：RT）が適応となるケースが多い．したがって，がんリハを実施するうえで，これらの治療が引き起こす有害事象を知っておくことは重要である．

1 化学療法（分子標的薬を含む）による治療とその影響

化学療法には主に抗がん剤治療と内分泌治療（ホルモン療法）があり，症状のより少ない状態を長く保つことがこの時期の目標である．しかし，QOLを低下させる有害事象は許容できないため，重篤な事象が出現した場合は薬剤の減量や投与スケジュールの変更が必要となる．

表1 殺細胞性抗がん剤と分子標的薬の違い

	殺細胞性抗がん剤	分子標的薬
作用機序	DNAなど合成・修復，細胞の分裂・増殖過程に作用して，がん細胞を殺す	がん細胞の増殖・転移などにかかわる分子を標的とし，それらの作用を阻害して，がんの増殖を抑えたり，進展を阻害したりする
がん細胞特異性	低い	高い
種類	アルキル化薬，白金製剤，代謝拮抗剤，抗がん性抗生物質など	シグナル伝達阻害薬，血管新生阻害薬，抗体療法薬，プロテアソーム阻害薬など
骨髄抑制	多い	少ない
悪心・嘔吐	多い	少ない
脱毛	多い	少ない
特異な副作用	一般的に，抗がん剤のグループによって同様の副作用が多い	薬剤の種類によって特異的．間質性肺炎や消化管穿孔・皮疹など，薬剤によって特異的な副作用が知られている
新規薬剤	少ない	次々に開発されている
至適投与量	最大耐容量	最大耐容量とは限らない

（澤田武志ほか．佐々木常雄ほか〔編〕：新がん化学療法ベスト・プラクティス．照林社；2012．p.24[1]より）

抗がん剤は，殺細胞性抗がん剤と分子標的薬とに大きく分類できる（表1）[1]．

殺細胞性抗がん剤による有害事象

がん細胞のように細胞周期の早い，つまり，分裂増殖が盛んな正常細胞（骨髄細胞，粘膜上皮，毛根細胞など）に強い影響が出やすく，共通する有害事象も多い（表2）．

分子標的薬による有害事象

2023年2月14日現在，日本で承認されがん治療に臨床の場で実際に使用できる分子標的薬は75種類である[2]．分子標的薬は，作用機序から，①シグナル伝達阻害，②抗体療法（細胞周期調節，血管新生抑制）の2つのグループに分けられ，その有害事象は，薬剤の種類によってさまざまに出現し，殺細胞性抗がん剤とはかなり異なることが特徴である．しかし，主な分子標的薬のタイプ別に有害事象をみると理解しやすい（表3）[3]．

表2 殺細胞性抗がん剤による急性期および晩期の有害事象

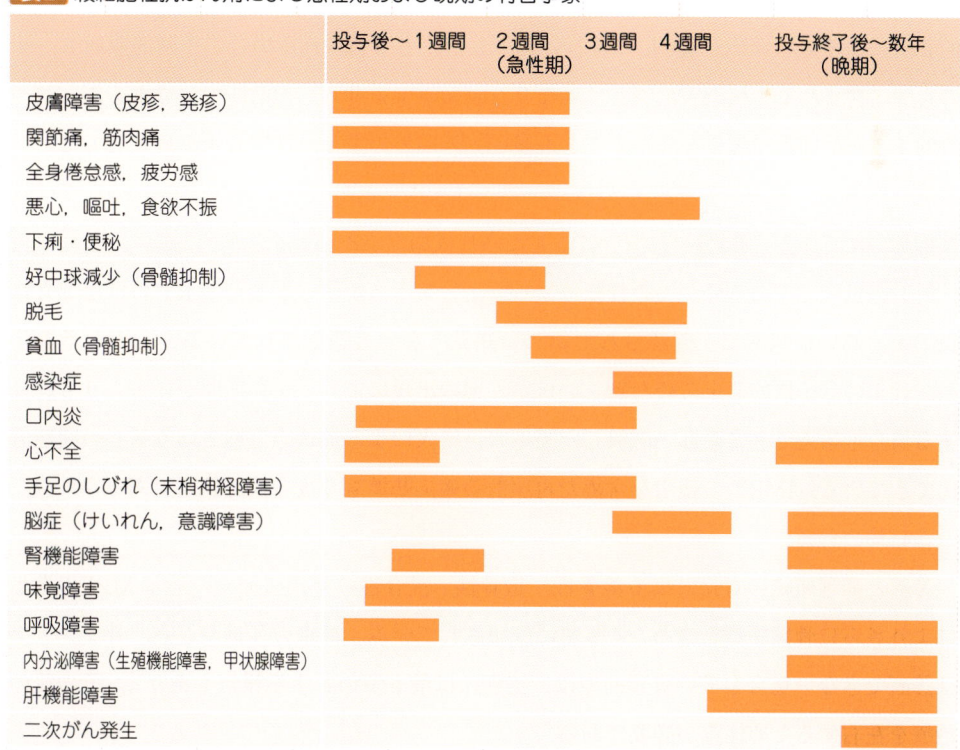

	投与後〜1週間　2週間　3週間　4週間（急性期）	投与終了後〜数年（晩期）
皮膚障害（皮疹，発疹）		
関節痛，筋肉痛		
全身倦怠感，疲労感		
悪心，嘔吐，食欲不振		
下痢・便秘		
好中球減少（骨髄抑制）		
脱毛		
貧血（骨髄抑制）		
感染症		
口内炎		
心不全		
手足のしびれ（末梢神経障害）		
脳症（けいれん，意識障害）		
腎機能障害		
味覚障害		
呼吸障害		
内分泌障害（生殖機能障害，甲状腺障害）		
肝機能障害		
二次がん発生		

表3 主な分子標的薬タイプからみた副作用

抗体療法薬に関連して起こる副作用	・投与開始後30分～2時間後に発現するインフュージョンリアクション（過敏性・アレルギー症状などと類似の発熱，悪寒，瘙痒，頭痛など） ・マウス抗体による過敏症反応など
シグナル伝達阻害薬に関連して起こる副作用	・EGFRシグナルを対象とする薬剤（イレッサ®，タルセバ®，アービタックス®）では，粘膜障害（口内炎，下痢），皮膚障害，肝機能障害，間質性肺炎など ・VEGFRシグナルを対象とする薬剤（スーテント®，ネクサバール®，アバスチン®，ザクティマ®）では，出血，消化管穿孔，高血圧，血栓，タンパク尿，創傷治癒遅延など

（中原善朗ほか．佐々木常雄ほか〔編〕：新がん化学療法ベスト・プラクティス．照林社；2012．p.100[3]）より）

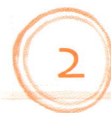

2 放射線療法とその影響

骨転移に対する放射線療法

がんの進行期・終末期におけるRTの最大の目的は，痛みや麻痺など症状改善のための緩和的（palliative）治療であり，原則的には腫瘍の縮小・消失は目指さない．また，病的骨折による症状発現がQOLの著しい低下を招くと予想される場合の予防的照射も，その目的に含まれる．根治的治療とは異なり，有害事象を抑え，短期間で治療することが一般的で，照射回数や線量を減らすことも多い．外照射の主な急性期有害事象としては，粘膜炎，皮膚炎，腸炎，骨髄抑制があり，アイソトープ治療（ストロンチウム89）では骨髄抑制が主である．表4[4]）にRTにともなう代表的な有害事象を示す．

放射線抵抗性である腎がんの骨転移に対し，ビスホスホネート製剤とRTの併用で骨修復効果，高い症状緩和が確認された新しい知見[5]なども報告されている．しかしその半面，近年の分子標的薬を含めた新しい抗がん剤の出現により，生存期間が従来よりも延長する場合も増えてきており，照射した腫瘍の再増大による症状の再燃という新しい問題も出てきている．IMRTの使用を含めた再照射の適応基準も今後の検討課題であろう．

骨転移の分類

X線と病理組織の対比による溶骨性，造骨性，混合性の分類に加え，近年MRIの進歩によりさらに骨梁間型を含めた4種類に分類されている．従来のX線やCT，骨シンチでは診断できない場合も多い骨梁間型は，実際には最も多いとする報告もあり[6]，その後の治療を左右するため注意が必要である．

表4 放射線治療の急性ならびに後期有害事象

臓器別	早期有害事象	後期有害事象
造血器	形成不全,汎血球減少	脂肪髄,骨髄線維症,白血病
皮膚	紅斑,脱毛,水泡,びらん,潰瘍	色素沈着,色素脱出,毛細血管拡張,萎縮,瘢痕,潰瘍
口腔粘膜	充血,浮腫,びらん,白苔,潰瘍	線維化,瘢痕,潰瘍
眼球	流涙,涙分泌減少,眼球乾燥	白内障,網膜症,角膜潰瘍
唾液腺	アミラーゼ上昇,粘稠唾液,口内乾燥	口内乾燥症,味覚障害,う歯,線維化
肺	肺臓炎	肺線維症
心臓		心外膜炎,心嚢液貯留
食道	食道炎	食道狭窄,食道潰瘍,穿孔
腸管	下痢	潰瘍,狭窄,腸閉塞,直腸-膀胱-膣瘻
腎臓	腎炎	萎縮腎(腎硬化症),悪性高血圧
膀胱	膀胱炎,頻尿	萎縮膀胱,頻尿
脳・脊髄	脳浮腫,脳圧亢進	脳壊死,脊髄症,末梢神経障害
筋肉・軟部	浮腫	硬結(線維化),循環障害(リンパ浮腫)
骨	成長停止	骨壊死,成長障害

(三橋紀夫,大西 洋ほか〔編〕:がん・放射線療法2010.篠原出版新社;2010.p.99[4] より)

痛みに対する放射線療法の有効性

痛みをともなう骨転移に対するRTでは,外照射で60〜90%と高い除痛効果を認める.除痛は照射後すみやかに得られることもあるが,照射開始後2週間程度から出現することが多く,照射後4週間で最大効果となる[7].溶骨性骨転移に対するRT後の骨硬化は65〜85%に生じるとされる[8]が,骨折予防効果があるかどうかは明らかでない.

脊髄麻痺発生時の治療方針

脊椎転移による脊髄麻痺が出現した場合,全身状態が良好で長期予後が期待され,病変が比較的限局されていれば,可及的早期の外科的治療の適応(除圧のみあるいは除圧・固定術)となる.しかし,多発転移や全身状態の悪い手術不能例では,RTを早急に行う.当然,麻痺が軽症ほどRTによる効果は得られやすい.不全麻痺の場合,改善効果は1/3程度とされ,歩行可能な状態のあいだに治療開始できれば,その80%は歩行を維持できるとされる[9].しかし,完全麻痺を生じている場合,麻痺の改善はほとんど見込めない.

病的骨折（切迫・顕性）に対する対応

RT か外科的治療のどちらがより患者の QOL を維持・向上できるかを予後予測（片桐の予後予測因子[10] など）も含めて総合的に判断し対応することが重要である．四肢長管骨の場合，内固定術後に骨硬化や局所再発制御を期待して術後 RT も行われる．脊椎の場合，単発性転移では脊柱不安定性に対して手術適応になることもあるが，その多くは多発性であり RT になることが多い．2011年より保険適用となった脊椎転移にともなう有痛性脊椎病的骨折に対する経皮的椎体形成術は，比較的低侵襲で高い有効性と即効性をもつとされ，緩和治療の一環として一部の施設で積極的に取り組まれている．

装具療法

装具療法の適応は，病的骨折の危険性がある場合，すでに病的骨折を生じているが全身状態が悪く手術適応がない場合，骨転移に対して RT を行っているが十分な強度を有する骨形成まで時間がかかる場合などに検討する．

あくまでも患者の QOL を損なわないための治療であることが原則で，強固すぎる過剰な固定はかえって患者に負担をかける場合がある．あくまでも患者の予後や全身状態，生活環境，心理面などを総合的に考慮してどの装具を選択すべきか判断する．

頸椎への転移で最も頻繁に使用されるのは比較的固定性のあるフィラデルフィアカラーであるが，ソフトカラーも装着感はよい．食事の際に口が開くかどうかも重要な点である．

上位・中位胸椎への転移では，肋骨による支持もあり，一般的には適応はない．フレームコルセットは装着感が悪いだけでなく，支持性もほとんどない．

胸腰椎移行部への転移では，jewett brace が最もよい適応である．比較的強固に固定でき，しっかり装着できれば椎体の圧潰をある程度予防できる．また腹部の圧迫感が少なく，患者からのクレームも少ない．フレームコルセットは，このレベルでも患者からは不評であることが多く，装着率も悪い．

中位～下部腰椎への転移では，ダーメンコルセットが固定性，装着性とも優れていると考える．固定性はやや劣るが，市販コルセットを装着することもある．

四肢の体幹に近い長管骨（上腕骨，大腿骨，脛骨など）で骨折の危険性がある場合，functional brace が最もよい適応と考える．functional brace は，軽量でフィット感があり固定性も比較的良好である．関節を越えて固定が必要な場合は，関節可動域訓練ができるように金属製のジョイントをつけることもできる．また，下肢でより支持性を得たい場合は，金属製の支柱をつけることも可能である．

脳転移に対する放射線療法とその影響

脳転移にともなう症状（頭痛，嘔吐，麻痺）の軽減を目的とするRTである．原発巣は，肺がん，乳がん，消化管がん，腎がんが多い．従来全脳照射が脳転移に対する標準的照射方法とされてきたが，有害事象をできるかぎり抑える目的から全身状態が比較的良好で転移数が少ない場合は定位放射線照射（ガンマナイフ），多発性脳転移や全身状態が悪い場合は全脳照射，と区別する施設が増加している[4]．有害事象としては，急性期には脳浮腫，頭蓋内圧亢進（頭痛，嘔吐，徐脈），傾眠，脱毛，けいれん発作などが，晩期には脳壊死，白質脳症による認知機能低下などがある．

その他治療による影響

この時期に影響を与える外科的治療にともなう機能・構造の喪失として，たとえば頭頸部がん術後の嚥下・構音・発声障害，乳がん・子宮体がん術後の四肢リンパ浮腫，肺がん術後や開腹術後の呼吸器合併症（肺炎，呼吸機能低下による呼吸不全）などがある．さらに，食道がん術後の嚥下・構音障害や転移性骨腫瘍を含めた骨・軟部腫瘍切除後に，再建し温存された患肢機能低下による歩行障害もあげられる．

（倉都滋之）

文献

1) 澤田武志ほか：分子標的薬とは．佐々木常雄ほか（編）：新がん化学療法ベスト・プラクティス．照林社；2012．p.24.
2) 日本がん分子標的治療学会：JAMTTC News Letter No.27-1 March 2023. pp.10-13.
3) 中原善朗ほか：分子標的薬の副作用．佐々木常雄ほか（編）：新がん化学療法ベスト・プラクティス．照林社；2012．p.100.
4) 三橋紀夫：放射線治療の有害事象．大西 洋ほか（編）：がん・放射線療法2010．篠原出版新社；2010．p.99, pp.399-407.
5) Kijima T, et al.：Radiotherapy to bone metastases from renal cell carcinoma with or without zoledronate. BJU Int 2009；103（5）：620-624.
6) 山口岳彦：脊椎転移の臨床病理学的特徴－画像診断の信頼性を中心に．整形外科 2010；61（8）：893-897.
7) 高橋健夫：転移性脊椎腫瘍に対する最新治療戦略 転移性脊椎腫瘍に対する放射線療法NOW．整・災外 2012；55（9）：1075-1082.
8) Body JJ：Metastatic bone disease：clinical and therapeutic aspects. Bone 1992；13 Suppl 1：S57-62.
9) 小泉雅彦：骨転移に対する放射線治療．厚生労働省がん研究助成金がんの骨転移に対する予後予測方法の確立と集学的治療法の開発班（編）：骨転移治療ハンドブック．金原出版；2004．pp.60-79.
10) Katagiri H, et al.：Prognostic factors and a scoring system for patients with skeletal metastasis. J Bone Joint Surg Br. 2005；87（5）：698-703.

2 身体症状

1 痛み

「痛み」とは，「実際に何らかの組織損傷が起こったとき，または組織損傷を起こす可能性があるとき，あるいはそのような損傷の際に表現される，不快な感覚や不快な情動体験」と説明されている（国際疼痛学会の定義）が，必ずしも痛みの程度が組織損傷の程度と等しいとはいえないことを認識する必要がある．痛みは主観的な身体症状であり，感覚的要素と感情的要素があるだけでなく，精神・心理的苦痛や社会的苦痛，スピリチュアルペインの影響を受ける．痛みによってうつになったり，心理状態が不安定となったりすることも多い．また反対に，心理状態が痛みの閾値を左右する大きな要因ともなるため，不安や孤立感などが患者の痛みを増強させることもある．痛みを評価するうえで心理状態を考慮しておくことは重要である．

進行期のがん患者の7～9割が痛みを経験していて，QOLの低下を招く大きな原因となっている．したがって，患者が訴える痛みの原因・種類について評価し，迅速かつ有効な治療を提供する．

痛みの分類

がん患者にみられる痛みには，①がんによる痛み（がん自体が原因となって生じる痛み，がん疼痛），②がん治療による痛み，③がん・がん治療と直接関連のない痛みがある（表1）．

痛みはその性質から，侵害受容性疼痛，神経障害性疼痛，心因性疼痛に分類される．侵害受容性疼痛は，①皮膚，骨，関節，筋肉，結合組織などの体性組織に切る，刺す，叩くなどの機械的刺激から起こる体性痛，②内臓および周囲の結合組織に起こる内臓痛がある．神経障害性疼痛は，末梢神経・中枢神経の直接的損傷にともなって発生する．がん疼痛には顕著な侵害受容的要素があるが，神経障害性疼痛もともなうことがある．なお，がん患者にみられる侵害受容性疼痛と神経障害性疼痛の例と痛みの特徴，患者の訴えの例を表2にまとめた．がん患者にみられる侵害受容性疼痛には，病巣の周囲や病巣から離れた場所に発生する関連痛と呼ばれるものもある．

表1 がん患者にみられる痛みの原因による分類

①がんによる痛み（がん自体が原因となって生じる痛み，がん疼痛）	腫瘍の浸潤や増大，転移などによる痛み
②がん治療による痛み	手術瘢痕の慢性疼痛，化学療法による神経障害・口内炎などによる痛み，薬物療法副作用の便秘による痛み
③がん・がん治療と直接関連のない痛み	長期臥床にともなう腰痛，褥瘡などによる痛み，変形性脊椎症や骨関節炎などによる痛み，片頭痛，帯状疱疹，蜂窩織炎，外傷など

表2 がん患者にみられる痛みの性質による分類

①侵害受容性疼痛	体性痛	〔例〕	骨転移痛，術後早期の創部痛，筋膜や筋骨格の炎症にともなう筋攣縮など
		〔痛みの特徴〕	局在が明瞭な持続痛が体動にともなって増悪する
		〔患者の訴えの例〕	「ズキズキ」「ヒリヒリ」「ズキンズキン」など
	内臓痛	〔例〕	消化管閉塞にともなう腹痛，肝臓腫瘍内出血にともなう上腹部・側腹部痛，膵臓がんにともなう上腹部・背部痛
		〔痛みの特徴〕	深く絞られるような・押されるような痛み，局在が不明瞭
		〔患者の訴えの例〕	「ズーン」「ギューッ」「重い痛み」など
②神経障害性疼痛		〔例〕	がんの腕神経叢浸潤にともなう上肢のしびれ感をともなう痛み，脊椎転移の硬膜外浸潤，脊髄圧迫症候群にともなう背部痛，化学療法後の手・足の痛み
		〔痛みの特徴〕	障害神経支配領域のしびれ感をともなう痛み，電気が走るような痛み
		〔患者の訴えの例〕	「灼けるような」「槍で突きぬかれるような」「ビーンと走るような」「ピリピリ」「ジンジン」「締めつけられる痛み」

痛みの評価

痛みは主観的な感覚であるため，患者の訴えに耳を傾け次のような点を評価しながら，痛みの原因や種類，影響を与えている因子について診ていく．

痛みの部位

痛みのある部位を確認し，その部位に痛みを誘発する原因の有無を確認する．また，原因がない場合には，神経障害性疼痛や関連痛，がん・がん治療と直接関連のない痛みなどを考慮する．

痛みの強さ

痛みの強さを評価する際には，NRS（Numerical Rating Scale）やフェイススケール

(Wong-Baker Faces Pain Rating Scale), VAS (Visual Analogue Scale) などが用いられる（図1）[1]．患者の治療前後の痛みの強さを数量化して比較することで治療による鎮痛効果を把握する．

痛みの性質

患者に痛みを表現してもらい，その表現（痛みの性質）から痛みの種類を評価する．表現しにくい場合には，「鋭い痛み／鈍い痛み」「ズキズキ」「ジンジン」「ビリビリ」などいくつかの選択肢を提示し，そこから患者に答えてもらうことも有効である．

痛みの増悪・軽減因子

痛みがどのようなときに誘発され，どのようなときに軽減されるのかは，痛みの原因・種類を特定するうえで重要な情報となる．その例としては，体動や姿勢による痛み（安静時痛／体動時痛）の有無・変化，温度（温める／冷やす）による変化などがあげられる．特に体動時痛を訴える場合には，骨転移も疑う．

痛みのパターン

痛みを診るうえで，①持続した痛み（持続痛）なのか突然現れる一過性の痛み（突出痛）なのか，②痛みが出現する時刻や経過時間に法則性はないか，といった評価が重要である．

痛みの経過

痛みを引き起こす原因を考えるうえで，①痛みが出現した時期に何かアクシデントはなかったか，②病態が変化した時期と比較してどうか，などを詳細に検討してみる．

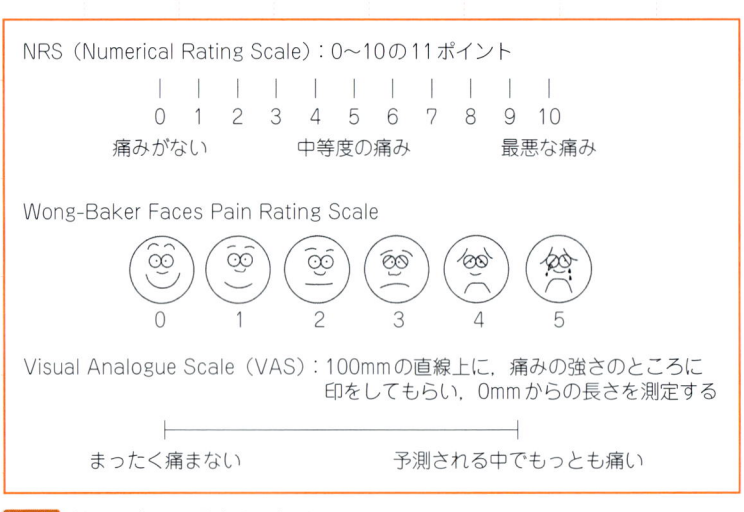

図1 痛みの強さ・程度を評価するスケール
（余宮きのみ：ここが知りたかった緩和ケア．南江堂；2011. p.57[1]より）

随伴症状

脊椎転移では病的骨折などによって痛みと運動麻痺が引き起こされている場合もある．また，病巣から離れた関連痛や悪心・嘔吐，発汗などの症状が現れることもある．そのため，痛みと関連した随伴症状が出ていないか評価しておく．

日常生活への影響

痛みによって日常生活にどのような活動がどの程度制限を受けているのかを評価する．日常生活の評価が疼痛緩和の効果判定にもつながることがある．

心理状態への影響

痛みは主観的な感覚であるために心理状態とも関係が深いため，痛みによってうつになったり，心理状態が不安定となったりすることも多い．また，反対に心理状態が痛みの閾値を左右する大きな要因ともなるため，不安や孤立感などが患者の痛みを増強させることもある．痛みを評価するうえで心理状態を考慮しておく．

それまでの治療の効果

痛みに対して行ったそれまでの治療の効果が痛みの評価にもつながることがある．たとえば，オピオイドを用いても除痛より先に眠気などの副作用が出現した場合，その患者の訴える痛みは，神経障害性疼痛や骨転移といった，オピオイドによる除痛効果が比較的得られにくい種類の痛みである可能性が示唆できる．

痛みに対する治療

痛みに対する治療の目標は，第1に睡眠の確保，次いで安静時痛の緩和，体動時痛の緩和があげられる．

がん患者にみられる痛みを緩和させるために，薬物療法や放射線療法，神経ブロックなど，痛みの原因や患者の状態などによってさまざまな対応がなされる．ここでは特に使用されることが多い鎮痛薬について取り上げる．神経ブロックなどについては専門書を参照願いたい．

鎮痛薬の使用法

がんによる痛みに対する薬物療法では，WHO方式がん疼痛治療法における「鎮痛薬の使用法」が基本となる．WHOの三段階除痛ラダーでは，非オピオイド鎮痛薬，弱オピオイド，強オピオイドを痛みの強さに応じて適切に使用していく（図2）．2018年度にガイドラインが改定され除痛ラダーは削除となったが基本的な痛みの治療の考え方である．また，同時に必要に応じて鎮痛補助薬を用いて痛みの緩和を図る．体動時痛の除痛には，安

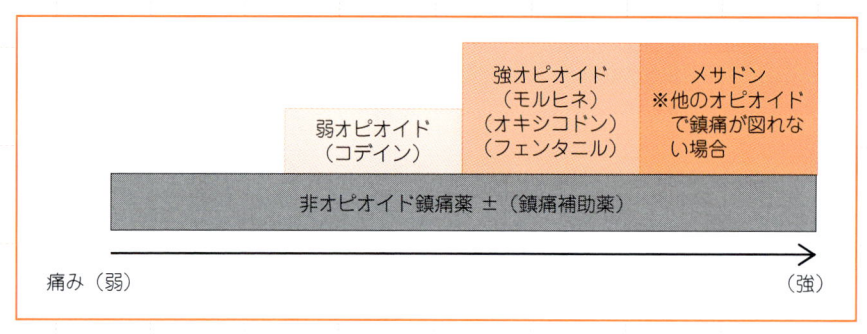

図2 WHO方式3段階除痛ラダー

静時より高用量の投与が必要となり，体動時痛に合わせて投与を行った場合，安静時には眠気などの過量にともなう副作用が出現する．そのため，体動時痛については，薬物療法のみでの対応は難しく，リハビリテーションでの動作指導などでの対応も期待される．

● **非オピオイド鎮痛薬**

WHOの三段階除痛ラダーにおいて最初に選択される，麻薬ではない鎮痛薬である．非オピオイド鎮痛薬には，アセトアミノフェンとNSAIDs（非ステロイド系消炎鎮痛薬）があり，消化管出血や腎障害などがある場合にはアセトアミノフェンが選択され，骨転移などがある場合にはNSAIDsが選択される．

● **オピオイド**

オピオイドには弱オピオイドと強オピオイドがある．WHOの三段階除痛ラダーにおいては，非オピオイド鎮痛薬で除痛が十分でない場合に，痛みの強さに応じて適切に，弱オピオイド，強オピオイドの順に追加投与する．しかし，強オピオイドが低用量で使用できるため，弱オピオイドを使用せず非オピオイド鎮痛薬から強オピオイドを追加投与することも多い．

オピオイドには，経口投与，持続皮下注，直腸内投与，持続静注などの投与経路があり（**表3**），状態や副作用などに応じた対応が可能である．非オピオイド鎮痛薬や弱オピオイドにはある程度以上投与量を増やしても鎮痛効果が頭打ちになる天井効果があるのに対して，強オピオイドは天井効果がないのも特徴である．

● **鎮痛補助薬**

がん患者の痛みには，骨転移痛や神経障害性疼痛のように，オピオイドによる除痛効果が得られにくい種類の痛みがある．そのような場合には，非オピオイド鎮痛薬，オピオイドとともに鎮痛補助薬を使用する．鎮痛補助薬には，抗うつ薬，抗てんかん薬，抗不整脈薬，コルチコステロイドなどがある．

表3 よく使用されるオピオイド

			投与経路	作用発現時間	最高血中濃度到達時間	作用時間
モルヒネ	徐放剤	MSコンチン®錠	経口	70～90分	2～4時間	12時間
		パシーフ®カプセル	経口	15～30分	速40～60分 徐8～10時間	24時間
		カディアン®カプセル	経口	40～60分	6～8時間	24時間
		ピーガード®錠	経口	40～60分	4～6時間	24時間
	速放剤	オプソ®内服液	経口	10分	30～60分	3～5時間
		モルヒネ錠	経口	10分	30～60分	3～5時間
	その他	アンペック®坐剤	直腸内	20分	1～2時間	6～10時間
		塩酸モルヒネ注射液	静脈内・皮下等	直ちに	−	−
オキシコドン	徐放剤	オキシコンチン®錠	経口	1時間	2～3時間	12時間
	速放剤	オキノーム®散	経口	12分	100～120分	4～6時間
	その他	オキファスト®注	静脈内・皮下	直ちに	−	−
フェンタニル	徐放剤	デュロテップ®MTパッチ	経皮	12～16時間	30～36時間	72時間
		ワンデュロ®パッチ	経皮	−	18時間	24時間
		フェントス®テープ	経皮	−	20時間	24時間
	速放剤	イーフェン®バッカル錠	口腔粘膜舌下	5～10分	30～60分	1～2時間
		アブストラル®舌下錠	口腔粘膜舌下	5～10分	30～60分	1～2時間
	その他	フェンタニル注（持続）	静脈内等	直ちに	−	−
ヒドロモルフォン	徐放剤	ナルサス®錠	経口	4時間	Tmax 4時間 T$_{1/2}$ 9～17時間	24時間
	速放剤	ナルラピド®錠	経口	15～30分	Tmax 0.8時間 T$_{1/2}$ 5～18時間	4～6時間
	その他	ナルベイン®注	静脈内・皮下	直ちに	−	−
メサドン	徐放剤	メサペイン®	経口	30分未満	4時間	8～12時間

● オピオイドの副作用とオピオイドローテーション

　オピオイドの副作用として，便秘や悪心・嘔吐，眠気，せん妄・幻覚などがあり，重篤な場合には呼吸抑制がある．しかし，オピオイドを使用する際は眠気を見逃さないようにすることで重篤な副作用を回避することができる．そのため，リハ実施中の患者がオピオイドを開始・変更した際には，リハ専門職においても患者の眠気に注意し観察する．

　オピオイドの継続使用による副作用に対しては，オピオイドを減量したり，使用しているオピオイドの種類を変更したりする「オピオイドローテーション」を行う．

● レスキュー・ドーズ

　痛みは1日のなかでも痛みの強い時間，比較的痛みの弱い時間があり一定ではない．そ

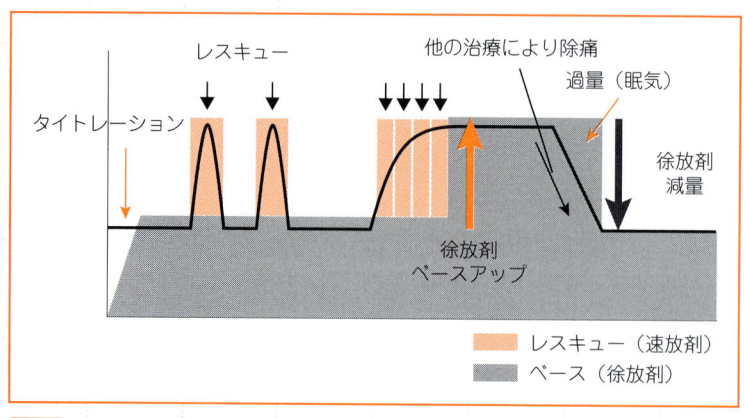

図3 徐放剤と速放剤（レスキュー・ドーズ）の使い方

のため，痛みの緩和を図るためには，その痛みの波に合わせていかに鎮痛薬の血中濃度を治療有効域に保つことができるかが重要となる．

　薬物療法においては，徐放剤と速放剤の2種類の薬を用いる．徐放剤は作用発現時間が遅いが長時間作用が持続するのに対して，速放剤は作用発現時間が短く早く鎮痛効果が得られるが作用時間は短い特徴をもつ．そのため，持続痛については徐放剤を用いて除痛を図り，突出痛については速放剤を用いて除痛を図ることができる（**図3**）．この突出痛に対応する速放剤をレスキュー・ドーズ（レスキュー）と呼び，リハ場面では，離床や体動にともなう痛みを予防的に緩和するために用いることがある．また，レスキューは痛みの評価指標にもなり，レスキューを1日に4回以上用いるような場合には徐放剤のベースをアップさせて痛みに対応していく．レスキュー量は1日投与量の1/6が目安となるが，突出痛の除痛に必要な量を投与する．

● リハビリテーション場面での対応

　リハ場面で予防的にレスキューを使用する場合には，訓練の30分前（使用する速放剤の最高血中濃度到達時間，作用発現時間に準ずる）に内服する．

　レスキューを使用する際には，必ず医師の許可を前もって得ておき，レスキューの内服状況・時間についてもリハ専門職と看護師が連携し情報を共有しておく．

　また，レスキューを使用した際には，その効果を評価しておく．レスキューの使用によって表面的には痛みが隠れてしまうため，病的骨折などのリスク管理を行ううえではさらに注意しなくてはいけない．病態が進行し痛みが増強するような状況では，レスキューの効果が徐々に得られにくくなる場合もあり，リハ場面でいち早く患者の痛みの増強や病態の進行に気がつくこともある．そのような際には，医師や薬剤師とも連携して疼痛管理・

対応を図る．

② 呼吸困難

　呼吸器症状には，呼吸困難をはじめ，咳嗽，喀痰の増加，去痰困難，頻呼吸，無呼吸などさまざまな症状がある．呼吸困難は「呼吸時の不快な感覚」という患者の主観的な症状であり，さまざまな要素によって影響を受け，QOLを著しく低下させる．よって，医療者は酸素飽和度など，客観的指標だけで症状の程度を判断するのではなく，患者の「息が苦しい」という主観的な表現を重視する．がん腫や病期によるが，がん患者には高頻度にみられ，進行期のがん患者の70％が最期の6週間で呼吸困難を経験し[2]，呼吸困難が出現してからの平均予後は6か月以下といわれている．したがって，進行期・終末期を迎える患者への対応は多角的な視点から評価を行い，慎重に対応すべきである．

　がん患者にみられる呼吸困難の原因は多様で，その分類として，局所（心肺）における原因と全身状態による原因とに分ける考え方と，がんに関連した原因，がん治療に関連した原因，がんとは関連しない原因に分類する考え方とがある（表4）[3]．不安など心理的な問題といった要因も混在している．

呼吸困難の評価

　ゴールドスタンダードは患者の主観的評価である．「息が苦しくて，日常生活でどんなことに困っていますか」「どのくらい苦しいですか．0〜10の数字で教えてください」などと尋ね，呼吸困難を評価する．併せて，①呼吸困難以外の症状（咳・痰）などの有無，②不安の要素の有無，③既往歴・喫煙歴・職業歴の聴取，④呼吸数・酸素飽和度・聴診などの身体所見なども評価する．必要に応じて，血液検査や動脈血液ガス分析，胸部X線・心エコー・胸部CTなどで精査する．

呼吸困難の治療

　治療はまず，呼吸困難の原因に応じた対応と，関連する特定の病態に応じた対応を行い，症状がある場合には酸素投与を検討する．低酸素血症を合併する場合は当然だが，患者が楽になる場合は低酸素血症がなくとも酸素投与が適応となる．併せて，輸液を減量する．特に予後が数週間以下と考えられる場合は，輸液を500〜1,000mL/日以下に減量するこ

表4 呼吸困難の原因（緩和ケアの立場からの分類）

	局所における原因	全身状態による原因
がんに関連した原因	●肺実質への浸潤 　肺がん，肺転移 ●胸壁への浸潤 　胸壁の腫瘍，中皮腫 　胸水 ●心嚢 　心嚢水 ●主たる気管支の圧迫（MAO） 　気管の圧迫 　上気道（咽頭，喉頭，鼻腔，口腔） 　での圧迫 ●血管性 　上大静脈の圧迫（SVCO） 　肺塞栓，腫瘍塞栓 　肺静脈の閉塞 ●リンパ管性 　がん性リンパ管症 ●横隔神経麻痺 ●気胸 ●血胸 ●肺炎 　誤嚥性肺炎 　気管食道瘻による肺炎 　日和見感染 ●肺塞栓	●全身衰弱に伴う呼吸筋疲労 　がん悪液質症候群 　腫瘍随伴症候群 　ステロイドミオパチー（筋症） 　電解質異常 　代謝性異常 ●血液 　貧血 　過粘稠症候群 ●横隔膜の挙上 　横隔膜麻痺 　腹水 　肝腫大 ●代謝性アシドーシス 　腎不全 ●発熱 ●不安，抑うつ，精神的ストレス
がん治療に関連した原因	●外科治療 　片肺切除 　肺葉切除 ●化学療法 　肺毒性 　心毒性 ●放射線治療 　ARDS 　放射線性肺臓炎 　放射線性心膜炎	●化学療法に伴う骨髄抑制 ●貧血 ●感染 ●間質性肺炎 ●化学療法に伴う肺障害
がんとは関連しない原因	●閉塞性肺疾患 　COPD 　気管支喘息 ●拘束性肺疾患 ●間質性肺疾患 ●胸壁の変形・奇形 ●肺血管性疾患 　肺動静脈奇形 ●心疾患 　うっ血性心不全 　虚血性心疾患 　不整脈	●胸骨後甲状腺腫 ●神経筋（異常）疾患 ●肝肺症候群 ●パニック発作 ●過換気症候群 ●肥満

（日本緩和医療学会緩和医療ガイドライン作成委員会〔編〕：がん患者の呼吸器症状の緩和に関するガイドライン 2011年版．金原出版；2011．p.23[3]）より）

とで，胸水や気道分泌，肺水腫による呼吸困難を緩和する．さらに，咳や痰への対処を考える．以上をふまえ，呼吸困難の治療としてまずは少量のモルヒネまたは抗不安薬の頓用を，次いでモルヒネの定期投与を，続いて抗不安薬の追加を考える．またステロイドは効果と予後を考えて使用する．現在新しく『進行性疾患患者の呼吸困難の緩和に関する診療ガイドライン2023年版』が発刊されている．

3 全身倦怠感

　NCCN（National Comprehensive Cancer Network）ガイドラインによれば，がんにともなう全身倦怠感とは，「がんやがん治療に関連した，つらく持続する主観的な感覚で，身体的，感情的かつ／または認知的倦怠感または消耗感を指し，最近の活動量には比例するものではないが，患者の通常の機能を妨げるものである」と定義されている．日常的な疲労感は一時的に休息すれば回復するのに対して，がんにともなう全身倦怠感は休息しても改善しにくいのが特徴であり，患者のQOLを著しく低下させる．日常生活への影響について外来通院中のがん患者の約6割が全身倦怠感を訴えていて，痛みや悪心・嘔吐より多い．全身倦怠感の存在やその程度は予後予測因子にはならないが，患者はがんが進行する前兆と感じて不安になる．

　全身倦怠感の正確なメカニズムはわかっていない．がん増大にともなう代謝異常，がん細胞から産生される各種サイトカイン，痛み，貧血，電解質異常，栄養障害，活動性低下，抑うつ・不安などの心理的な問題，睡眠障害など多くの要因が複雑に関連して生じるとされている．

全身倦怠感の評価

　医師は全身倦怠感を治療すべきものという認識が乏しい．また，患者は全身倦怠感を耐えなければならない症状と考えていることが多く[4]，「だるいですか」「疲れやすいですか」などと聞かれなければ訴えることが少ない．その結果，患者は医師と全身倦怠感について話をしないが，初診，治療中，そして臨床的に必要なときに全身倦怠感の有無を評価されるべきである．

　全身倦怠感についての評価のゴールドスタンダードは，患者の主観的評価である．そして，全身倦怠感の表現は人それぞれであるため，その程度をスケールで評価し，「いつご

ろから」「どのような」全身倦怠感があるのか，あるいは「日常生活にどのような支障がありますか」などと聞く．

全身倦怠感の治療

全身倦怠感の治療可能な原因は，薬物，痛み，不眠，発熱，貧血，高カルシウム血症，感染症，脱水，高血糖，抑うつ，睡眠障害などがあり，また一つとは限らない．さらに，全身倦怠感の原因が病期とともに変化していく可能性がある．できるかぎり全身倦怠感を取り去ることを目標に治療を行い，同時に生活への支障が最小限になることを目標としたケアを行う．現実的かつ患者・家族が満足できる目標を一緒に考えて共有することが大切であり，検査や治療は患者の全身状態や予後，希望を考慮して行う．

また，全身倦怠感の改善に，リハによる運動療法やADL動作における支援も有効である（p.127参照）．そのため，患者の状態に応じて医師とリハ専門職が相談し，対応を検討していく．

ステロイド

ステロイドは進行がんにともなう全身倦怠感や，その他の原因による全身倦怠感を改善するかもしれない[5]との見解があり，全身倦怠感に対する効果についてのエビデンスは十分ではないが経験的に使用されている．

ステロイドは予後と効果・副作用を考えて使用する必要がある．予後予測が3か月未満の場合に投与を検討し，高血糖，胃潰瘍，精神症状などの副作用には注意を要する．

4 消化器症状

がん患者にみられる消化器症状は，種類も原因もさまざまである．ここではしばしば問題となる悪心・嘔吐を中心にまとめ，それを引き起こす消化管閉塞を取り上げる．

悪心・嘔吐

悪心とは「吐きたくなるような切迫した不快な自覚症状」であり，嘔吐とは「消化管内容物を反射的に口から出すこと」である．悪心・嘔吐は，何らかの原因による大脳皮質，前庭器，化学受容体トリガーゾーン，末梢（消化管）からの刺激が，いくつかの神経伝達物質を介して嘔吐中枢に伝わり発生する．がん患者にみられる悪心・嘔吐の原因には，

表5 悪心・嘔吐の主な原因

刺激由来部位	原因の代表例
大脳皮質	頭蓋内圧亢進 髄膜刺激 感情（不安・予期性嘔吐）
前庭器	薬物（オピオイド） 頭蓋底への転移 頭位変換により誘発
化学受容体トリガーゾーン	薬物（抗がん剤，オピオイド） 代謝異常（腎不全，肝不全，電解質異常 〔高 Na 血症・低 Na 血症・高 Ca 血症〕）
消化管	消化管運動低下・胃内容停滞 機械的消化管閉塞 粘膜障害

表5のようなものがある．

　悪心・嘔吐の治療にはまず原因を特定してその治療を行う．原因を検索するために，まずは病歴聴取と身体診察を行う．次に服薬状況から，たとえば，NSAIDs，オピオイド，抗うつ薬である SSRI，ジギタリス製剤などの薬物が，悪心・嘔吐の原因となっていないか検討する．そして，血液検査の結果から，高カルシウム血症，腎機能障害などの代謝異常がないかを調べる．悪心・嘔吐は腹部や頭部に原因があることが多い．腹部に悪心・嘔吐の原因が疑われる場合，消化管閉塞，便秘，腹水，胃潰瘍などの消化管や消化管運動に問題がないか，X線，腹部エコー，CT，消化器内視鏡で精査する．頭部に悪心・嘔吐の原因が考えられる場合は，脳転移による脳浮腫やがん性髄膜炎などがないか，CTやMRIで精査する．また，不安や恐怖といった心理的な原因も考えられるが，原因不明のこともあるし，悪心をともなわない嘔吐もある．複数の原因が同時に存在することも多い．

　原因治療と並行して対症療法として，制吐薬の頓用から始めるのがよい．制吐薬として使用される薬物には抗精神病薬などが多いため，眠気や錐体外路症状などをきたすことがあり，その際には服薬の中止や減量が必要になる．錐体外路症状にはパーキンソン症候群やアカシジアなどがある．アカシジアの症状は，イライラして落ち着かない，じっとしていられない，客観的にも落ち着かない，足がむずむずするといったものがみられる．

消化管閉塞

　消化管閉塞の発症には多くのメカニズムが関係していて，その発症様式や原因もさまざ

まである．炎症性浮腫，便秘，脱水，便秘を惹起する可能性がある薬物（オピオイド，抗コリン薬）は消化管閉塞を悪化させる可能性がある．消化管閉塞の評価については，病歴，身体所見，画像所見が重要である．画像検査では，麻痺性イレウスの鑑別や消化管閉塞部位を推定する．全身状態や予後を把握したうえでまずは閉塞の解除が可能かを判断する．消化管閉塞の対処には以下の方法がある．

● 手術療法や内視鏡的消化管ステント留置術

手術療法や消化管ステントなどを考慮するが，がんの患者にみられる消化管閉塞は多発消化管閉塞が多く，適応になることは少ない．手術療法に関しては，予後が3か月以上期待できる場合は，患者の意向を考慮したうえで検討する．

● 消化管ドレナージ

胃管留置による消化管ドレナージは，経鼻的である．患者にとって消化管ドレナージができ，腹部症状が改善する可能性があるというメリットはあるが，経鼻的な留置による苦痛というデメリットもあることを考慮する．

終末期においては，食べる楽しみを支援するために，個々の状態に合わせて胃管から排液できるものの飲食を許可したり，食物やガムなど口の中だけで味を楽しめるよう支援したりすることも大切になる．

● 薬物療法（輸液療法を含む）

消化管閉塞に対する薬物療法は，酢酸オクトレオチド（サンドスタチン®）とステロイドの併用かつ輸液量の減量が必要である．

5　悪液質

EPCRC（European Palliative Care Research Collaborative）のガイドラインによれば，がん悪液質（cancer cachexia）とは「従来の栄養サポートで改善することは困難で，進行性の機能障害をもたらし，（脂肪組織の減少の有無にかかわらず）著しい筋組織の減少を特徴とする複合的な代謝栄養障害症候群である．病態生理学的には，経口摂取の減少と代謝異常による負の蛋白，エネルギーバランスを特徴とする」と定義され，「前悪液質（pre-cachexia）」「悪液質（cachexia）」「不応性／不可逆的悪液質（refractory cachexia）」の3段階に分類されている（図4）．

がん患者に対する至適なエネルギー投与量は，代謝異常が軽い段階では通常の栄養量を

```
    前悪液質              悪液質            不応性悪液質
  （pre-cachexia）      （cachexia）    （refractory cachexia）
```

- 体重減少≦5%
- 食欲不振
- 代謝変化

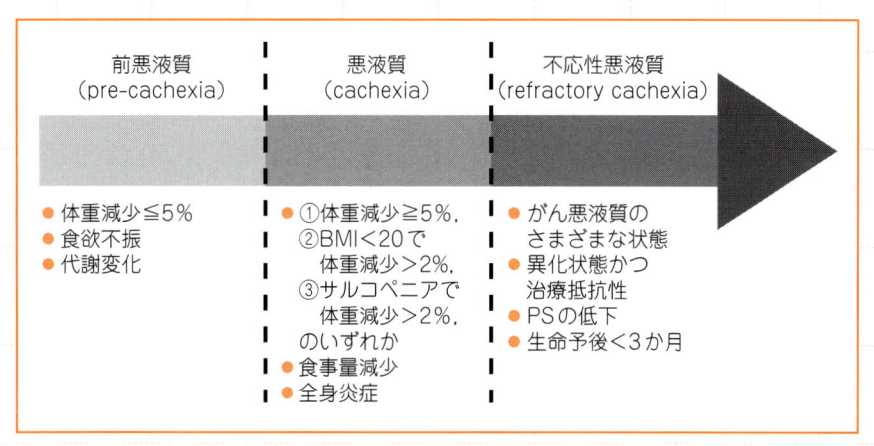

- ①体重減少≧5%,
  ②BMI＜20で
   体重減少＞2%,
  ③サルコペニアで
   体重減少＞2%,
   のいずれか
- 食事量減少
- 全身炎症

- がん悪液質の
  さまざまな状態
- 異化状態かつ
  治療抵抗性
- PSの低下
- 生命予後＜3か月

図4 悪液質のステージ

なお，不応性悪液質の診断基準として，悪液質の診断基準に該当する，生命予後が3か月未満である，PSが3か4である，抗がん剤治療の効果がない，異化が進んでいる，人工的栄養サポートの適用がない，が含まれている．

設定し，代謝異常が高度になる段階で投与量を減量する．悪液質が進展した不応性悪液質となる終末期のがん患者には，栄養投与を行っても代謝上の負荷となり有害になりうる．

6 緩和医療における苦痛緩和のための鎮静

鎮静（セデーション）とは

日本緩和医療学会の苦痛緩和のための鎮静に関するガイドライン[6]（がん患者の治療抵抗性の苦痛と鎮静に関する基本的な考え方の手引き（2023年版）となった）では，鎮静の定義について「①患者の苦痛緩和を目的として患者の意識を低下させる薬物を投与すること，あるいは，②患者の苦痛緩和のために投与した薬物によって生じた意識の低下を意図的に維持すること」と定義している．

鎮静と積極的安楽死の違い

「積極的安楽死」とは，医師が患者の死をもたらすことを意図して，薬剤を投与することによって生じる死亡である[6]．緩和医療における「鎮静」は，あくまで苦痛緩和を意図として行われるものである．したがって，苦痛緩和を目的として意識レベルを低下させるために，苦痛が緩和されるだけの鎮静薬が投与される．鎮静と積極的安楽死はまったく異

なる行為である.

鎮静の分類

鎮静は主に鎮静様式つまり鎮静の持続時間によって持続的鎮静と間歇的鎮静に，鎮静水準つまり意識状態によって深い鎮静と浅い鎮静に分類される．鎮静をチームで検討する際には，どのような鎮静を想定しているかをあらかじめ明確にしておくことが重要になる.

持続的鎮静とは「中止する時期をあらかじめ定めずに，意識の低下を継続して維持する鎮静」であり，終末期の場合，多くは患者が亡くなる最期まで行うことになる．間歇的鎮静とは「一定期間意識の低下をもたらした後に薬物を中止・減量して，意識の低下しない時間を確保する鎮静」であり，たとえば苦痛の程度に波があるようなときに意識を下げて苦痛が強い数時間を乗り切る，というように行う.

鎮静の浅い/深いとは，目標とされる意識レベル低下の程度を示す．深い鎮静はコミュニケーションができないような深い意識の低下をもたらす．浅い鎮静はコミュニケーションができ，呼びかければ容易に覚醒する程度の軽度の意識低下をもたらす.

鎮静の対象

鎮静は，せん妄（臓器不全をともなわないせん妄は除く），呼吸困難，痛み，悪心・嘔吐，全身倦怠感などが強く，耐え難い苦痛をともなっていて，「すべての治療が無効」あるいは「予測される生命予後までに有効で，かつ，合併症の危険性と侵襲を許容できる治療手段がない」場合に選択される．図5 に鎮静のアルゴリズムを示す.

ここでいう耐え難い苦痛とは，「患者自身が耐えられないと表現する」あるいは「（患者が表現できない場合）患者の価値観に照らし合わせて，患者にとって耐えがたいことが家族や医療チームにより十分推測される」場合をいう.

鎮静を行うことは，症状を緩和できる一方でコミュニケーションをとることが困難になるため，患者だけでなく家族にも大きな影響が及ぶ.

鎮静を行う際の患者・家族のケア

患者・家族の精神的つらさを和らげるケアとして，鎮静開始後に治療効果を定期的に評価し，苦痛緩和が達成されるよう迅速に修正を行うことが必要である．病状の経過にしたがって患者・家族が必要と考えられる情報を十分に提供する必要もある．特に，鎮静以外の手段について十分に検討し施行したが有効ではないことや，鎮静によって生命が短縮す

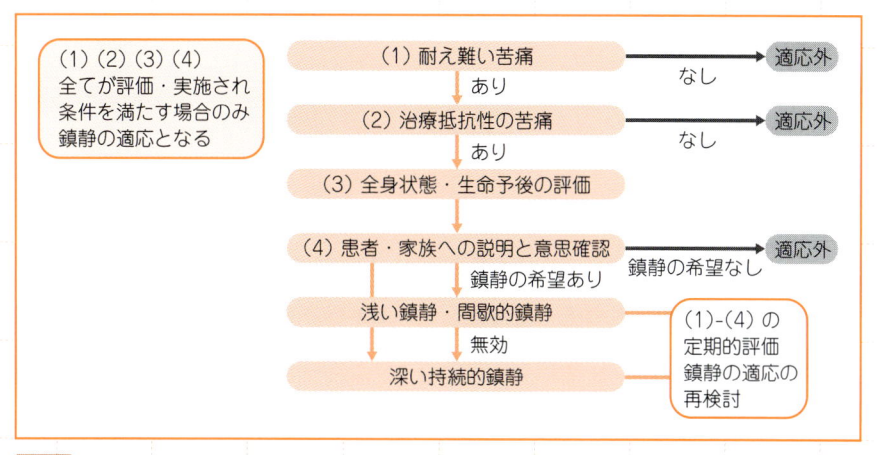

図5 鎮静のアルゴリズム

る可能性は一般的に少ないことを説明する必要はある．意思決定過程を共有し家族に決定を一方的にゆだねず，家族の心配や不安を傾聴し，悲嘆や身体的・精神的負担に対する十分な支援を行う．これらのことを考慮しながら家族に接していく必要があると考える．

その他の鎮静後のケアとしては，「鎮静開始前と同じように，誠実に，患者の尊厳に配慮して，たとえば診察前に名前を呼んでから診察するなど，声がけや環境調整のケアを行う」ことが大切である．口腔・眼のケア，清拭，排泄ケア，褥瘡ケアなど，今までも行われていたケアに関しては，患者・家族の意思，および，苦痛緩和からみた患者の益と害を勘案して行うかどうか決めていく必要がある．

家族ができること，たとえば，そばにいる，声をかける，手足にやさしく触れる，好きだった音楽を流すなどをともに考えることが大切である．

(島﨑寛将，山﨑圭一)

文献

1) 余宮きのみ：痛みのスケールの使いこなし法．ここが知りたかった緩和ケア．南江堂；2011. p.57.
2) Reuben DB, et al.：Dyspnea in terminally ill cancer patients. Chest 1986；89(2) 234-236.
3) 日本緩和医療学会緩和医療ガイドライン作成委員会(編)：がん患者の呼吸器症状の緩和に関するガイドライン2011年版．金原出版；2011. p.23.
4) Stone P, et al.：Cancer-related fatigue：inevitable, unimportant and untreatable? Results of a multi-centre patient survey. Cancer Fatigue Forum. Ann Oncol 2000；11(8)：971-975.
5) Bruera E, et al：Action of oral methylprednisolone in terminal cancer patients：a prospective randomized double-blind study. Cancer Treat Rep 1985；69(7-8)：751-754.
6) 日本緩和医療学会緩和医療ガイドライン作成委員会(編)：苦痛緩和のための鎮静に関するガイドライン2010年版．金原出版；2010. pp.16-17.

3 精神症状

　近年，がん患者の心身機能を含めた病状からの回復，さらには進行期・終末期への対応として，リハビリテーションが積極的に行われるようになっており，その重要性が高まってきている．臨床現場でも，多くのリハ専門職ががん患者のリハに携わっていると思われるが，がん患者には落胆，孤立感，疎外感などの通常の心理的な反応だけでなく，専門的な対応が必要な精神的負担がみられることがあることから，リハ専門職は常に患者の心理状態に留意しておく必要がある．これらのなかでも，がんの経過のなかで患者によくみられる精神的苦痛に，適応障害，うつ病，せん妄がある．これらの精神的苦痛はいずれも患者のQOLを低下させるだけでなく，リハを行ううえで障害となることもあることから，適切に評価し対応することが重要である．ここではまず，がんの情報開示が行われた後にしばしばがん患者にみられる通常の心理的反応について述べる．次いで，留意が必要な精神的苦痛である適応障害，うつ病，せん妄について概説する．

1 通常の心理的な反応

　がんの臨床経過中に行われる情報開示においては，悪い知らせ（bad news：患者の将来への見通しを根底から否定的に変えてしまうもの[1]）が伝えられることが多い．こうした悪い知らせが告げられた後に患者が示す通常の心理的反応には，以下の3つのステップがあるといわれている．

　まず最初の数日は，告げられた内容を信じようとしないか，「そんなはずはないだろう……」と一時的に否認したり，また「もうダメだ……」と絶望感を感じたりすることで特徴づけられる．

　それから少し時間が経過すると，今度は気持ちが沈んだり，不安になったり，周囲から孤立したように感じたり，あるいは眠れなくなったり食欲がなくなったり，といった症状が交互に何度もやってくる時期が訪れる．些細なことにドキドキしたり，ビクビクしたりといった症状がみられることもある．不安が強く集中力が低下しているために，同じことを繰り返し尋ねる，といった行動がみられる時期でもある．しかし，2週間を過ぎたころから徐々に現実の問題に直面し，新しい出来事に順応できるようになる．情報収集を始め

たり，楽観的な見方もできるようになることで，日常生活に支障をきたすほどではない程度の，これまでの生活パターンとほぼ同様の生活に戻っていくといわれている．

2 適応障害

評価とスクリーニング

診断基準（表1）[2]によると，適応障害とは，心理・社会的ストレスに関連して起こる不安・抑うつなどの反応や行為の障害である．予想されるより反応の程度が強いか，または日常生活から社会活動に及ぶ社会的機能に支障をきたすときに用いられる診断で，正常反応との厳密な区分はなく連続的なものであるとされる．したがって，その基準はあいまいではあるが，特異的な精神疾患として取り上げにくいさまざまな精神症状を拾い上げることができる．

適応障害のスクリーニング方法として，最近では「つらさと支障の寒暖計」（図1）がよく用いられている．原著者らによると，適応障害もしくは次に述べるうつ病と，精神医学的な診断がつかない症例を区別するためのカットオフ値は，つらさの点数が4点以上，かつ支障の点数が3点以上で，感度0.82，特異度0.82であったと報告されている[3), 4)]．

対応

治療については，抗不安薬，睡眠薬，場合によっては抗うつ薬などの向精神薬を対症的

表1 適応障害の診断基準（DSM-IV-TR）

A．はっきりと確認できるストレス因子に反応して，そのストレス因子の始まりから3か月以内に情緒面または行動面の症状が出現
B．これらの症状や行動は臨床的に著しく，それは以下のどちらかによって裏づけられている．
 (1) そのストレス因子に暴露されたときに予測されるものをはるかに超えた苦痛
 (2) 社会的または職業的（学業上の）機能の著しい障害
C．ストレス関連性障害は他の特定のI軸障害の基準を満たしていないし，すでに存在しているI軸障害またはII軸障害の単なる悪化でもない．
D．症状は，死別反応を示すものではない．
E．そのストレス因子（またはその結果）がひとたび終結すると，症状がその後さらに6か月以上持続することはない．

（髙橋三郎ほか〔訳〕：DSM-IV-TR 精神疾患の診断・統計マニュアル．医学書院．新訂版．2004．p.648[2]）より）

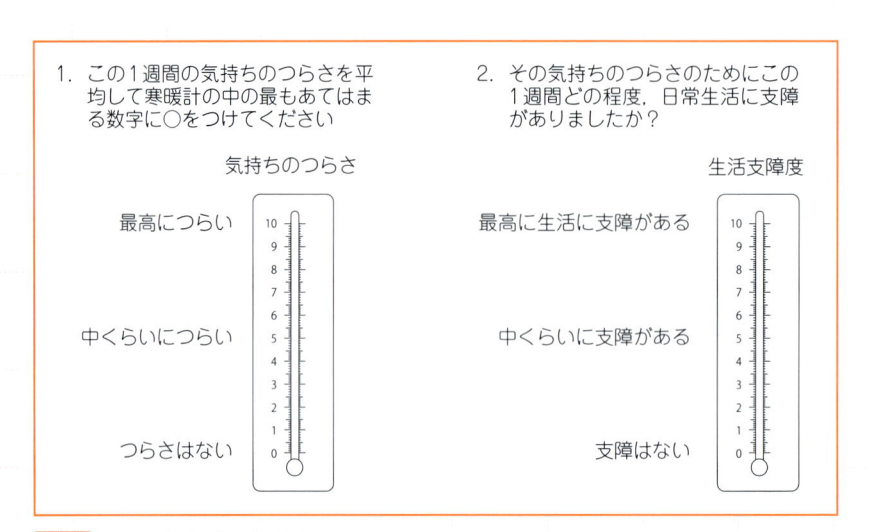

図1 つらさと支障の寒暖計
（国立がん研究センター精神腫瘍学グループ「つらさと支障の寒暖計」より）

に用いる場合が多いが，原則的にはリハを中断あるいは中止する必要はないと思われる．むしろ適応障害の場合には，現在つらいことや不安に思っていることを表出し，医療者にその苦しみを伝えることができたと感じることで症状が軽減することがよくある．したがって，リハを行っていくなかで，心理的側面にも留意しながら接することが，適応障害の治療となっていることに気づくことが重要である．

3 うつ病

評価とスクリーニング

うつ病の診断基準を 表2 に示すが，がん患者のうつ病診断は難しいといわれている．それは，うつ病の診断基準に含まれている不眠，食欲低下・体重減少，集中力の低下，全身倦怠感といった身体症状は，がんの症状あるいは治療によって引き起こされることも多いためである．したがって，こうした身体症状にのみ着目するのではなく，抑うつ気分や興味・喜びの低下，自責感や焦燥感といった精神症状の存在に目を向けることが重要である．

うつ病を簡便にスクリーニングする手段として，上述した「つらさと支障の寒暖計」を

> **表2** うつ病の診断基準（DSM-IV-TR）
>
> ①抑うつ気分：気分が沈むあるいはすぐれない日が毎日のように続く.
> ②意欲・興味の低下：今まで普通にできていたことがおっくうで，やる気が出ない.
> ③自責感：周囲の人に迷惑をかけているのではないかと悩む.
> ④焦燥感または制止：イライラして落ち着かない．考えが前に進まない.
> ⑤全身倦怠感：いつも疲れを感じている．疲れやすい.
> ⑥集中力低下・決断困難：集中力が続かない．決断ができなくなる.
> ⑦食欲低下・体重減少：食欲がない．食べてもおいしくない.
> ⑧不眠：寝つけない．途中で目が覚めて眠れない．朝早くに目が覚める.
> ⑨自殺念慮：生きていても仕方がないと考える.

①または②のいずれかを含んだうえで（必須項目），全9項目中5項目以上を満たし，それが2週間以上続いている場合にうつ病と診断される.

（DSM-IV-TR「大うつ病エピソードの診断基準」より，筆者が作成）

はじめ，さまざまな質問紙や評価尺度が紹介されている．しかし，それらを施行する前段階としてまず必要なのは，患者に存在する精神的苦痛について医療者が関心をもち，それについて患者と話し合うことである．Chochinovら[5]は，終末期がん患者197人に対して13項目からなる簡易抑うつスクリーニング尺度，および抑うつ気分のみを尋ねることを実施したところ，「気分はいかがですか？ 落ち込んだりしていませんか？」と尋ねることがうつ病のスクリーニングとして最も有用であったことを報告している．患者と話をするときに「気分はいかがですか？」とつけ加えることは，臨床に大きな負担をかけることなく行うことができる，うつ病を見逃さないための簡便かつ有効な手段となると思われる.

対応

治療としては，抗うつ薬を中心とする薬物療法が原則であり，効果発現までに1～2週間はかかるものの，多くの場合非常に効果的に作用する．以前は口渇や便秘などの副作用が多かったが，最近は副作用の少ない抗うつ薬も開発されており，有効に利用できると思われる．ただし，抗うつ薬には抗がん剤やホルモン剤の代謝を阻害し血中濃度に影響を与える薬剤もあることから，その併用には留意が必要である．うつ病と診断された場合，原則としてはリハを中断し，うつ病の治療を優先させるべきである．しかし，リハが必要と思われる時期や状況であると判断されれば，うつ病のために意欲，集中力，思考力が低下している状態であることを十分認識したうえでリハを実施することが重要である.

4 せん妄

評価とスクリーニング

せん妄は，がんの初期治療時や進行期から終末期に多くみられる器質性精神疾患であり，軽度の意識混濁に精神運動興奮，錯覚や幻覚などをともなう「意識」の障害である．意識が障害されることから，ヒトの精神機能に基づく多彩な精神症状が出現する．その診断基準を 表3 [6] に示す．

せん妄のスクリーニングには，認知機能の客観的な評価法であるMini-Mental State Examination（MMSE）が有用であるとする報告が多い[7]．Brueraら[8]は，緩和ケア病棟に入院し死亡退院したがん患者47人を対象に，MMSEを週3回施行した．その結果，入院時にすでに47人中16人（34%）が認知障害を示し，死亡直前では39人（83%）が認知障害を示していたことを報告している．

対応

治療にあたっては，まずせん妄の原因を探り，その原因を除去することが基本である．ただし，治療により回復可能なのか回復困難なのかを見極め，ケアのゴールをどこに定めるのかが重要である．薬物療法については，一般的なせん妄治療に準じて，①ベンゾジアゼピン系単剤を用いない，②パーキンソン病治療薬を併用しない，③多剤併用をしない，ことを原則とする．せん妄と診断された場合，原則としてはうつ病と同様にリハを中断し，せん妄の治療を優先させるべきである．しかし，リハが必要あるいは有効と思われる状況と判断されれば，「意識障害」の状態であることを十分認識したうえで対応する．

表3 せん妄の診断基準（DSM-IV-TR）

①意識障害：ボーっとしていて周囲の状況をよくわかっていない
②認知機能・知覚の異常：見当識障害，幻覚，妄想など
③日内変動：1日の中で症状のむらがある，夜間に悪化
④原因となる薬物，あるいは身体要因が存在する
上記を全て満たす場合，せん妄の診断に該当する

（日本サイコオンコロジー学会教育委員会 精神腫瘍学の基本教育に関する小委員会：せん妄[6] より）

5 おわりに

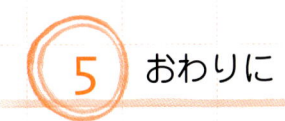

　情報開示が行われた際の通常の心理的反応とともに，がん患者に認められる精神的負担として，適応障害，うつ病，せん妄という3つの疾患を取り上げ，その評価，スクリーニング，対応を述べた．実際の臨床では，これらの存在を常に念頭におきながらリハを行っていくことが必要である．一方で，「残された体力をうまく使いながら日常生活活動を可能な限り維持・改善できることは大きな喜びであり，生きる希望につながる」といわれているように，リハは患者や家族の希望を支える重要な心理的援助になることも忘れずに，がん患者・家族と向き合っていくことが重要と思われる．

（岡村　仁）

文献

1) Buckman R：Breaking bad news：why is it still so difficult? BMJ 1984；286（6430）：1547-1599.
2) 髙橋三郎ほか（訳）：適応障害．DSM-IV-TR 精神疾患の診断・統計マニュアル．医学書院，新訂版．2004．p.648.
3) Akizuki N, et al.：Development of a brief screening interview for adjustment disorders and major depression in patients with cancer. Cancer 2003；97（10）：2605-2613.
4) Akizuki N, et al.：Development of an Impact Thermometer for use in combination with the Distress Thermometer as a brief screening tool for adjustment disorders and/or major depression in cancer patients. J Pain Symptom Manage 2005；29（1）：91-99.
5) Chochinov HM, et al.：Desire for death in the terminally ill. Am J Psychiatry 1995；152（8）：1185-1191.
6) 日本サイコオンコロジー学会教育委員会 精神腫瘍学の基本教育に関する小委員会：せん妄．
http://www.jpos-society.org/ver1/ ＪＰＯＳ基本教育せん妄スライド公開 ver.2.0.pdf
7) Folstein MF, et al.："Mini-mental state". A practical method for grading the cognitive state of patients for the clinician. J Psychiatr Res 1975；12（3）：189-198.
8) Bruera E, et al.：Cognitive failure in patients with terminal cancer：a prospective study. J Pain Symptom Manage 1992；7（4）：192-195.

4 スピリチュアルペイン

1 スピリチュアルペインとは

　スピリチュアルペインは人生を支えていた生きる意味や目的が，死や病などの接近によって脅かされて経験する苦痛であり，特に感情的，哲学的，宗教的問題が顕著になる．スピリチュアルペインには多様な要因が含まれるが，代表的な定義をみると，村田はスピリチュアルペインを「自己の存在と意味の消失から生じる苦痛」[1]とし，時間性・関係性・自律性の三次元に分類している．また，窪寺は「人生を支えて生きる意味や目的が，死や病の接近によって脅かされて経験する，全存在的苦痛である．特に，死の接近によって『わたし』意識がもっとも意識され，感情的，哲学的，宗教的問題が顕著になる」[2]と定義し，その内容として「『わたし』の生きる意味・目的・価値の喪失，苦痛の意味を問う苦しみ，死後への不安，『わたし』の悔い・罪責感」の4つをあげている．

　スピリチュアルペインは，コミュニケーションの場面が多い看護やリハビリテーション場面においても表出される．患者のスピリチュアルペインの表出は何も言語的なものだけに限らない．「何も話さずに閉じこもってしまう」といった行動など非言語的なかたちでも表現される．

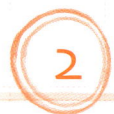

2 スピリチュアルケア

　スピリチュアルケアはスピリチュアルペインの認知から始まる．すなわち一連のスピリチュアルケアは，①スピリチュアルペインの認知，②スピリチュアルペインの評価，③スピリチュアルペインの解釈，④ケアの計画，⑤ケアの評価，となる．

　スピリチュアルケアは，患者から発せられる何気ないサインをどれだけ鋭くキャッチして対応できるかがポイントになる．スピリチュアルペインに気づかない，もしくは気づいていてもどう対応したらよいかわからずに動揺してしまえば，患者の苦しみをさらに強めてしまう可能性がある．スピリチュアルペインを受けとめるには，スピリチュアルペインを理解する姿勢でコミュニケーションとケアを行い，経験を積み重ねてスピリチュアルペインをキャッチする感性を磨いていくことが重要である．

コミュニケーションを通じた援助

スピリチュアルケアの中核をなすのはコミュニケーションであり，なかでも傾聴が有効である．傾聴は，表出されたことを「このように感じた／受け取った」と患者に一つひとつ返し語ることによって，患者が自分自身のなかにあるさまざまな思いに気づき，整理できるようにする支援であり（表1），傾聴によって患者がその思いや苦悩を表出できる機会をつくりだすことが大切である．患者が，聞き手に自分の思いや苦悩を理解してもらえた，自分のことを認めてもらえたと感じたり，自分自身の人生や思い出などを肯定的に振り返ったりすることは，さまざまなスピリチュアルペインの緩和につながる．

表1 コミュニケーションを通じた援助の一例

患者	重度の下肢対麻痺を呈し寝たきりとなった50歳代の男性
場面	医療者が患者の病室を訪問

患者	罰が当たったのかな．
医療者	どうしてそのように思われるんですか．
患者	これまで仕事ばかりしてきて，ろくに家にも帰ってなかったから家族にも見捨てられてこの有様でしょう．
医療者	これまでお仕事ばかりしてきて，あまりおうちにも帰ってなかったからご家族にも見捨てられてしまったんだと思うんですね．
患者	そう．仕事が忙しくてね．
（沈黙）	
患者	あのころはいったん現場に行くと何か月も家を空けることもあったからね．その分，仕事仲間とは仲がよくてね．何人かは今でも連絡をくれるんだけど．
医療者	あのころはいったん現場に行くと何か月もおうちを空けることがあった．その分，仕事仲間とは仲がよくて，今でも何人かとはやりとりされているんですね．
患者	そう．親友．ずっと一緒にいろいろ仕事してきたからね．
医療者	親友なんですね．ずっと一緒にお仕事されてきたから．
患者	そうだね．もう20代のころからだから30年近くかな．東北にも行ったし，九州にも行ったね．あのころが懐かしいけど．
（30分ほど話す）	
患者	まぁ．そう考えると他人より仲間には恵まれているのかもしれないね．
（沈黙）	
患者	ごめんね．急にこんな話をして．でも，おかげで気持ちが少し楽になったよ．

表2 リハビリテーション場面でのスピリチュアルケアの一例

患者	乳がん・骨転移により下肢対麻痺を呈した40代後半の女性
背景	翌年の春に結婚を控えた娘との2人暮らし。母親一人で大切に育ててきた娘の結婚を楽しみにしていたが，病態から桜の時期を迎えることが難しいことを知り，「もう私には何もしてやれない」「娘の晴れ舞台をお祝いしてあげることもできない。それどころか自分が迷惑をかけてしまう」と感じていた。
想定されるスピリチュアルペイン	「翌年の春まで生きることができない（将来がない）」「親として娘に何もできない（関係が途切れる）」「自分が動けなくなったことで娘に負担を強いる（自律を失う）」など。

場面	娘が面会に来ていた際に，看護師が病室を訪問
患者	この子結婚するのに料理の一つもできなくて，こんなことになるんだったら，もっとしっかり教えておくんだったわ。

ここで看護師が考えたこと 患者が娘とともに過ごす時間をもつことが，患者が娘との関係性をより深めることにつながるのではないか。また，患者自身がもつ知識・技術（味）を伝えることができる「調理」という作業の特性を生かすとともに，身体的な制限を福祉用具・自助具を用いて支援することによって，患者が娘と調理作業を共有でき，患者自身が自分の価値や生きる意味を再確認する機会（スピリチュアルケア）につながるのではないか。

看護師	そうですか……。それなら，リハ専門職に相談しますので，リハ室の台所を利用してお嬢さまと一緒にお料理をしてみませんか。
患者	そんなことができるんですか。
娘	お願いします。

リハ室での調理場面での様子 患者は麻痺によってできることは限られていたが，リハ専門職が用意した車椅子に座り，自助具を用いて具材を切ったり，調理する娘の姿を見守ったりしていた。そして，母親として娘の成長に涙を浮かべていた。

患者	指を切らないように気をつけなさいよ。砂糖を先に入れないと。 知らないあいだにこんなに大きくなって……。 一つでも娘にしてやれることがあってよかった。

リハビリテーション場面でのスピリチュアルケア

スピリチュアルケアにおけるコミュニケーションは，単なる言語的なやりとりだけを指すものではない。トータルペインが相互作用することを考えると，身体的・精神的・社会的側面の支援がスピリチュアルペインの緩和につながる。そのため，リハも直接的・間接的にスピリチュアリティに働きかけることができる（表2）。

3 スピリチュアリティにかかわる意識

患者が終末期にあっても人とのつながりが途切れるものではない。生きてきた証を残

し，自分の人生にも意味があったという思いをもつことは，患者のスピリチュアルペインを緩和させる．そのため，患者がこのような思いや生きる意欲をもつことができるようケアを行うことが大切である．

　看護師やリハ専門職も，スピリチュアリティに関する患者とのコミュニケーションを大切にする必要がある．「病気や生活について心配されていることはありますか」「今，大切にしたいと思っていることはありますか」などと尋ねてみるのもよい．患者が話題にしたくない場合もあるが，そのような場合には患者がそのような意思を発した時点で止めればよい．

　患者の言動や行動からどのような苦しみがあるのか，患者との信頼関係を築き，大切なメッセージを受け取ろうとする意識と姿勢をもつように心がけたい．スピリチュアリティについて患者と話すことは感性を要し，難しく感じることがある．援助者となる医療者は，カンファレンスや事例検討，「望ましい死（good death）」とは何かを考え続け，研修等への参加などを通して，死生観やスピリチュアルペインに対応するためのスキルを高めていくことが求められる．

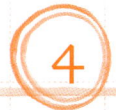

④ 家族・医療者にもあるスピリチュアルペイン

　患者と同様に家族，医療者にもスピリチュアルペインは存在する．患者との別れから喪失感を抱いたり，患者に「何もしてあげることができない／できなかった」と無力感や自責の念を抱いたりしてしまう．家族が患者の死後，仏壇やお墓に向かって話しかけたり，家族や友人などと患者との思い出を語ったりしながら患者とのつながりを維持していくことは，スピリチュアルケアにつながる．

　また，医療者も患者が自分のことを応援してくれていると感じたり，患者・家族からかけられたお礼の言葉などを通して，自分自身がやってきたことに意味を見出したりすることが医療者自身のスピリチュアルケアともなる．

〔東谷成晃，島﨑寛将，山﨑圭一，江藤美和子〕

文献
1）村田久行：スピリチュアルケアの理念と実際．月刊ナーシング 2004；24（10）：72-79．
2）窪寺俊之：スピリチュアルペイン．スピリチュアルケア学序説．三輪書店；2004．p43．

5 社会的苦痛

　患者や家族が「がん」という診断を受けたときの精神的苦痛は計り知れない．しかし，気持ちの整理がつかず，認識もままならない状況に加え，時間的制約があるなかで，治療方針の変更や療養場所の選択などさまざまな意思決定を迫られる．このとき，患者・家族は身体的，精神的な問題だけでなく，医療費などの社会的な問題で悩まされることにもなるが，誰しも患者である前に一人の生活者であり，何気ない日常生活を営んでいたなかでの「がん告知」は突然に降りかかったアクシデントであるため，この予期せぬ事態への対応力を常に持ち合わせているわけではない．

1 仕事上の問題

　日常生活を実質的に支え維持していくうえで切り離せないものに「仕事」がある．しかしながら，がん治療における通院・入院にかかる時間，副作用，後遺症によって，仕事への制限やときに退職などの犠牲を払うことも多い．仕事を続けられなくなることの弊害として，所得収入を失うことでの生活苦だけではなく，社会的役割の喪失は精神的苦痛にもつながる．患者・家族が抱えるこの苦痛は，がん患者が抱えるトータルペインのなかで社会的苦痛といわれ，仕事を支えにしている患者のみならず，その家族までを支援対象とすることも不可欠である．また，がん療養と仕事を両立していくうえで欠かせないものに「職場の理解」がある．職場復帰の際などは必要に応じて，医療者が患者とともに職場の理解が得られるようなかかわりを行う．

2 経済上の問題

医療費と医療保険

　がん告知を受けた患者・家族からの相談内容のなかで多くを占めるものに「医療費の問題」がある．現代の経済格差や不安定な雇用体制のなかで生活し，経済的な不安を実感し

ていた患者・家族であれば，特に医療費への悩みが大きくなる．さらに，医療費の負担を理由に本来受けられるはずの治療を拒否する患者もいる．適切な治療やケアを受け，QOL の向上を図れるように，患者・家族の医療費に対する不安や困難さに対し，早い段階でかかわり支援する．

医療費についての具体的な相談窓口としては，医療機関の MSW など相談部門や医療事務のスタッフが担うことが一般的であり，加入する保険の担当者へ直接問い合わせすることも可能である．

医療費の問題を解決する手段として，まずは患者の加入する保険の種類，自己負担割合，患者世帯の所得を確認し，高額療養費制度や限度額適用認定証の交付手続きの案内と支援を行う．また，生活の困窮状態によっては，（国民健康保険であれば）保険料の減免や分割納付などへの手続きを支援し，あらゆる手段を尽くしても最低限度の療養生活を維持できない事情の際は，生活保護の受給相談につなげていく．

公的医療保険の自己負担

外来（在宅医療含む）や入院を問わず，医療機関におけるがん治療において，公的医療保険適用の治療を行った場合の医療費の自己負担は，加入する各医療保険により負担割合は一定（総医療費の1〜3割を負担）となっている．また，小児がんの場合には，小児慢性特定疾患治療研究事業などにより自己負担を補助する制度もある．

高額療養費制度と手続き

医療機関や薬局の窓口で支払った医療費（入院時の食費負担や差額ベッド代等は含まれない）が，暦月（月の初めから終わりまで）のあいだにおいて一定額を超えた場合に，その超過分が支給される（高額療養費制度）．また，患者の年齢や世帯所得に応じ，医療費の自己負担の上限額も決められている．住民税非課税世帯等の場合，窓口での医療費の支払いを上限までにする「限度額適用認定証」や「標準負担額減額認定証」を，外来における通院治療の開始段階から加入する公的医療保険の窓口へ申請し交付を受け，医療機関へ提示しておく．そうすることで，後々の還付申請の手間と一時的な立て替え払いの出費を省くことができる．もし複数の医療機関等へ受診する場合は，医療費を自己負担上限額まで医療機関ごとで支払い，後日加入する保険者へ高額療養費の申請を行うと，上限を超えて立て替え払いした分の還付を受けることができる．

その他，高額療養費制度には「多数該当」や「世帯合算」など，さらに負担を軽減する仕組みがある．これらの医療費の仕組みや手続きを患者・家族へ具体的に案内することで，経済的な不安の緩和につながる．

介護保険

在宅における療養を国が公的に支える仕組みとして「介護保険」が存在する．自宅を療養環境として整えていくために，物的にも人的にも日常生活を補完する主軸のサービスとなっている．利用できるサービス内容は幅広く，物的サービスとしては，在宅療養には欠かせない電動ベッドや車椅子，手すりなどの福祉用具レンタル・購入がある．人的サービスの主なものとしては，家事・介護支援ヘルパーや訪問看護，訪問リハなどがあり，また介護施設利用サービスとして，デイケア・サービス，介護施設へのショートステイ（短期入所）や入所などが利用できる．

介護保険制度を利用できる被保険者

介護保険の制度は，一定の要件を満たさなければ利用できない．対象となる被保険者は条件により大きく2つに分けられ，第1号被保険者は満65歳以上の人（生活保護受給者含む），第2号被保険者は満40歳以上65歳未満で公的医療保険に加入していて，かつ定められた疾病（特定疾病：16疾患）を有する人とされる．近年，この特定疾病に「がん末期」の病名が追加されたことで，がん末期で在宅療養する満40歳以上の中高年層の在宅療養も介護保険制度が大きく支えている．また，満40歳以上65歳未満の生活保護受給者も，申請手続きを行うことで同等の介護サービスを受けることができる．

介護保険制度の自己負担と手続き

介護保険における介護サービス費の負担割合は1割負担とされ，公的医療保険と同様に所得に応じた自己負担の上限額も決められている（高額介護・予防サービス費）．認定後は介護度（要支援1・2，要介護1〜5）により決められている支給限度額をふまえ，介護支援専門員（ケアマネジャー）と相談して利用するサービス内容や利用頻度を決めていく．

介護保険認定は 表1 の流れに沿って進められるが，認定を受けるまでには通常約1か月かかる．しかし，「がん末期」の場合，申請時に行政の窓口担当者に病名と認定を早めてほしい旨を伝えることで早く認定されるようになっている．また，「がん末期」の状態

表1 介護保険認定までの流れ

①被保険者（または代理の人）が居住地のある市区町村の介護保険の窓口へ申請書を提出
②認定調査・主治医意見書の作成
③一次判定（認定調査と主治医意見書からの情報の一部でコンピュータ判定）
④二次判定（一次判定と認定調査の特記事項，主治医の意見書をもとに要介護度を認定）
⑤申請者へ認定結果が通知

とは，医師が一般に認められている医学的知見に基づき回復の見込みがない状態に至ったと判断したものに限られる．

介護保険の相談窓口

　介護保険の利用にあたり，医療機関であればがん相談支援センターのスタッフやMSWが相談窓口となる．また，地域においては役所の介護保険の窓口や介護支援事業所などのケアマネジャーが対応していることが多い．さらに，患者・家族だけではなく医療者も，自身の身近な相談窓口や担当者を知っておくことで，いざというときの支援がスムーズに運びやすい．

その他

　介護保険の対象外となる若年層は介護保険サービスの利用はできないが，小児慢性特定疾患治療研究事業の対象児や身体・精神・知的障害の手帳交付者は，障害の程度により電動ベッドや車椅子など，在宅療養における日常生活に必要な用具の給付等を受けることができる．また，身体・精神・知的障害者手帳の交付を受けている，または特定の難病等を有し一定の障害があるうえで，障害者総合支援法による障害支援区分の認定を受けると，障害者福祉サービスの利用ができる．サービス費については所得に応じた負担となる．介護保険の対象であっても，入院中の場合は介護サービスの利用ができないため，入院中のヘルパー利用や車椅子など福祉用具のレンタルは，各サービス事業所が設定する価格（全額自己負担）での利用となる．

　さらに，治療療養にかかわる費用や生活費を補うその他の社会保障制度（民間制度を含む）の一部として，以下のものがある．

● 傷病手当金

　勤労者で医療保険の加入者が，業務上でない傷病のために働けない際の療養中の生活保障として，手当が支給される．

● 障害年金（障害基礎年金，障害厚生年金，障害共済年金）

　公的年金の加入者が，病気などで重度の障害の状態になった場合の所得補償として，年金が早期から支給される．加入する年金保険制度によって受給条件が異なる．

● 遺族年金（遺族基礎年金，遺族厚生年金，各種共済組合による給付）

　公的年金の加入者が亡くなった際に，その者によって生計を維持されていた遺族に，年金が支給される．加入する年金保険制度によって受給条件が異なる．

● **雇用保険**

　労働者が，失業したり雇用継続が困難になったりした場合，また介護により休業する際に，生活の安定を図るため，手当が給付される．

● **生命保険**

　商品によって保障内容が大きく異なるため，がん治療に関する給付範囲や保証期間，条件，特約内容などがどうなっているか，契約書類を確認する必要がある．医師から余命6か月以内の宣告を受けたときに，死亡保険金の一部を生前に受け取ることのできる「リビングニーズ特約」もあり，これは生前の治療や療養生活にかかる費用負担の助けになるだけではなく，患者本人にとって，人生の最期を全うするための一助ともなり得る．

● **住宅ローン　団体信用生命保険**

　住宅ローンの返済途中で契約者が死亡，または医師の診断に基づき重度障害と認定された場合に，本人に代わって生命保険会社が住宅ローン残高を支払う．

3　がん療養における環境調整支援のポイント

　がん療養の環境調整については，その治療段階や内容，諸症状への考慮のみならず，患者・家族の意向を含めて検討し決定していく．療養環境の調整を支援していく際には，多角的視野で患者・家族を構成する要素（居宅などの環境面・精神心理面・経済面など）をとらえ，医療・福祉の各専門職の専門的見解を交えながら，多職種合意のうえで進めていく．現在の医療体制や機能分化の状況においては，患者を担当する医療者が治療期から末期・看取りまでをトータルに携わることが困難であることをふまえ，「支援のバトン」をどこに，また誰に託すか，ということに誠心誠意かかわり，患者・家族とともに方針を決定していく．

　また，方針を決定し，具体的に調整していく過程には時間と人手を要するために，時間的制約などでよりよい療養支援が阻まれることが多い．そうならないためにも，告知や治療開始となる外来の段階から必要に応じた支援ができる体制や窓口機能を明確にしておき，多職種でがん療養の過程を患者・家族とともに歩みかかわっていく．

自宅

　各地域において，在宅医療の要となる在宅療養支援診療所・病院がどこにあるのか，が

表2 在宅療養支援診療所と在宅療養支援病院の特徴

※在宅療養支援診療所
- 当該診療所において，24時間連絡を受ける医師又は看護職員を配置している
- 当該診療所において，又は他の保険医療機関の保険医との連携により，当該診療所を中心として患家の求めに応じて，24時間往診が可能な体制を確保している
- 当該診療所において，又は他の保険医療機関，訪問看護ステーション等の看護職員との連携により，患家の求めに応じて，当該診療所の医師の指示に基づき，24時間訪問看護の提供が可能な体制を確保している
- 当該診療所において，又は他の保険医療機関との連携により他の保険医療機関内において，在宅療養患者の緊急入院を受け入れる体制を確保している
- 医療サービスと介護サービスとの連携を担当する介護支援専門員（ケアマネジャー）等と連携している

※在宅療養支援病院
- 24時間連絡を受ける担当者をあらかじめ指定している
- 患家の求めに応じて，24時間往診が可能な体制を確保している
- 当該病院において，又は訪問看護ステーションとの連携により，24時間訪問看護の提供が可能な体制を確保している
- 当該病院において，緊急時に居宅において療養を行っている患者が入院できる病床を常に確保している

（厚生労働省：在宅医療の最近の動向[1] より）

ん在宅療養を積極的に支援できる各在宅医療・ケアの事業所がどこなのかを把握する（表2）．自宅への退院を支援する際には，入院医療機関側（主治医・病棟看護師・薬剤師・リハ専門職・MSWなど）と退院後を支える在宅療養支援側（在宅医・訪問看護師・ケアマネジャー・ヘルパー・訪問リハ専門職など），患者本人・家族を含め，退院前カンファレンスを行い，今後の治療・療養方針，本人・家族の意向を共有しておく．

緩和ケア病棟（ホスピス）

各地域のどこに緩和ケア病棟を有する病院があるのかを把握しておくこと，またその病院の特色や緩和ケア病棟の運用方針や待機状況について理解しておくことが望ましい．入院相談をしてから家族面談に至るまでの期間に週単位から1か月程度の時間を要することも少なくなく，患者・家族より希望があった際にはタイムリーな情報提供と調整支援ができるよう，相談窓口など所属する組織内での役割を把握しておく．

療養型病床

原則として，一定以上の医療行為がなければ入院適用とはなりにくい．また，各病院の方針によって入院期間（月単位）を設け運営しているところが少なくない．そのため，がん末期の諸症状に対応するための療養先の一つとしておくことはできる．

介護保険施設（老人保健施設，特別養護老人ホーム，有料老人ホーム，グループホーム，小規模多機能型施設など）

各施設の機能により対象とする介護度は異なるが，介護保険の要支援・要介護認定を受けると入所利用ができる．日常生活における身体介護やリハの提供，在宅療養の代替的環境としての機能が中心で，医療者の配置は基本的に少なく夜間不在のところが多い．そのため，緩和ケアにおいても医療行為がほとんどいらない病態や，日常生活の援助が中心となる時期では，療養先の選択肢の一つとしておくことはできる．また，最近の傾向として，患者・家族が施設での看取りを希望し，また施設側の同意も得られている際は，最期まで施設内の治療・ケアで過ごすこともできるようになっている．

その他の住居型施設（養護老人ホーム，軽費老人ホーム，ケアハウス，サービス付高齢者住宅など）

入居の要件に介護保険の認定の有無を問わないところがほとんどであるが，年齢制限や所得制限，ADLの程度などの要件がある．日中のみ看護師一人体制でのケアにあたるところや，医療者が施設内に常時不在であるところがほとんどであり，医療行為が必要となった際は施設の委託医や外部機関より，医療保険や介護保険での医療・介護サービスを利用し，病状管理を行っている．そのため，症状緩和に難渋するケースや点滴などの医療行為が必要となった際は，施設でのケアでは対応困難となることがあり，このような施設に入居する患者を支えるためには，地域の要となる医療機関との連携が必須となる．

おわりに

緩和ケアへの対応力や方針によって，そのほかの施設・機関もがん療養の場所となりうる．そのためには，各々の地域において，がんで療養中の患者・家族への支援体制のネットワークづくりを医療者一人ひとりが意識して行い，領域・職域を超えた関係を築くことで，その地域全体におけるがん療養支援の対応力の底上げにつながるものと考える．

〔森本智子〕

文献

1) 厚生労働省医政局指導課在宅医療推進室：在宅医療の最新の動向．http://www.mhlw.go.jp/seisakunitsuite/bunya/kenkou_iryou/iryou/zaitaku/dl/h24_0711_01.pdf

3

進行期・終末期を迎えた患者のがんのリハビリテーション

総 論

　進行期・終末期を迎えたがん患者は，がんの治療・病態の進行によってさまざまな症状・後遺症を併せもっている．治療効果が期待と異なっていたり，治療方針の変更を余儀なくされたりして，病気や将来などに関する不安など心理的・社会的問題を抱えていることも多い．

　この時期のリハビリテーションで大切なのは，患者がそのときどきを自分らしく生活できることである．患者・家族が抱える問題は多種多様であり，それらに対応するために状態・場面に応じて，多職種のチームでリハに取り組むことが必要となる．

1 「がん」の人への支援とがんの「人」への支援

　進行期・終末期を迎えた患者への支援では「がん」によってもたらされる影響を受けながらも，患者・家族自身が「そのときどきに自分らしくどのように生きることができるか」が大切となる．そのため，「がん」に焦点を当てた支援と「人」に焦点を当てた支援の両側面を考え支援していくことが重要である（図1）．

「がん」に焦点を当てた支援

　「がん」による影響とは，治療や進行にともなう制限因子を指す．具体的には，治療の後遺症として出現する末梢神経障害や転移による痛み・麻痺，胸水貯留による呼吸困難などである．がん腫や転移の種類によって特徴（症状や病態）はさまざまであるが，それぞれの状態に合わせた対応が必要となる．

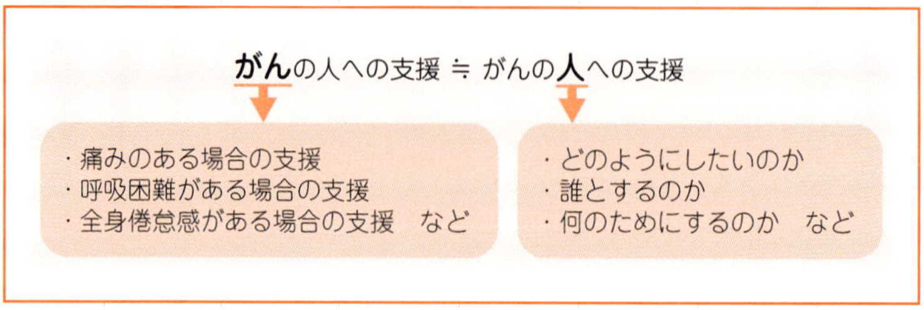

がんの人への支援	≒	がんの**人**への支援
・痛みのある場合の支援 ・呼吸困難がある場合の支援 ・全身倦怠感がある場合の支援　など		・どのようにしたいのか ・誰とするのか ・何のためにするのか　など

図1 2つの側面からみたがんの人への支援

「人（その人らしさ）」に焦点を当てた支援

「その人らしさ」とは，患者個人の価値観や思い，病気に対する受け止め方，家族関係などの個人的因子・環境因子を指す．さまざまな制限があるなかでどのように生き方を選択するかは個人によって大きく異なり，がんの「人」に焦点を当てた支援はリハの目標を定めていくうえでも重要である．

リハ・アプローチを患者・家族のQOLに結びつけるためには，がんによるさまざまな影響があるなかで，患者らしい生き方を患者自身が見つけ出せるよう，「がん患者が進行期・終末期を迎えても最期まで生きること」を支援することが大切なのである．

2 進行期・終末期を迎えた時期のリハビリテーション

進行期・終末期を迎えたがん患者のリハでは，その主眼を「がん患者が最期まで生きること」におき，より豊かに生きるためにリハが有効かどうかを考える．

リハビリテーションの目標設定

限りある時間を自覚する

がんは進行が早く，その症状も多臓器にわたり複数の症状を併せもっていることから，一つの症状が緩和され状態が落ち着いたようにみえても，また新たな症状が増悪し病態が急速に進行してしまうことも往々にしてある．

そのため，患者の状態が比較的安定している時期においても，何週間，何か月も先の目標を立てるのではなく，そのときどきを大切にした小さな目標を患者・家族と一つずつ積み上げていくことが望ましい．また，可能な限りその日にできることはその日ごとに悔いのないように行っていく．「明日にしましょう」と安易に考えてしまうと次の日に後悔することも多い．私たちも患者・家族とともに1日1日を大切に生きよう！

限りあるエネルギーを考慮する

時間とともに患者のエネルギー（体力）にも限りがある．進行期・終末期の患者は，がん悪液質やがんに随伴する疲労（CRF；cancer related fatigue）などの影響や廃用症候群などの影響もあり，疲れやすく体力消耗状態となっていることが多い．そのため，限りあるエネルギーを患者・家族にとって，いかに意味のある活動に使えるようにできるかが

大切となる．また，支援のうえではより省エネで，優先順位を意識したかかわりが必要である．

生活に意義が生まれるようにかかわる

われわれが普段何気なく暮らしている生活の中にはさまざまな活動があり，それぞれの活動には意味が存在する（表1）．

一般的にADLは患者の自律性・尊厳などに影響を与えやすく，制限を受けることによって自己効力感の低下や喪失悲嘆などを招く．また，社会的役割活動は年齢などにも左右されるが，夫／妻，親／子どもなどの家庭内の役割や職場での役割などがあり，制限を受けることによって自己の存在意義や自尊心を感じられなくなったり，人とのつながりを失うことでの孤独感などを感じたりする．趣味や遊び，休息などもまたQOLの向上に大切な意味がある．

そのため，目標を考えるうえで「患者・家族にとって意義のある活動とは何か，また，その活動をどう遂行すること・参加することに意義があるのか」「どのようなことがどのようにできないから苦痛が生まれているのか」といった患者の思考性がどこに向いているのかをとらえることが大切になる．

病期とADLの関係を考慮する

終末期を迎えるといずれADLの低下が避けられない時期があり，がん患者の場合は予後1か月前後を境にADLは急速に低下し始めるといわれている[1), 2)]．そのため，目標を考える際にはそのときの状態に至るまでの経緯や病期などを考慮する．予後1か月あるかないかは，患者の状態が改善しうるものなのかどうか予測する一つのポイントとなる．予後が週単位と予測される場合には代償的な手段を考慮するとよい．たとえば，病室から離れて散歩などへ出かけることを希望する患者が予後週単位となって移動が困難となった場合には，ベッドのままで病室から外出したり，リクライニング式車椅子へ全介助で移乗し外出するなどの方法を用いる．

表1 生活の中にある活動

セルフケア	食事，排泄（トイレ動作），入浴，更衣，整容　など
役割／仕事	家事，仕事，子育て　など
余暇／楽しみ	趣味，スポーツ，レクリエーション　など
休養／休息	休息，睡眠，気分転換　など

患者の生き方に敬意を払う

医療者が考える現実的な目標と患者・家族が考える目標のズレを感じ悩まされることがある．医療者はその目標のズレを急いで修正しようとしたり，ズレがあることをストレスや重荷に感じることが多いが，あくまでも目標はそのときどきに応じて変更しうるものであることを認識し，患者・家族の思いや病気の受け止め方などが変化していく過程で，徐々に現実的な目標を見つけ出していけるように援助していけばよい．治療やケア・リハを通して十分な情報・援助を患者・家族に提供したうえで，医療者が思う理想の目標と患者・家族の現実的に選択した目標にズレがあるまま最期の時を迎えたとしても，その選択が「その人らしさ」でありその人（家族）らしい生き方であったことを尊重すべきである．

「人は最期まで生きてきたように死んでいく」

私たちの目の前の患者の姿は長い人生の中の一部でしかなく，ここに至るまでには長い人生を生きた経過がある．当然，その中には楽しかったこともつらかったこともあっただろうし，後悔することもあったかもしれない．決して，テレビドラマのような最期をみんなが望んでいるわけではなく，そのようなドラマがなければいけないわけでもない．人は最期まで生きてきたように生きるのである．

リハビリテーションで気をつけること

身体症状・精神症状が強い場合には治療優先を考慮する

痛みや呼吸困難などの身体症状やうつやせん妄などの精神症状が強い場合には，まず専門家による治療が優先されるべきである．マズローの欲求段階説に照らし合わせて考えてみると，いわゆる身体症状や精神症状が強い場合，マズローでいう低次の欲求（生理的欲求・安全欲求）が脅かされることになるため，その欲求が満たされない限りリハが本来目的とするそれより高次の欲求を達成することは難しい．したがって，身体症状や精神症状が強い場合には，まずはその症状緩和・治療が優先されるべきである．専門家の意見を聞きながらその改善がみられた段階またはリハがその症状緩和や患者に有益であると考えられる段階からアプローチすべきであり，その際には患者の苦痛を増悪させないことに絶対に気をつけなくてはいけない．

患者・家族の変化に注意する

この時期を迎えた患者は病態も変化しやすく，麻痺の出現や痛みの増悪などがリハ場面で発見されることも多々ある．また，患者は精神的苦痛を抱えていることが多い．そのため，リハ時には患者に身体症状や機能，調子などを確認するとともに気持ちのつらさも尋

ねるように心がけるとよい．

　家族もまたさまざまな負担から疲労などを抱えていることも多い．そのため，家族の状態の変化や様子に気を配ることも忘れてはいけない．バイタルサインを確認している際やベッド上で患者の身体に触れているときに確認していくと患者も話しやすくなる．時として，患者は家族の前では話しにくいこともあり，逆に家族も患者の前では話しにくいこともある．そのため，それぞれが一人のときに聞いてみるほか，家族の場合には患者がリハを行っている時間に看護師が家族との時間をとるなどの配慮をすることもよい．

リスクに関して説明する

　進行期・終末期には，病態の進行にともない転移などを起こしさまざまなリスクが高くなる．特に骨転移による病的骨折のリスクは，リハを行う際に高くなり注意が必要である．このようにリハ実施で高まるリスクについては，患者・家族に医師から十分な説明を行い同意を得たうえで支援を行っていくことが重要である．

動けなくなった時期にできること

　患者が最期の時を迎えるとき，ベッドから離れることができなくなる時期を迎える．家族もまた患者のそばを離れることができず，長い時間患者とともにベッドの横で過ごすことが多くなる．このとき，症状が落ち着いていると比較的ゆっくりとした時間が流れることが多いが，そばにいる時間が長くなると患者・家族のあいだの会話も減ってきたり，話題が病気や治療・ケアのことばかりになりがちである．

　この時期のリハ専門職のかかわり方として，大きく分けて直接的アプローチと間接的アプローチの2つの方法がある．前者はリハ専門職が直接患者・家族に対してかかわる方法であり，後者はリハ専門職が看護師など直接ケアを行うスタッフの後方支援的にかかわる方法である．看取りの時期を迎えると，家族で過ごす時間を優先することも大切となる．そのため， 表2 に示すようなアプローチを直接的または間接的に患者・家族に提供できるよう看護師とリハ専門職が連携することが求められる．

リハビリテーションは中止すべきか

　リハの終了・中止については，まず一つの問題として診療報酬上の算定の対象となるかどうかという点がある．この点については，各種基準に照らし合わせて各医療機関・事業所で確認・判断していただきたい．

　では，リハ専門職がどのような時期までかかわるべきか．リハ専門職が患者・家族のケ

表2 動けなくなった時期のリハビリテーション・アプローチの一例

①身体的苦痛の予防と緩和
〔適応例〕
- 痛み，呼吸困難，全身倦怠感，浮腫などのがんに関連した身体症状の緩和
- 不動による痛み，褥瘡など二次的要因に関連した身体症状の予防と緩和　など

〔アプローチ例〕
- 緩和的な関節可動域訓練　●浮腫に対する複合的治療（緩和的治療）
- ベッド上での負担の少ない軽運動（他動・自動介助運動）
- ポジショニング　●リラクセーションマッサージ　など

②精神的苦痛，スピリチュアルペインの緩和
〔適応例〕
- 身体を動かせない，治療が続けられないといったことでの心のつらさがある
- 起きたい，部屋から離れたい，何か残したい，何かしたいなどの希望がある　など
　（あくまでも個別性が高いので患者・家族にリハ実施について目的・内容などを説明し，意向も十分に配慮することが大切である）

〔アプローチ例〕
- 緩和的な関節可動域訓練　●リラクセーションマッサージ
- ベッド上での負担の少ない軽運動（他動・自動介助運動）
- ベッド上での創作活動，音楽・映画鑑賞　●外出・外泊支援
- リハ場面を通したコミュニケーション支援　など

③在宅復帰支援
〔適応例〕
- 自宅での看取りを希望している場合
- 自宅で少しでも過ごしたいという希望がある場合　など

〔アプローチ例〕
- 在宅復帰に向けた退院前家屋訪問指導，退院前カンファレンスでの指導，助言
- 自宅までの移動方法（車の乗車姿勢，乗車方法）などの指導
- 家屋環境，介助方法などに関する指導　など

④家族ケア
〔適応例〕
- 家族が患者本人に何かしてあげたいが，どうしてあげたらよいかわからない
- 患者本人と治療や病気のことから少し離れた時間を過ごしたい　など

〔アプローチ例〕
- リラクセーションマッサージやポジショニングなどの方法を指導する
- 最期まで可能な限り食べられるよう食事形態を工夫する方法などを指導する
- 患者本人とともに創作活動や鑑賞活動などを楽しむ活動場面を提供する　など

アに参加するとき，そのかかわりには，①専門的な知識・技術を用いた支援，②担当者だからできる支援，③医療者（病院・事業所のスタッフ）だからできる支援，④人としてできる支援といった段階がある．この段階のなかでいちばん最初に終えるのは①のいわゆるリハ専門職としての役割である．患者の病態が進行し，死が差し迫った段階を迎えると医学的なリハの適応がなくなり役割を終える．しかし，その段階でリハ専門職が患者・家族

のもとを訪室しなくなると，かえってそれが患者・家族の喪失感につながることもある．そのため，以降も担当者としてこれまでかかわってきたからこそできるケアが残されており，その役割は患者・家族の希望がある限りは医師・看護師たちとともに最期まで果たしていくことが大切である．

(島﨑寬将)

文献

1) Seow H, et al.：Trajectory of performance status and symptom scores for patients with cancer during the last six months of life. J Clin Oncol. 2011；29（9）：1151-1158.
2) 恒藤 暁：末期がん患者の特徴. 最新緩和医療学. 最新医学社；1999. pp.11-24.

TOPICS

リハ専門職の抗がん剤による職業性曝露とその予防

　抗がん剤の多くはDNA合成阻害やDNA修復機能阻害などの作用機序を有し，抗がん作用と同時にヒトの正常細胞に作用し，悪心・嘔吐，血球減少，脱毛などの急性中毒症状をもたらすことが知られている．さらに，このような副作用を含む抗がん剤は，抗がん剤を取り扱ったり患者に接する機会の多いリハ専門職の健康にも影響する危険性がある．

　具体的には，正常細胞に対する変異原性，発がん性，催奇形性，精子毒性などである．

　医師・看護師・薬剤師などは抗がん剤の準備や運搬，与薬（点滴・注射・内服）を施行するので注意すべき場面やポイントはイメージしやすいが，抗がん剤を取り扱わないリハ専門職も日常生活にかかわる際やリハビリテーション場面においても以下の点において注意が必要である．

治療中の患者の排泄物の取り扱い

　主な抗がん剤は48時間以内に尿中に排泄されるため，患者の排泄物を取り扱う場合には，治療終了後48時間を「曝露予防策を実施すべき期間」とみなす．

　患者にはできるかぎりトイレに出向いてもらい，専用トイレとして，排泄物は2回流してもらう．男性の場合は飛び跳ねる危険もあり座位での排泄を指導する．ストマパウチやオムツ，ポータブルトイレ（カバーを使用）などを使用する場合には，排泄物が飛散しないように密閉し使い捨てにすることが望ましい．介助を行う際には手袋とマスク，ガウンなどを装着する．

治療中の患者のリネン類の取り扱い

　排泄物と同じく治療修了後48時間までを「曝露予防策を実施すべき期間」とし，排泄物および吐物などで汚染されたリネン類はガウンと手袋，保護メガネやフェイスシールドを装着して処理し，リネン類も二度洗いするように洗濯担当員（または業者）へ説明する．

　外来通院などで化学療法を受けている患者に対しては，家族を含めて上記のような指導を行うことが必要である．患者・家族に説明する際には不安を与えない配慮が必要であり，私たちが正しい知識と対策について知っていることが重要である．

リハビリテーション中のリスク管理

　リハ時には，日常生活以上に汗をかくこともあり，排泄介助以外にも唾液などに接する可能性もある．患者の汗や唾液なども体液の一部であり，治療後48時間以内の患者の多量の汗に接する場合や唾液などに触れる場合には，手袋とガウン，マスクなどの装着が望ましい．

〈吉田奈美江〉

症状・病態別のアプローチ

1. 骨転移

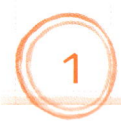

① リハビリテーション

　進行期・終末期を迎えたがん患者のリハビリテーション実施にあたっては，常に骨転移は意識しておく必要がある．肺がん・乳がん・前立腺がんなど骨転移の頻度の高い疾患では，精査が行われていて医療スタッフ間で情報共有できているケースが多いが，その他のがんでは，骨転移に対する精査や患者への注意喚起がなされていないことがある．このため，リハにおける運動療法実施にあたっては，リハ医により骨転移にともなう病的骨折や麻痺出現のリスク評価をまず実施しておく必要がある．

アセスメント

まず確認すべきこと

　徐々に悪化する痛みを訴えていないかは最低限確認しておきたい．病的骨折や麻痺はいずれも基本的な身体障害として骨の脆弱化が生じている．このため，これらの大きな障害に至る以前に痛みが生じてくるのが通常である．

主な画像評価法

●単純X線

　最も簡便・迅速に行える方法であるが，整形外科医による読影が必要である．脊椎・骨盤・大腿骨近位部・上腕骨近位など，骨転移が好発する体幹および四肢近位に大きな溶骨性病変がないかをスクリーニングするだけでも，負荷を抑えた座位練習・立位練習なら行ってよいか判断できる．骨折リスク評価は四肢骨ではMirels分類が簡便で有用である（表1）[1]．脊椎ではFisherらによるSINS（Spinal Instability Neoplastic Score）分類がある（表2）[2]．

●骨シンチ

　近年，PETが施行されるケースが目立つが，全身の骨転移スクリーニングには骨シンチが依然有用である．腎がん・肝がん・多発性骨髄腫など偽陰性を生じやすい疾患があ

表1 Mirels 分類による長管骨骨折リスク評価

スコア	部位	骨転移の性状	全周に占める割合	痛み
1	上肢	骨硬化	<1/3	軽度
2	転子部近傍以外の下肢	混合	1/3〜2/3	中等度
3	転子部近傍	骨融解	>2/3	動作に支障あり

病的骨折のリスク	トータルスコア	推奨される治療
切迫状態	9以上	予防的固定
ボーダーライン	8	固定を考慮する
非切迫状態	7以下	非手術的治療

(Mirels H: Clin Orthop Relat Res 1989;(249):256-264[1] より)

り，その評価には慎重を要する．骨シンチの結果をもとに単純 X 線，MRI，CT による詳細な評価へと進める．

● MRI

脊椎転移における麻痺発症リスクの評価に威力を発揮する．病変の大きさのみならず，脊髄や馬尾神経を入れる脊柱管に接しているか否か，神経組織への圧排・浸潤の有無をよく観察する．特に脊髄レベルで圧排を生じていたり，脊柱管を全周性に取り巻く病変が生じている場合は麻痺発症リスクが高く放射線療法の検討を要する．また，加齢性の脊柱管狭窄や椎間板ヘルニアなど，ときにがんリハ実施上の阻害因子となる非腫瘍性病変の検出も容易である．

● CT

単純 X 線では骨脆弱性の評価には若干の熟練を要するが，Mirels 分類に基づいて長管骨の骨折リスクを詳細に検討したり，脊椎・骨盤のように三次元的に複雑な形状をもつ骨の耐荷重性をみたりするのに有用である．

予後予測

手術術式の選択などに用いられる予後予測法は，リハ実施上もゴール設定の際に重要である．新片桐スコア（表3）[3] が簡便で用いやすい．合計点数が高いほど予後不良を示し，0〜2点では1年生存率90％，3〜5点では50％，6点以上では10％とされる．

表2 SINS（Spinal Instability Neoplastic Score）分類

SINSの要素	点数
部位	
移行部（後頭骨-C2, C7-Th2, Th11-L1, L5-S1）	3
脊椎可動部（C3-6, L2-4）	2
ある程度強固 (Th3-10)	1
強固 (S2-5)	0
疼痛	
臥位で軽減したり，体動や脊椎への負荷で増強するか	
はい	3
いいえ	1
疼痛なし	0
骨病変	
溶骨性	2
混合性	1
造骨性	0
画像評価による脊椎アライメント	
亜脱臼/転位あり	4
後弯や側弯変形	2
正常アライメント	0
椎体破壊	
50％以上	3
50％以下	2
50％以上の浸潤あるが，椎体破壊はない	1
上記以外	0
脊椎の後側方浸潤	
椎間関節・椎弓根・肋椎関節骨折か腫瘍による置換	
両側	3
片側	1
上記以外	0

合計スコア	評価	外科コンサルトの適応
0-6	安定	×
7-12	不安定性の可能性 （切迫の可能性有り）	○
13-18	不安定	○

(Fisher CG, et al.: Spine 2010; 35 (22): E1221-1229[2] より)

表3 新片桐スコア

	予後因子	スコア
	原発巣	
増殖の遅いもの	ホルモン依存性乳がん ホルモン依存性前立腺がん 甲状腺がん 多発性骨髄腫 悪性リンパ腫	0
中間のもの	分子標的薬で治療可能な肺がん ホルモン不応性乳がん ホルモン不応性前立腺がん 腎細胞がん 子宮内膜がん 卵巣がん 肉腫 その他	2
増殖の早いもの	分子標的薬で治療できない肺がん 結腸直腸がん 胃がん 膵がん 頭頸部がん 食道がん その他の泌尿器がん メラノーマ 肝細胞がん 胆嚢がん 子宮頸がん 原発不明がん	3
内臓転移	結節性の内臓転移や脳転移	1
	播種性転移（胸膜，腹膜，脳軟膜）	2
検査データ	異常（CRP ≧ 0.4mg/dL，LDH ≧ 250IU/L，血清 Alb ≦ 3.7g/dL）	1
	重大な異常（Plt<10^5/μL，血清 Ca ≧ 10.3mg/dL，総 Bil ≧ 1.4）	2
ECOG PS	3または4	1
化学療法歴	あり	1
多発骨転移	あり	1
合計		10

(Katagiri H, et al.：Cancer Med 2014；3：1359-1367[3] より)

身体機能に対するアプローチ

　骨転移を呈した場合，痛みを増強させないこと，病的骨折や麻痺を起こさない配慮が必要である．そのため，骨転移のある部位を確認しておくとともに，医師に運動の許容範囲や安静度などについても確認し，リハを進める．

　症状や画像所見などから安静が指示されている場合には，深部静脈血栓症や廃用症候群（特に廃用性筋力低下，呼吸障害）への配慮が必要となる．また，長期間ベッド上での安静を強いられていた場合には，起立性低血圧などにも配慮する．これらを予防するとともに，安静度が拡大した際にスムーズな ADL 改善が図れるよう，ベッド上安静の時期から，骨転移部位に問題のない部分の筋力増強訓練や関節可動域訓練，ストレッチなどの運動療法を実施する．患者が安全にベッド上でできる自主訓練を指導するのもよい．

ADL における支援のポイント

　骨転移にともなう安静時痛は鎮痛薬で比較的コントロールしやすいが，体動時痛の対応は難渋することが多い．そのため，病的骨折や麻痺，痛みの誘発につながる骨転移部位への大きな衝撃や捻転力，過屈曲が加わらないよう，姿勢指導や動作指導，装具療法（p.24 参照），環境調整（p.77 参照）など，ADL 場面でリハの果たす役割は大きい．

姿勢指導や動作指導

　転移部位に負担が少なくエネルギー消耗の少ない方法を指導する．脊椎転移の場合，①頸椎病変では前屈を避け，胸腰椎病変では体幹の屈曲回旋を避ける，②起き上がりや起立・着席動作とも反動をつけずに柵などを持ってゆっくり行う．下肢長管骨転移の場合，①免荷歩行，方向転換や段差昇降方法を指導する，②踵接地時の衝撃を少なくさせるために歩幅を大きくしない，エアクッション靴を使用する．上肢長管骨転移の場合，①重量物を持たない，②上肢で上半身の体重を支えない．

2　具体的な ADL 支援

ベッド上安静時の ADL 支援

　骨転移ではわずかな動作や姿勢の変化で痛みが誘発されるため，骨転移部位・性状・薬

物投与効果時間・痛みの程度を確認し，捻転による痛みの増強・骨折リスクがともなわないようにクッションやギャッジアップなどで肢位調整を行い，安楽肢位が保たれるようにすることが重要である．

ベッド上での上方移動
両膝を立て，頭上のベッド柵を両手で持って上方に身体を引き上げる．

側臥位
両膝を立て肩と骨盤の捻転がともなわないようにゆっくり側臥位を行う．この際に上肢でベッド柵を利用すると楽に行える（図1）．

ギャッジアップ
電動ベッド操作にて足を上げ，殿部がくぼみに収まるように身体の位置を調整し，脊椎の痛みを確認しながら頭を上げていく．頭の挙上のみでは身体が下にずれ腰部で屈曲位となり腰痛を増強させるので注意する．

放射線療法中のベッドでのADLの工夫・支援

脊椎への放射線療法中は，症状や画像所見によって絶対安静から軽度のギャッジアップ，端座位許可とする．頸椎，上位胸椎病変には頸椎装具，下位胸椎から腰椎病変では放射線療法中にコルセットの採寸あるいは型取りを行い，食事・トイレ開始時に装着できるようにしておく．

痛くない（病的骨折が少ない）起き上がり

●ギャッジアップによる起き上がり
電動ベッド操作にて足を上げ，殿部がくぼみに収まるように身体の位置を調整し，脊椎の痛みを確認しながら頭を上げていく．足を下げてベッド柵を持ち脊椎が回旋しないようにゆっくり両下肢を下ろす（p.116 図2 参照）．

●側臥位からの起き上がり

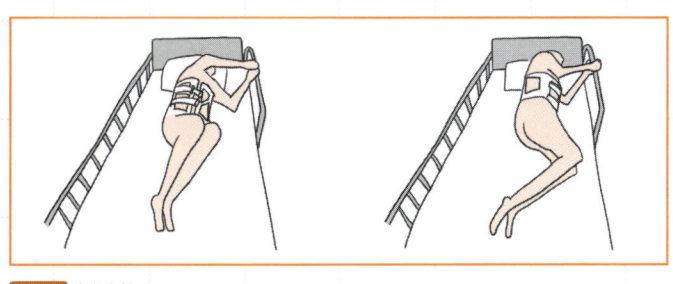

図1 側臥位

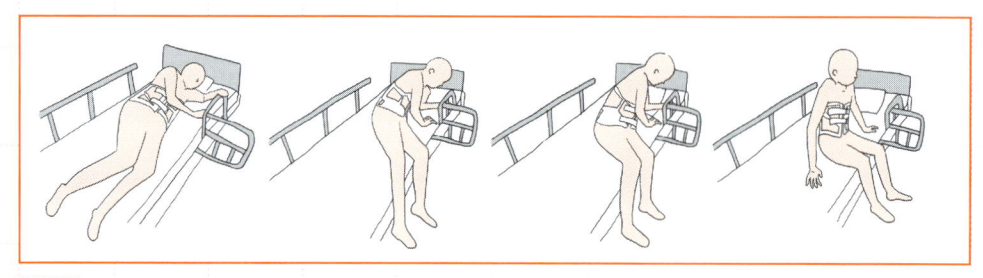

図2 側臥位からの起き上がり

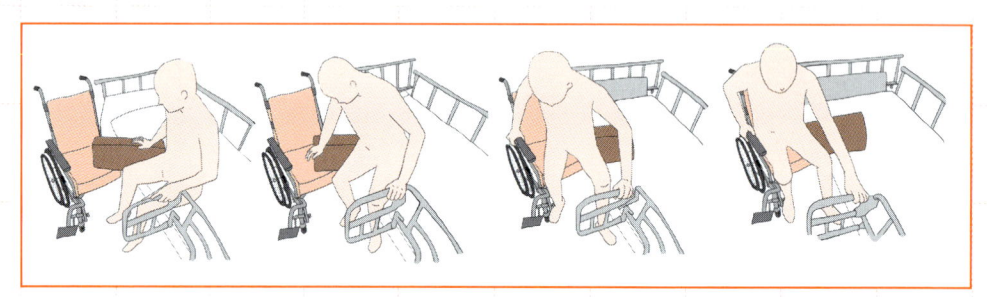

図3 端座位可能も下肢の支持性がない場合のベッドから車椅子への移乗

　側臥位になり両下肢を下ろしながら上肢を使ってゆっくり身体を起こす．このときのポイントは，脊椎への荷重・捻転に注意することである．痛みをともなうようであればコルセットを装着して行う（**図2**）．

ベッドから車椅子への移乗

●ギャッジアップが困難な場合

　身体の下にタオルまたはローラーボードを敷き，リクライニング式車椅子へ水平移動で移乗を行う．

●端座位可能も下肢の支持性がない場合

　ベッドの高さを車椅子よりも高くし，ベッドと車椅子のあいだにトランスファーボードを取り付け，患者を滑らすように車椅子への移乗を行う（**図3**）．

●端座位可能で下肢の支持性がある場合

　ベッドの座面は高くし殿部を車椅子側に近づけ，ベッド柵とアームレストを持ってゆっくり起立し車椅子に移乗を行う．このとき，車椅子をベッドに水平につけ，ベッド側のアームレストを挙上することで移乗距離は短く起立時の負担が減少する．また，移乗時に足の位置に注意し脊椎の回旋が起こらないように気をつける（**図4**）．

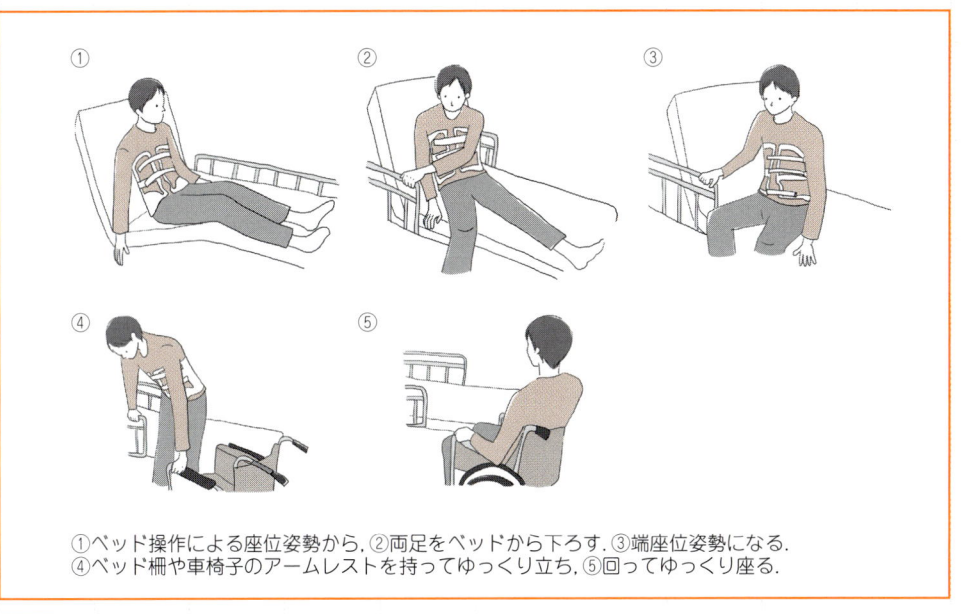

①ベッド操作による座位姿勢から，②両足をベッドから下ろす．③端座位姿勢になる．
④ベッド柵や車椅子のアームレストを持ってゆっくり立ち，⑤回ってゆっくり座る．

図4 ギャッジアップ可能な場合のベッドから車椅子への移乗

座位

　脊椎転移などにより脆弱化した椎体では，座位姿勢からの急な身体の前屈・回旋動作などにより椎体への病的骨折を引き起こし，痛みや麻痺を生じることがある．痛みの増強がみられた場合は，コルセットなどの装具の装着や背もたれにもたれるなどして痛みの改善を図る．

起立

　端座位が困難な場合にはコルセットを装着し，ティルトテーブル（**図5**）で脊椎の痛み・バイタルサイン・疲労度を確認しながら徐々に挙上を行っていく．

歩行

　骨転移病変部位に応じて，頸椎，上位胸椎部では頸椎装具，下位胸椎から腰椎ではコルセット，大腿骨近位部ではヒッププロテクター，大腿骨遠位部では膝装具を装着し痛みの増強・病的骨折を引き起こさないように注意する．骨転移患者はいかにして転倒などによる病的骨折を起こさないで生活していくかが問題であり，そのためにも患者の生活環境・機能状態を評価し歩行における装具・補助具の選択は転倒防止のための重要な要素となる．

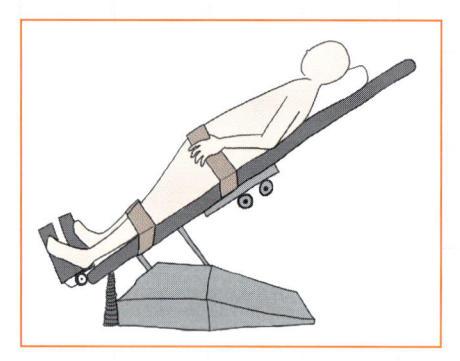

図5 ティルトテーブル

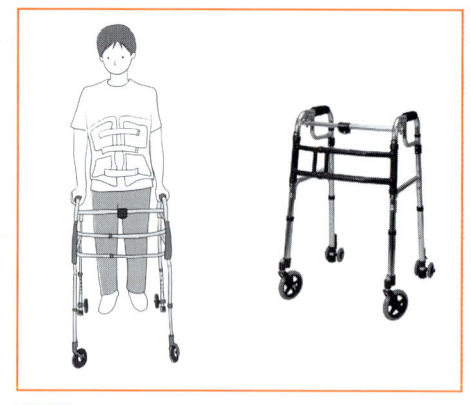

図6 プッシュダウン機構付きストッパーのキャスター式四脚歩行器

歩行器歩行

　歩行器を上肢で支えることによって脊椎や下肢への荷重調整が可能となる．四輪式の歩行器はブレーキがなく，体重のかけ方を誤ると転倒しやすいために比較的歩行の安定した対象者に限られる．しかし，プッシュダウン機構付きストッパーのキャスター式四脚歩行器（**図6**）などを用いると，上肢で歩行器に体重をかけることでブレーキ効果となり歩行の安定性が得られ，脊椎・下肢への荷重調整が可能となり高齢者も安心して歩行を行うことができる．コンパクトで比較的軽く敷居を跨ぐときに挙上可能であり家屋内の移動には適しているが，四輪式の歩行器と同様に階段には不向きである．

両松葉杖歩行

　両松葉杖歩行では，下肢骨転移側へ完全～1/2免荷が可能で屋内・屋外・階段昇降を行うことができる．高齢者では松葉杖操作，バランスなどの問題から安全性の確認が必要である．

片松葉杖歩行

　片松葉杖歩行では，下肢骨転移側へ1/3免荷が可能であり，片手が自由に使えることで物の持ち運びや階段昇降時の支えとして使用できる．

骨転移部の固定術を受けている場合の離床支援

　脊椎固定術の場合は痛みや麻痺の状態を確認し脊椎の捻転に気をつけて早期より離床を図る．

　四肢長管骨の場合は痛みや麻痺・支持性を確認し長管骨の捻転に気をつけながら早期より離床を図る．

歩行・標準型車椅子での離床が困難な場合の離床支援

　脊椎転移による痛みや病的骨折のリスクがあり，歩行や標準型車椅子での離床が困難な患者でもリクライニング式車椅子を用いることで離床は可能である（図7）．患者にとって，ベッドから離れ寝たきりから脱却することは，日常生活の幅が拡大するだけでなく，太陽の光や風を感じたり，人との出会い・関係性を取り戻したりすることにもつながる．

　また，リクライニング式車椅子は通常自分自身で駆動できない介助型車椅子であることが多いが，脊椎転移などで上肢を動かすことができる場合には，あえて自走式車椅子とすることで自分で自由に移動でき自己効力感の向上にもつながることがある．

　ある患者は寝たきりから脱却し，数週間ぶりに車椅子に乗ったとき「地球は青かった」と話した．天井を見上げているしかなかった寝たきり生活による喪失感は大きく，患者がそのベッド上の生活から離れたときに大きく価値観が変わったと感じ表現するほどである．自分らしく生きるために，離床支援は重要な意義をもつといえる．

　リクライニング式車椅子でも離床が困難な場合でも，ベッドのまま移動し病室から離れて気分転換につながるような機会をもつことは重要である．ベッド上で安静臥床を余儀なくされている患者が，病室から離れてさまざまな刺激が心地よいと感じられる時間を過ごせることは，生活における活動の選択の幅を拡大させ自己効力感の改善，QOL向上の一助になるため，十分なリスク管理のもと積極的に進めていきたい．

応用動作

環境調整

　病的骨折のリスクを避けるため，患部を捻転したり，大きく曲げたりしなくても日常生

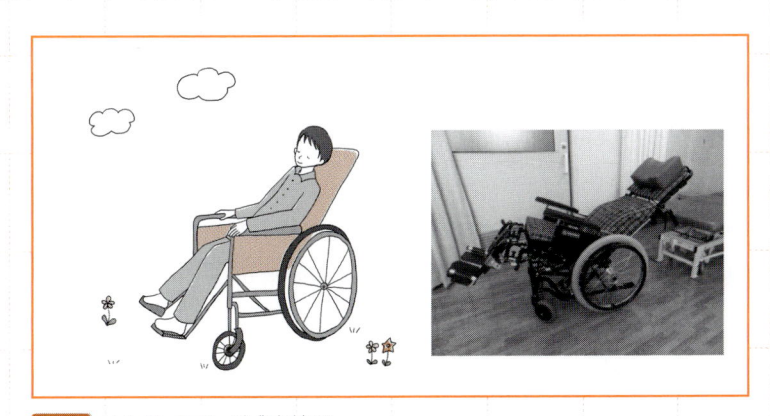

図7　リクライニング式車椅子

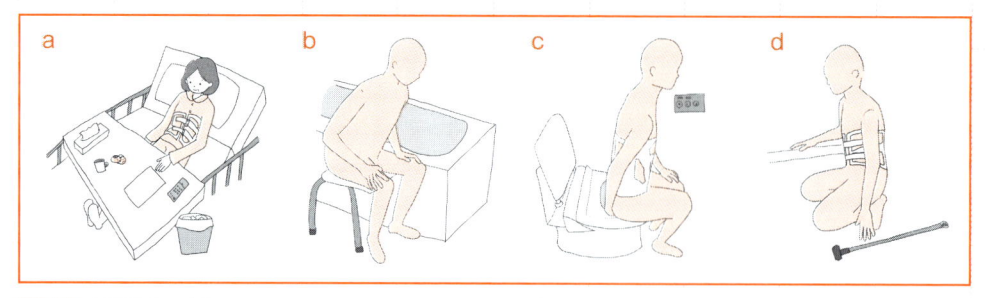

図8 応用動作の例

活が営めるようナースコールやベッド・テレビのリモコン，飲み物，ティッシュペーパー，ごみ箱など頻繁に使用するものを手もとに配置するなどの環境を調整する（図8 a）．

入浴

浴室ではしゃがみ込んで行う動作が多く，洗髪・洗体動作では体幹前傾姿勢となりやすい．したがって，脊椎や下肢の負担を軽減させるため，高さのあるシャワーチェアを利用したり（図8 b），浴槽内に台を設置したりする．上肢に骨転移がある場合には，洗髪・洗体動作で強くこするなどして患部に捻転力が加わらないよう注意する．

排泄

清拭の際に患部を捻転しないよう注意する．温水洗浄便座があれば使用するのもよい．下衣を引き上げる際には，座った状態で下衣を膝あたりまで引き上げておき，立位での動作を極力避け，体幹を大きく曲げないように動作を工夫する（図8 c）．

その他

ベッド下や足もとに杖や物を落とした際，脊椎転移などがあると大きく腰を屈めてしまうことは危険である．そのような場合には，膝を曲げてしゃがむようにする（図8 d）．

3 ケアのポイント

廃用性筋萎縮・関節拘縮予防は全身状態や痛みを考慮し罹患部位を除いた筋力訓練，関節可動域訓練を行い，下肢血栓予防ではストッキング着用による足関節運動を行う．また，骨転移部位・性状・薬物投与時間・効果・痛みの程度を確認し，骨転移部位の捻転による痛みの増強・骨折リスクをともなわないような動作を指導する．薬物による症状緩和により痛みが軽減すると，患者は除痛前のように動作を行おうとすることが多くみられる

ので，その前に骨折リスク回避のための十分な説明が必要である．

また，医師とともに全身状態の評価を行い，画像検査の結果をみて骨転移の部位や浸潤の程度を把握したうえで，痛みやしびれなど骨転移に関連する症状の体験を傾聴する．症状の性質，部位，程度，持続時間，鎮痛薬の効果，症状の心理面への影響（イライラする，腹が立つ，不安になるなど），日常生活，役割遂行への影響など具体的に尋ねる．そして，病状についての受けとめや今後の療養の意向をとらえ，医師・リハ専門職と情報共有し，ケアとリハの方向性を検討する．

進行期・終末期においては，骨転移の進行により痛み・しびれの症状の増悪，麻痺の進行が予測される．リハなどの動作前や放射線療法の際に必要な体位がとれるように，予防的にレスキューを投与することも必要である．適宜，全身状態，症状，動作の評価を行い，患者ができるだけ安全・安楽に過ごせるように，適切な症状緩和の提供と生活行動（食事，排泄，清潔行動，移動など）援助を行う．

4 多職種連携

骨転移に対しては術前からリハ・アプローチを開始し評価・指導を行い，術後は早期より離床・機能改善を図る．定期的に，主科医師，整形外科医師，脳神経内科医師，主科看護師，リハ専門職，ケースワーカーなどと多職種間で患者の情報を共有し，問題点・今後の治療方針などについてリハ・カンファレンスを施行する．カンファレンスにより，ゴール設定がなされ多職種間で同じ目的意識・方向性をもった連携治療が行えるため，信頼関係を保つことができる．

〔橋本伸之，池田聖児，吉川正起，荒木信人，島﨑寛将，飯田貴士〕

文献

1) Mirels H：Metastatic disease in long bones. A proposed scoring system for diagnosing impending pathologic fractures. Clin Orthop Relat Res 1989；(249)：256-264.
2) Fisher CG, et al.：A novel classification system for spinal instability in neoplastic disease：an evidence-based approach and expert consensus from the Spine Oncology Study Group. Spine 2010；35(22)：E1221-1229.
3) Katagiri H, et al.：New prognostic factors and scoring system for patients with skeletal metastasis. Cancer Med 2014；3：1359-1367.

2. 脳転移

　脳転移の発症頻度は，MRIなどの画像診断技術の進歩や，各臓器別がんの生存率の向上により増加している．2000年度における「脳腫瘍全国集計調査への年間登録数」[1]によると，原発性脳腫瘍を含めた全脳腫瘍のうち，脳転移は21.23％と算出できる．しかし，実際は転移性脳腫瘍は，（登録がされていないだけで）少なくともその原発性脳腫瘍の5～6倍は発生していると考えられている[2]．

　日本の1984～2000年における全国統計によると，原発巣別頻度は，肺がん（51.9％）が最も多く，次いで乳がん（9.3％），直腸がん（5.4％），腎/膀胱がん（5.3％），胃がん（4.8％），腸（直腸以外の腸にできたがん，4.7％），頭頸部がん（3.2％）の順となっている[1]．注目すべきは，脳のみが唯一の転移部位である症例はごくわずかであることである．つまり脳転移を有している患者の多くは転移部位が重複しているため，多彩な症状を呈している可能性があり，ケアやリハビリテーションを実施するにあたってのリスク管理が重要となる．

1　がんの進行期・終末期にみられる脳転移の病態

　脳転移の症状は，頭蓋内圧亢進（頭痛，嘔吐，意識障害など），腫瘍の存在部位に対応した局所兆候（片麻痺，失語，半盲，高次脳機能障害など），腫瘍内出血，けいれん，てんかん発作など腫瘍の場所やそのボリュームにより多彩に出現する．

　巣症状による機能障害は脳血管疾患に比較すると，より焦点化して出現することが多い．脳転移は「転移」の結果の病態とはいえ，近年は症状緩和のみならず，神経症状の改善や生存期間の延長を目指しさまざまな治療が行われるようになってきている．脳転移に至るまでの原発巣に対する治療歴を含めて複雑かつ多彩な臨床像を示すので，それらの症状や予後も考慮して選択される．主な治療内容は，①対症療法（脳浮腫，けいれん発作などに対する症状緩和など），②開頭手術などの外科的摘出術，③放射線療法，④分子標的薬などの化学療法，⑤照射後局所再発サルベージ治療（手術，低位照射）などがある．

脳転移を有するがん患者はstage IVの状態であり，予後はいまだ良好とはいえないが，近年，全脳照射，定位的照射，摘出術，化学療法などの積極的治療の組み合わせが生存期間中央値（median survival time：MST）の延長に寄与することが知られている．米国のrecursive partitioning analysis（RPA）を用いた予後因子による分類（表1）[3]では，Karnofsky Performance Status Scale（KPS，表2）[4]，年齢，原発巣のコントロールの良否，他臓器転移の有無などの患者の条件よりMSTが示されている．

表1 recursive partitioning analysis（RPA）分類

RPA分類	条件	生存期間中央値（月）
Class I	・KPS 70%以上 ・年齢 <65 ・原発巣が制御されている ・脳以外の転移がない	7.1
Class II	Class I, Class III以外	4.2
Class III	KPS 70%未満	2.1

（Gaspar L, et al.：Int J Radiat Oncol Biol Phys 1997；37（4）：745-751[3]より）

表2 Karnofsky Performance Status Scale（KPS）

%	症状	介助の要・不要
100 90 80	・正常　臨床症状なし　疾患を示唆する所見なし ・正常活動は可能　軽度の臨床症状 ・かなりの臨床症状があるが，努力して正常の活動可能	正常な活動範囲，特別なケアを要していない
70 60 50	・自分自身の世話はできるが正常の活動・労働することは不可能 ・自分に必要なことはできるが，ときどき介助が必要 ・病状を考慮した看護および定期的な医療行為が必要	労働不可能，家庭での療養可能，日常の行動の大部分に病状に応じて介助が必要
40 30 20 10 0	・動けず適切な医療および看護が必要 ・全く動けず入院が必要だが死は差し迫っていない ・非常に重症，入院が必要で精力的な治療が必要 ・死期が切迫している ・死	自分自身のことをすることが不可能，入院治療が必要，疾患が急速に進行していく時期

（Yates JW, Chalmer B, McKegney FP：Evaluation of patients with advanced cancer using the Karnofsky performance status. Cancer 1980；45：2221より一部改変，辻　哲也：がんのリハビリテーションマニュアル．医学書院：2011．p.27[4]より）

2 リハビリテーション

機能予後・機能障害の変化

リハを行う際には，①生じている中枢神経障害に起因する機能障害がどのように変化するか，残存するか，②改善する可能性があるのか，悪化する可能性が高いか，③その速度はゆっくりか，急峻か，などのおおよその見通しを確認しておく必要がある．

脳転移やがん性髄膜炎を原因とする神経死は必ずしも多くないと言われ，原発巣が進行していても，脳転移による神経症状が改善することがある．少しでも神経症状に起因する機能障害が改善することは，たとえ進行期においても患者のQOLを向上させ，希望を与える場合があり，「可能性の芽をつまない」必要があると思われる．

治療効果の表れ方，および副作用と機能改善の結果としてのパフォーマンス

放射線療法や化学療法などの治療効果が表れ始めたとしても，同時に副作用も出現する．そのため結果としてのパフォーマンスは短時間でも変動する場合も多く，そのときどきに必要なリハやADLアプローチやケアを行っていく．たとえば，調子がよいとき，排尿は病棟のトイレに移動してズボンの上げ下げは自分で行うよう促すが，宿酔症状が出現してきたときはベッドサイドにポータブルトイレを設置し，衣類も医療者が介助するなど，調子がよいときと悪いときの方法を適宜行えるようにしておく．

アセスメント

情報収集としては，画像や治療内容（治療の内容とスケジュール，1日のうちで実際に治療が行われる時間など），意識障害や頭蓋内圧亢進，けいれん発作などのリハに影響を与える症状の有無と頻度，けいれん発作が生じた際の対処方法などを，あらかじめ看護師・リハ専門職間で共有しておくとよい．

治療中は治療の効果や副作用の表れ方などの要因により，症状が短時間のうちに変動したり，易疲労性であることも多いため，身体機能や高次脳機能障害などの評価は，診療場面でより簡便に行うことができるものが望ましい．

まず主訴を確認し，顕在化していない症状にも目を向ける．そして，主訴，希望，身

体状況，高次脳機能，ADLだけでなく，心身の疲労，意欲，抑うつなどの心理的側面についても多職種で情報をこまめに共有する．特にリハが心身ともに過負荷になっていないか，病棟看護師と適宜情報交換することは重要である．

リスク管理

血圧や脈拍，SpO_2（肺がんからの転移が圧倒的に多い）などのバイタルサインは適宜確認し，宿酔症状に注意する．また，放射線療法中にアプローチを開始する場合は，放射線照射前もしくは照射後少し休憩（昼寝など）をしてからのほうが，全身倦怠感なく身体機能を発揮できる場合がある．さらに，腫瘍内出血の既往がある場合は，急激な血圧の上昇も避けたほうがよい場合もあるため，適宜医師に確認する．

身体・高次脳機能障害に対するアプローチ

放射線療法や化学療法を継続している場合には，体力をなるべく維持し続けることが大切である．また，症状が変動しやすいため，精神的な疲労を生じさせず喪失感を極力与えないようにするためにも，能動的な活動と受動的な活動をうまく組み合わせる．

運動麻痺・感覚障害を有する場合のアプローチについては，p.86を参照されたい．転移性脳腫瘍の場合の身体機能に対するアプローチは一般的な中枢神経系疾患の場合に準じて行うが，副作用の表れ方，病態などの影響で症状は変動しやすい場合が多く，治療効果の個人差も大きい．リハ・アプローチも適宜変更できるように準備をしておく．

高次脳機能障害を有する場合のアプローチも，原則として一般の高次脳機能障害に対するアプローチに準じるが，症状を改善するための積極的なリハ・アプローチは結果を出すまでに時間がかかり，行うこと自体が過負荷となってしまう場合も多い．全脳照射などの治療中や終末期の様相を呈している場合は，簡単に動作が獲得できる代償的なアプローチを行うほうが喜ばれることも多い．

運動麻痺，廃用症候群と高次脳機能障害が併存する場合は，治療に耐えうる基礎体力をつけることができるように工夫する．たとえば，楽しみながら，生きがいを感じながら持続的に実施可能なプログラムを優先して行ったり，その比重を大きくしたりする．

3 具体的なADL支援

治療中も負担になりにくい代償的なアプローチを中心としたADL支援の方法の例を示す．

症状の変化に合わせた自助具・福祉用具の導入

症状が改善・悪化のどちらにも変動しやすいため，安価・短時間で作成できる自助具を導入し，院内の福祉用具を必要なときにすぐに貸し出せるシステムをつくって，症状に早急に対応できるように配慮するとよい（図1，図2）．その際には，なるべく必要最低限のエネルギーで可能な動作を検討する．

モチベーションの維持

局在する高次脳機能障害や部分的な知覚障害などのように，症状が限局しており医療者が見逃しやすい場合もある．高次脳機能障害を有する場合，ADL アプローチなどは長時間を要する場合も多い．しかし，治療中は疲労感や全身倦怠感が強くなることも多いため，自立を促すアプローチだけでは疲弊してしまうことがある．状況に応じて自助具などを導入したり，場合によっては介助したりして，失敗体験をあまりさせないよう，リハに対するモチベーションを維持できるように配慮する．また，たとえ ADL に介助を必要としても，それらを介助してもらう過程で患者自身の選択や決断をしっかり取り入れ「自律」できるように配慮する．

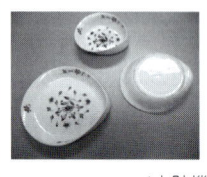

図1 状態に合わせた自助具の選定の一例

● 自助具食器
お皿の縁が反り返っていて，非利き手や麻痺のある手でもスプーンなどで食べ物をすくいやすい．
＜上肢機能が低い＞

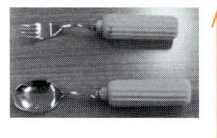

● 自助具スプーン
手指の把握ができれば握れるように柄が太くなっていて，口に食べ物を運び入れやすいようネック部分も容易に角度を調整できる．

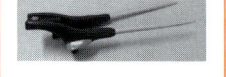

● バネ付箸
非利き手や麻痺によって手指巧緻性が低下した状態でも挟むだけで使用できるようバネが取り付けられている．
＜上肢機能が高い＞

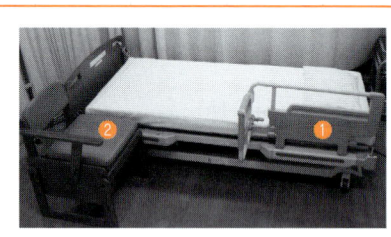

図2 ベッド回りの福祉用具の一例

❶ スイングアーム介助バー
患者に合わせてL型に角度を調整でき寝返りや起居，立ち座りに把持しやすく動作を行いやすくなる．

❷ ポータブルトイレ
トイレまでの移動が困難な場合にベッドサイドで使用でき，早期離床や最期までトイレで排泄する支援にもつながる．
＊ポータブルトイレの使用を好まない患者も多いので注意が必要

4 ケアのポイント

　脳転移の場合は，運動麻痺，認知障害・言語障害などの高次脳機能障害，視野の障害などが生じる．特に認知障害，意欲・発動性の低下や人格の変化などが生じると家族の悲嘆も大きくなることが予測される．また失語や発動性の低下により家族や医療者とコミュニケーションがとりにくい状況が生じることもあり，患者の思いをうまくくみ取れないといった家族のストレスを生じることもある．そこで，家族の悲嘆やストレスなどにも配慮し，それらの症状が脳転移による症状であることを説明したり，コミュニケーションのとり方をアドバイスしたりするなど，家族に対する支援もより重要となる．

　また，患者がどのようなことを好んだかなど，医療者が家族から病前のライフサイクルなどの情報を得ることも，患者にとって安心感のあるケアを行ううえでの一助となる．

5 多職種連携

　まず，症状・機能状況，ADL方法，リハ・アプローチが過負荷となっていないか，確認し合う．神経症状などの変化に関しては，頭蓋内圧亢進など脳内で生じていることのサインとなる場合があるため，各職種間でこまめに情報交換する．ADLの方法などは，状態がよいとき，悪いときの両方の状況を共有し，適宜対応できる方法を準備する．

　特に高次脳機能障害のような外見上わかりにくい症状については，看護師と情報を共有し，具体的に症状がみられやすい場面や介助方法などについても確認しておくとよい．

〈田尻寿子，加藤るみ子，田尻和英〉

文献

1) 日本脳神経外科学会：2009年版脳腫瘍全国集計調査報告．Neurologia medico-chirurgica Vol. 49 (2009), Supplement. https://www.jstage.jst.go.jp/article/nmc/49/Supplement/49_Supplement_S1/_pdf
2) 渋井壮一郎：脳腫瘍全国調査報告に基づく脳腫瘍統計の現状と動向．Brain Nerve 2012；64 (3)：286-290.
3) Gaspar L, et al.：Recursive partitioning analysis (RPA) of prognostic factors in three Radiation Therapy Oncology Group (RTOG) brain metastases trials. Int J Radiat Oncol Biol Phys 1997；37 (4)：745-751.
4) 辻　哲也：がんのリハビリテーションの概要．がんのリハビリテーションマニュアル．医学書院；2011．p.27.

3. 麻痺

1 がんの進行期・終末期にみられる麻痺の病態

　運動麻痺や感覚障害などの麻痺が出現した場合，がん細胞が増殖し脳実質や神経系に浸潤したり，圧迫していることが考えられる．麻痺の症状はがん細胞の大きさや障害されている部位によって異なる．

　脳転移などによって運動麻痺を生じた場合には，麻痺の程度に差があれどちらか片側の上下肢に麻痺が現れることが多く，意識障害などをともなうこともある．四肢麻痺や対麻痺を呈する場合には，脊髄転移や脊椎転移からの神経圧迫などが考えられる．頸髄などの高位で障害された場合，その浸潤・圧迫の部位・程度などによって上肢対麻痺や四肢麻痺を呈し，呼吸筋まで麻痺がみられることがある．上部胸椎で障害された場合には，腹筋や背筋が効かなくなるため体幹の保持が困難となる．下位胸椎から腰椎で障害された場合には，ある程度の体幹の保持は可能だが下肢対麻痺を呈し歩行などに障害をきたす．

2 リハビリテーション

アセスメント

　基本的には脳腫瘍や脳転移によるものであれば脳血管障害に準じた評価を行い，脊椎転移などによるものであれば脊髄損傷に準じた評価をすすめればよい．

　がんにともなう麻痺の場合に考慮すべきことは病態が進行性であることである．つまり病態も日々変動する可能性があり，麻痺の変動だけでなく意識レベルや感覚障害などについても確認していくことが大切になる．放射線療法などの治療によってはその症状が好転的にも変化する場合があるため，麻痺を引き起こす病巣への治療がどのように計画され実施されているのかを把握しておく．また，病巣が転移である場合には，リハビリテーションを実施していくうえでも原疾患への治療やその予後について医師から情報を得ておく必要がある．

急に麻痺を呈した場合には，患者・家族にも大きな精神的なストレスがかかっていることも忘れてはならない．

身体機能に対するアプローチ

片麻痺や対麻痺に対して行うリハも脳血管障害や脊髄損傷等へのアプローチが基本となるが，疾患が進行性であるために，そのアプローチも病期に合わせた対応が求められる．

比較的予後が残されている進行期の患者では，手術や放射線療法などに合わせて身体機能・ADLの維持・改善を目的としたリハが中心となる．在宅復帰などの目標に合わせて，残存能力を有効活用しながら最大限ADLの拡大を図り，少しでも長い期間質の高い生活を営むことができるよう支援する．

予後の限られた終末期の患者では，痛みなどの苦痛の少ない動作指導や代償的手段を用いた生活支援，安楽な肢位の確保などが中心となり，特に患者の意向に合わせた柔軟な対応が求められる．症状が進行してくると，昨日できていたことができなくなることもあり，臨機応変に目標を変えながらかかわっていく．また，在宅復帰後の対応や家族ケアの観点から，家族に対して動作介助方法やポジショニング方法，簡単な関節可動域訓練方法の指導などを行うこともある．

関節可動域訓練

基本的に関節可動域の維持を主目的に愛護的に行う．骨転移がある部位に対してはより愛護的に行うが，訓練の可否については医師と相談する必要がある．

麻痺が進行している患者は，自分で動かすことができないために，関節可動域の維持以外に精神的な効果も期待できることが多い．

筋力増強訓練・神経筋再教育

麻痺の改善や筋力の改善を目的に実施される．とはいえ，筋力増強を目的とした訓練はその負荷が大きく，神経筋再教育は集中力を要するために疲労を招く．その負担に患者が耐えうる状態か，またそれほどの負荷をかけてでも効果・メリットが得られる状態か判断する．大きな負担がかけられない場合には，自動介助運動のような負荷の小さな訓練を取り入れたり，訓練時間を短くして訓練内容も最小限にとどめたりするなどの対応をし，機能・筋力の可能な限りの維持を図ることもある．終末期においては，関節可動域訓練と同様に精神的な効果も期待して極低負荷の運動として実施することもある．

ADL における支援

比較的余命が長く見込まれる時期で麻痺の程度が軽度である場合には，起居，移乗，歩行などの基本動作から排泄や食事，入浴といった応用動作まで幅広い生活動作に対して訓練・指導を行う．しかし，予後の限られた時期や重度の麻痺を呈している場合には，その訓練・指導も寝返りや起居，移乗など基本動作が中心になり，患者・家族にとって意義のある時間・機会の提供にその主眼がおかれる．

リスク管理

麻痺にともなうリスク管理は，脳血管障害や脊髄損傷などのリハ実施の際のリスク管理に準ずる．進行期・終末期を迎えた患者の場合，これらのリスクに加えて，治療や病態の進行にともなうリスク管理が求められる．

治療にともなうリスク

放射線療法中の患者は，治療後に疲労や全身倦怠感，悪心・嘔吐，めまいなどがともなうこともあり，リハは治療前に実施することが望ましい．また，治療からの経過時期に合わせて放射線療法にともなう急性症状・晩期症状の状況を確認しつつリハを進め，症状の強いときには訓練の実施の可否などについて医師や看護師，患者とも相談しながら進めていく．

脳転移に対して化学療法を行うことはごくまれであるが，原疾患に対して化学療法が行われている場合もある．また，脳浮腫コントロールのためにステロイドが使用されている場合もあり，化学療法にともなう有害事象やステロイド長期投与によるステロイドミオパチーや精神症状等に注意する．

病態の進行にともなうリスク

意識レベルやバイタルサイン，身体症状，麻痺の進行・変化などについては日々変化する可能性があり確認を要する．また，高次脳機能障害を呈していたり，急な病態の進行により今までのイメージ通り身体が動かせない，転倒リスクを認識できないことから転倒，転落を起こす可能性もあり注意が必要となる．麻痺が重度となると，活動性の低下によって拘縮や褥瘡，深部静脈血栓症などにも注意する．

3 具体的な ADL 支援

上肢対麻痺を呈した場合の例

　頸髄レベルで何らかの障害を受けた場合，四肢麻痺や上肢対麻痺を呈する．麻痺の程度，範囲はその障害を受けた髄節レベルに起因する（表1，図1）．

　上肢に麻痺が生じると多くのADL（応用動作）が制限を受けることになる．一般的に麻痺が完成してから48時間を超えると麻痺は固定し，手術や放射線療法を行ったとしてもその改善は期待できないとされている．また，終末期を迎えたがん患者においては，予後が限られているため，長期間をかけて機能改善を目指した訓練を行うことは賢明とはいえない．

　リハでは，麻痺の改善が期待できる場合にはその機能訓練を実施するが，ほとんどの場合は，その麻痺の状況に応じて動作方法を工夫したり，自助具を用いるなどの代償的手段を用いたアプローチを行うことになる．図2に，C7, Th1レベルでの対麻痺を呈した場合のアプローチの例を示す．

表1 髄節レベル別にみた運動機能

髄節レベル	主な筋群	主な運動機能
C5	上腕二頭筋 上腕筋	肘屈曲
C6	長橈側手根伸筋 短橈側手根伸筋	手関節背屈
C7	総指伸筋 小指伸筋 尺側手根伸筋	手指伸展
C8	深指屈筋 示指伸筋 長母指伸筋 尺側手根屈筋	手指屈曲 母指伸展

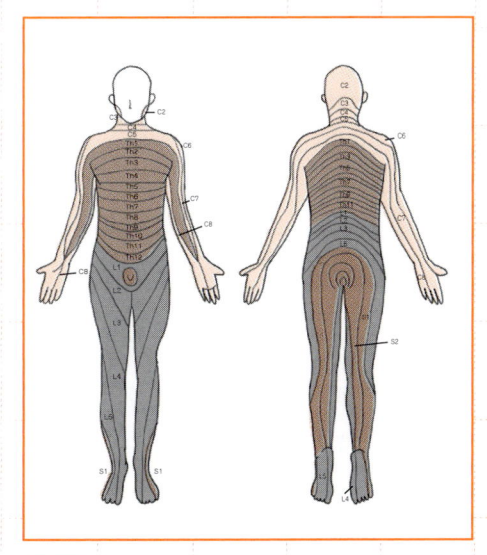

図1 髄節レベル別にみた表在感覚（デルマトーム）

①ホルダーを用いた食事動作

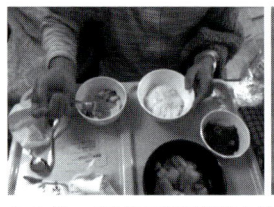

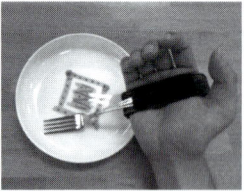

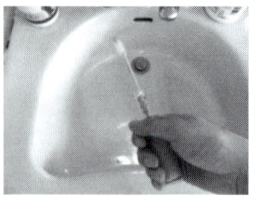

ホルダー（手指の把握機能を補う）を用いることで食事動作・整容動作が自立した．

②スプリントを用いたパソコン操作

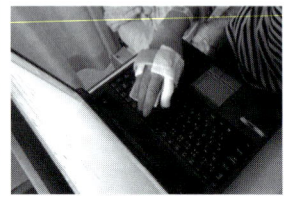

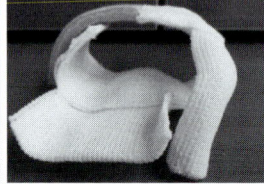

スプリント（装具）を用いることでパソコン操作が可能となり，自分で手紙を書いたり，メールを打つことができるようになった．

③その他

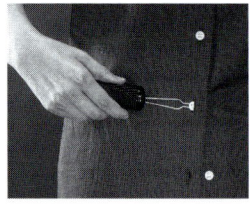

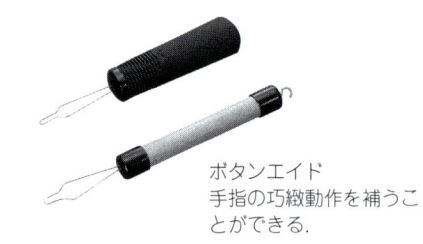

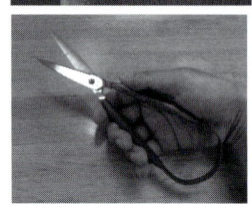

ボタンエイドを用いた更衣訓練

ボタンエイド
手指の巧緻動作を補うことができる．

手指の伸展機能を代償するハサミ
握るのみで使用できるハサミを使用することで薬などの袋の開閉などが可能となる．

図2 C7，Th1 レベルでの対麻痺を呈した場合のアプローチ例

下肢対麻痺を呈した場合の例

体幹の支持性が高い場合（低位脊髄レベルでの障害）

下肢対麻痺によって立ち上がり，立位が困難な場合でも，体幹の支持性が高く端座位や長座位の保持が自立もしくは物的介助〜軽介助レベルで可能な患者の場合は，移乗にトランスファーボードを利用することで，自立または軽介助で車椅子に移乗し生活することができる（図3）．患者の移乗能力・介助量は ADL 全般にも影響が大きく，自立・介助量の軽減は患者の生活範囲の拡大にもつながる．

体幹の支持性が低い場合（高位脊髄レベルでの障害）

　麻痺の影響で体幹筋力が弱くなり座位保持が困難な場合には，全介助で移乗を行うことになるが，脊椎転移などのように病的骨折などのリスクをもつ患者には無理に一人で介助することはせずに，二人での介助や，スライディングシート，リフトなどの福祉用具を活用して，介助する側・される側ともに負担の少ない方法を選択し指導する（図4）．体幹の支持性が低い患者の場合は，車椅子座位での姿勢保持も不安定になりやすいため，車椅子の選定，シーティングも合わせて行う必要がある．

片麻痺を呈した場合の例

非麻痺側での片手動作

　両手を用いないと行いづらい作業も，動作の工夫により解決できるものがある．たとえば，タオルを絞る場合には，蛇口にタオルをかけて，ねじることで動作が可能になる．また，片手の代わりに，おもりを押さえとして使用すると，はさみを使う，字を書くなどの作業が容易になる．

自助箸・スプーン，爪切りの自助具

　利き手が麻痺し箸操作が困難な場合には自助具（バネ付箸や自助具スプーンなど）を用いる．

　自助具スプーンには，さまざまな形状のものがある．しっかりと握ることが困難な場合は，持ち手が太柄のものを使用する．うまく口もとまで運べない場合は，柄の長いスプーンを使用したり，先端部の向きを変えられるものを使用したりする．自助具にはほかにもさまざまな種類があり，市販品を購入するほか，自作することもできる．

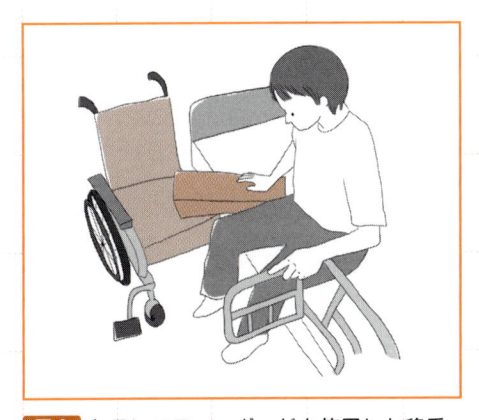

図3　トランスファーボードを使用した移乗

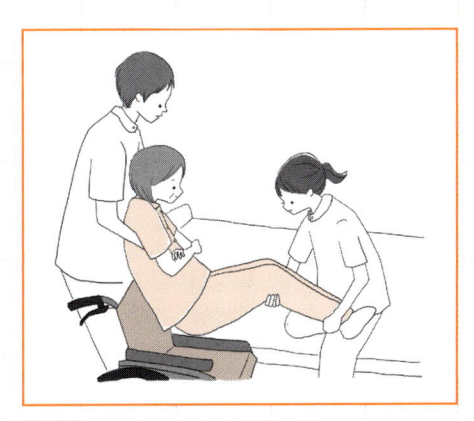

図4　全介助での移乗方法の例

移乗

車椅子からベッドやトイレへ移乗する際には，非麻痺側に移乗先がくるようにし，非麻痺側の上下肢を軸に身体を回転させて移乗する方法を選択することが望ましい．スイングアーム介助バーなどのベッド柵や手すりを設置したり，ベッドや車椅子の座面は立ち上がりやすい高さに調節するなど，環境を整えておくことが重要である．

浴槽の跨ぎ動作

浴槽への出入りの方法は，動作能力により異なるが，バスボードやシャワー椅子などに腰掛け，座位で跨ぐ方法が最も安全に動作を行うことができる．非麻痺側から浴槽に入り，麻痺側から出る方法が一般的であり，動作時の恐怖感を少なくできる．浴槽内での立ち上がりや，姿勢保持が困難な場合には浴槽台を使用する．浴槽の底がすべりやすい場合は，市販の滑り止めを貼ったり，滑り止めマットを利用したりして対応する．

更衣動作

●上衣

前開き着は，まず麻痺側手を袖口に通し，麻痺側の肩まで袖を通した後，衣服を頸部の後ろから反対側にまわし，次いで非麻痺側上肢を袖に通す（図5 a）．かぶり着の場合，麻痺側上肢を袖口に通し，脇の部分まで袖を通す．非麻痺側上肢を通した後，襟を持ち頭部を通す（図5 b）．伸縮性のある素材や，袖の広いもの選択したり，ゆったりとしたサイズのものを選択するなどの工夫も有効である．

●下衣

端座位で麻痺側下肢を非麻痺側の大腿部上にのせて下肢を組んだ状態で行う．組んだ麻痺側の下肢がずり落ちないように，非麻痺側の下肢は爪先立ちの状態にしておく．非麻痺側上肢を用いて，ズボンを麻痺側の足部に通し，次いで非麻痺側の下肢を通す．その後，立位になり腰部までズボンを引き上げる（図6）．

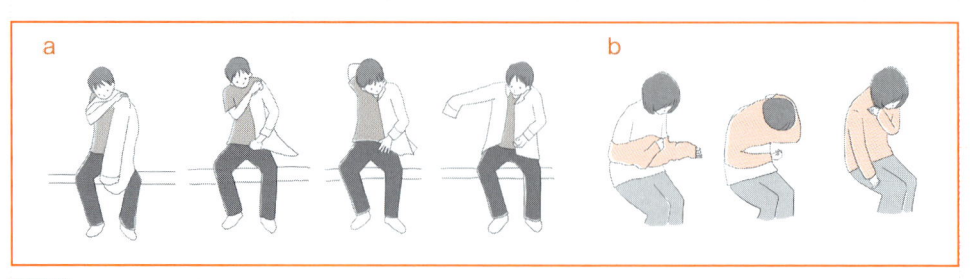

図5 上衣の更衣動作（左麻痺）
a：前開き着　b：かぶり着

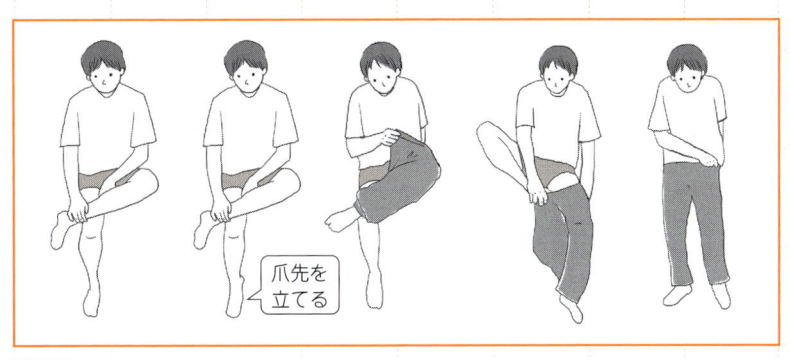

図6 下衣の更衣動作（左麻痺）

4 ケア

　片麻痺を呈した場合，患肢の管理が大切になる．運動麻痺や感覚障害によって手が体幹の下敷きになっていてもわからず，移乗などの際には巻き込んで肩を痛めたり手にケガをしたりしやすい．痙縮が強いと手掌や指間などが不衛生になっていたり，不良肢位・無動によって浮腫を助長したり拘縮を招きやすい．そのため，看護でもベッド臥床時にはポジショニングにより良肢位の保持に努めたり，離床支援，身体の清潔保持のために清拭や手・足浴を行ったりする．さらに，褥瘡発生リスクに応じた用具検討，体位変換やポジショニング，関節の他動運動などのケアを行う．

5 多職種連携

　そのときどきの最大の能力が，訓練場面だけでなく実際の生活のなかで発揮できるように，変動する患者の思いや状態，動作能力などを看護師とリハ専門職が情報を共有する．看護師，リハ専門職が一体感をもって協働し，動作能力に応じた動作指導や介助支援，患者にとって重要度の高い作業活動場面の提供などをそのときどきに合わせてタイムリーに支援できることが大切になる．

　すべてのスタッフ間で情報を共有するためには，動作方法を写真で図示したポスターを作成し，ベッドサイドに掲示することで情報を「見える化」したり，実際のリハ場面に看護師が交代で立ち会いながら情報を共有したりする．

（島﨑寛将，田中　毅，中村元紀）

4. 痛み

1 リハビリテーション

アセスメント

痛みは患者の主観で評価するが，疼痛部位，種類（安静時痛，体動時痛，荷重時痛，夜間痛），痛みの強さと変化を記録しておくことが重要である．指標としては，一般的にフェイススケールやVAS，NRSが用いられる（p.27参照）．

身体機能に対するアプローチ

症状の緩和を図る支援

同じ痛みであっても閾値を下げると痛みを強く感じたり，逆に上げると痛みを感じにくくなることが知られている．そのため，閾値を上昇させるようなアプローチを心がける．

物理療法

● 温熱療法

通常，多くの温熱療法は禁忌となっていることが多い．しかし，Agency for Health Care Policy and Research（AHCPR）のがん疼痛の治療のガイドラインでは，「皮膚表面の加温を行うことを明らかに禁忌とする研究結果がないことから，本委員会はがん患者の痛みをコントロールする方法の一つとして用いることを勧めたい」としている．しかし一方で「深部の加温を行う方法（超音波など）は，未治療のがん患者では，注意深く行うべきであり，がん病巣部位に直接用いるべきでない」と提唱されていて[1]，施行する際，がん病巣の位置や加温方法に注意する必要がある．

ただし，積極的治療が困難となり緩和医療が主体となっている場合では，ホットパックや手浴・足浴が心地よさの提供や痛みの閾値を下げることが経験される．主治医の了承が得られれば試みてよい．

● TENS

TENS（transcutaneous electrical nerve stimulation；経皮的末梢神経電気刺激）は電気刺激療法の一つで，神経侵害性疼痛，骨転移痛などが適応となり，禁忌は頸動脈への貼

り付け，ペースメーカー患者，妊婦である．TENSは，ゲートコントロール理論に基づいて行われる．局所的な痛みでは疼痛部位を挟むように電極を配置し，放散痛では，デルマトームを考慮し脊髄と末梢神経の走行に合わせて電極を配置する．

● マッサージ

マッサージは筋弛緩を目的として行われる．効果は血流増加や筋攣縮軽減などによる機械的効果やゲートコントロール理論，タッチングによる心理的支持による精神的リラクセーションなどが期待できる．禁忌には出血傾向や局所の炎症がある．方法は，さまざまな手技（軽擦法，圧迫法，揉捻法など）があるため，患者に応じて選択することが多い．

● 手の重みによる痛みや苦痛への対応

がんの神経浸潤による上肢麻痺や血管・リンパ管の圧迫，低栄養状態によって生じる浮腫などが原因で，痛みや苦痛が生じることが考えられる．そのため，臥位では枕を使用してポジショニングを行う．また，座位や立位では上肢の重みによって肩関節を牽引され，亜脱臼状態になることで痛みが引き起こされるため，アームスリング（p.149参照）や三角巾（p.151参照）を使用する．もし手もとにない場合はボタン付きシャツのボタンに手を引っかけるなど工夫する．

ADLにおける支援

いちばん重要なのは，痛みを悪化させないことである．そのため，薬物療法，物理療法などを利用しながら，痛みを緩和させADL支援を行っていく．まずは，夜間の睡眠の確保であり，次に日中の安静時痛の軽減，体動時痛の軽減がポイントとなる．クッションや枕でのポジショニングや介助方法，移動方法の工夫により，ADLを維持していくことが目標となる．

リスク管理

痛みを有する症例のリスク管理はその背景にある器質的障害によることから，リハ医が痛みの原因を主治医と精査しておくことと，その原因を関連するスタッフ間で共有することが基本となる．併せて，疼痛管理のために使用されている薬剤の副作用にも注意を要する．がん患者で多用されるオピオイドでは眠気や悪心が強く出たり，鎮痛補助薬にはふらつきや脱力を生じさせたりするものが多いため，特に薬剤の投与開始直後や変更後は注意を要する．また，痛みは日差・日内変動がある．疼痛増強時には運動機能は低下傾向となり，抑うつ的気分，意欲の低下が生じることにも配慮しておく．

2 具体的なADL支援

患肢の安静や必要に応じて装具を装着するなど,痛みなく安全にADLが行えるように支援する.方法は種々あるため,患者に応じた方法を選択する.

起き上がり

腹筋を使って起き上がるのに痛みがあれば,電動ベッドのギャッジアップを利用する.通常のベッドでは,側臥位になってから上肢を利用する.

座位

安楽姿勢を保てるように,枕やクッションを背中や肘の下などに当てる.股関節などに痛みがある場合は無理に修正しない.

立ち上がり

座面の高さが重要となってくるため,立ちやすく痛みのない高さを見つけて調整する.低すぎると筋力を多く使うため疲労しやすく,高すぎるとバランスを崩しやすい.また,手すりなどの物的介助を適宜利用していく（図1）.

移乗

下肢に体重をかけて踏んばると痛い場合,無理に立位をとらずトランスファーボードなどを利用し,座位のままスライドして移乗する.

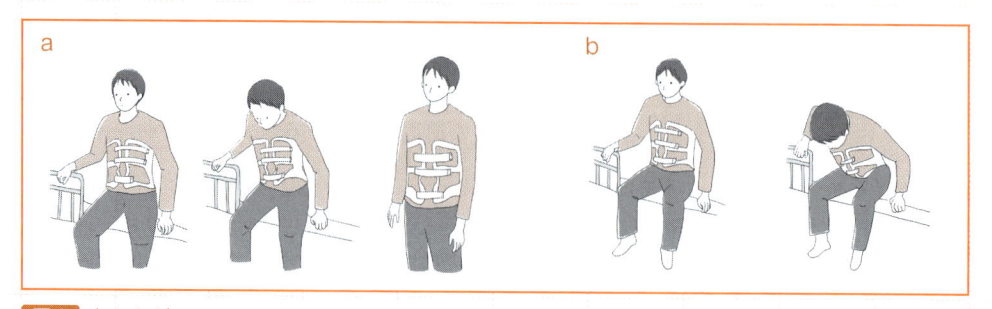

図1 立ち上がり
ベッドを高く上げたほうが腰への負担が少なくなり,立ちやすくなる.
a:よい例　b:悪い例

車椅子座位

長時間過ごす場合は，褥瘡に注意し，クッションや枕でポジショニングを行う．気分不良などですぐに臥位をとれるように，最初はリクライニング式車椅子の使用が望ましい．

歩行

最期まで自分の足で歩きたいという希望が多いため，QOLの維持には重要となる．痛みによって独歩が困難な場合には，歩行器や松葉杖，T字杖といった補助具を利用し，除痛を図る．特に下肢長管骨に転移がある場合は，必要に応じて免荷する．

3 ケアのポイント

痛みのケアは，身体的苦痛だけでなく，精神的苦痛，スピリチュアルペインにも留意しながら行っていく．まず，痛みの訴えに対しては否定せず，素早く対応できるようにする．不安を訴える場合は，そばに寄り添い，疼痛部位をマッサージするなどのスキンシップを図ると同時に，家族へのケアも行うことが重要である[2]．

ケアを行うにあたっては，包括的に情報収集し，痛みの原因と特性を理解しアセスメントを行う．患者の症状体験をていねいに傾聴し，痛みの性質，部位，程度，持続時間，鎮痛薬の効果，症状の心理面への影響，日常生活，役割遂行への影響など具体的に尋ねていく．痛みの緩和治療とケアの方向性について，看護師が医師やリハ専門職と討議し確認することは一貫したケアを行ううえで重要である．

適切に鎮痛薬等を用いて痛みの緩和に努め，さらに以下のようなケアを行うと痛みの閾値を高めて心地よさにつながる効果が期待できる．

ホットパックや温タオルなどで温めると痛みが緩和されることがある．これは温かさを心地よいと感じることでのリラクセーション効果があること，血行改善と筋肉の緊張緩和で痛みの軽減につながっていると考えられる．実施の際，特に麻痺のある患者には低温熱傷に十分注意する．

マッサージも筋肉の緊張緩和と血行改善の効果があることは前述したが，優しく擦ったり撫でるようにタッチングするだけでも安心感につながる．施術においては身体的リスクを十分に把握し，骨転移や出血傾向のある患者ではその状態に十分注意して行う必要があ

る．手浴，足浴を行って血行が改善した後にマッサージを行うと，相乗効果で心地よさが高まり，痛みの閾値を上げる効果があると考えられる．その他，音楽やアロマセラピーも不安や緊張の緩和に効果があり，リラックスすることで痛みが軽減することが期待できる．

痛みが増強すると，不眠，食欲の低下，ADLの低下も起こる．薬剤等を用いて痛みの緩和を行うとともに，安楽に休息できる寝具やポジショニングの工夫，負担を最小限にする移動の方法，安楽に食事できる姿勢や補助具の使用などを看護師とリハ専門職とで話し合い，協働してケアの提供を行う．

4 多職種連携

チームアプローチで患者に接することが非常に重要であり，痛みにおいては，安楽肢位の確認共有，痛みを出現させないような介助方法や移動方法の統一をすることがポイントである．必要に応じてフローチャートを作成し，情報共有のツールとする．

〔橋本伸之，島　雅晴，池田聖児，荒木信人〕

文献
1） 井上勝一ほか（訳）：がん疼痛の治療ガイドライン．癌の臨床 2003；49（5）：435-445．
2） 林さとみ：認定看護師から学ぶケアの極意 がん性疼痛看護．月刊ナーシング 2011；31（3）：86-89．

5．呼吸困難

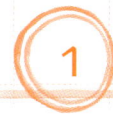

① リハビリテーション

　呼吸リハビリテーションは，患者教育，栄養指導，運動療法で構成され，運動療法として，主にコンディショニング，全身持久力トレーニング，筋力トレーニング，ADLトレーニングが実施される[1]．これまでの報告の多くは，運動療法に関するものであり，終末期の患者への実施には制限が生じる場合も多くみられるのが実情である．

　現在の呼吸リハの有効性に関するエビデンスの大半は，慢性閉塞性肺疾患（COPD）を対象としたものである[2]．しかしながら，日本呼吸ケア・リハビリテーション学会ほかによる呼吸器関連疾患におけるアプローチの推奨レベルでは，COPDをはじめとして，肺結核後遺症や間質性肺炎などの多くの疾患に適応できると記されており[1]，病態に応じて，リスク管理を行いながら，がん患者への適用ができると考えられる．

アセスメント

　終末期の呼吸障害に対してリハを行う際には，リスク管理のためにも身体所見や検査所見から病態を把握しておくことが必要となる（表1）．

表1 呼吸困難を呈する患者の一般的評価項目

視診	全身状態（意識状態，チアノーゼなど），呼吸状態（頻呼吸，徐呼吸，呼吸の深さなど），呼吸パターン（胸式，腹式，チェーンストークス呼吸など），胸郭の運動，浮腫など
触診	胸郭の可動性，痰の貯留，音声振盪，栄養状態など
聴診	呼吸音や副雑音の減弱，亢進など
打診	胸水，心不全，膿胸
血液検査	感染，貧血，栄養状態
血液ガス分析	肺胞低換気，拡散障害の有無，呼吸性アシドーシス，アルカローシスなど
肺機能検査	閉塞性換気障害，拘束性換気障害，混合性換気障害
腫瘍マーカー	腫瘍の進行度
胸部X線写真	腫瘍の局在，無気肺，気胸，気管狭窄，肺炎，胸水など

終末期における呼吸困難の評価は，一般的な呼吸リハで用いられる息切れ尺度で行われることが多い．

呼吸困難の量的尺度としては，Borg CR-10スケール（修正ボルグスケール）が多く用いられ（表2），安静時や労作時など状況によって表を提示して聴取する．

呼吸不全にともなう活動制限の評価には，MRC（Medical Research Council）息切れスケールがある（表3）．ADL・IADLへの支援が必要となる活動レベルの低下は，Grade 3～5であり，特にGrade 5においては多くの活動への支援が必要となる．

呼吸困難の質的な尺度としては，Tanakaらにより開発されたCancer Dyspnea scaleがある（表4）．この尺度は，呼吸の努力感，不快感，不安感について短時間で簡便に把握することができ，内的妥当性，test-retest信頼性が確認されている[3]．

生活の質を評価するために，健康関連QOL尺度が用いられることがあるが，現在のところ，がんの呼吸困難に特化した疾患特異性QOL評価尺度は開発されていない．

ADL・IADLの評価

呼吸器症状が出現している患者では，息切れが強くても時間をかければADLを実施できることも多い．そのため，一般的に用いられることの多いBarthel Index（BI）やFIM（functional independence measure；機能的自立度評価法）などでは，活動制限を十分にとらえることができない．

しかしながら，現状では終末期の呼吸困難に特化したADL尺度は開発されていないのが実情である．そのため，呼吸器疾患用に開発された千住らのADL評価法（NRADL評価法）が用いられることが多い（表5）[4]．

表2 Borg CR-10スケール（修正ボルグスケール）

0	感じない
0.5	非常に弱い
1	やや弱い
2	弱い
3	
4	多少強い
5	強い
6	
7	とても強い
8	
9	
10	非常に強い

表3 MRC（Medical Research Council）息切れスケール

Grade 0	息切れを感じない
Grade 1	強い労作で息切れを感じる
Grade 2	平地を急ぎ足で移動する，または緩やかな坂を歩いて登るときに息切れを感じる
Grade 3	平地歩行でも同年齢の人より歩くのが遅い，または自分のペースで平地歩行していても息継ぎのために休む
Grade 4	約100ヤード（91.4m）歩行した後息継ぎのために休む，または数分間平地歩行した後，息継ぎのため休む
Grade 5	息切れがひどくて外出できない，または衣服の着脱でも息切れが生じる

表4 Cancer Dyspnea scale

	いいえ	少し	まあまあ	かなり	とても
1. 楽に息を吸い込めますか？	1	2	3	4	5
2. 楽に息を吐き出せますか？	1	2	3	4	5
3. ゆっくり呼吸ができますか？	1	2	3	4	5
4. 息切れを感じますか？	1	2	3	4	5
5. ドキドキして汗が出るような息苦しさを感じますか？	1	2	3	4	5
6. 「はあはあ」する感じがしますか？	1	2	3	4	5
7. 身の置きどころがないような息苦しさを感じますか？	1	2	3	4	5
8. 呼吸が浅い感じがしますか？	1	2	3	4	5
9. 息が止まってしまいそうな感じがしますか？	1	2	3	4	5
10. 空気の通り道が狭くなったような感じがしますか？	1	2	3	4	5
11. おぼれるような感じがしますか？	1	2	3	4	5
12. 空気の通り道に，何か引っかかっているような感じがしますか？	1	2	3	4	5

呼吸努力感＝（項目4＋項目6＋項目8＋項目10＋項目12）－5 ＝ _____ 点
呼吸不快感＝15－（項目1＋項目2＋項目3） ＝ _____ 点
呼吸不安感＝（項目5＋項目7＋項目9＋項目11）－4 ＝ _____ 点
総合的呼吸困難感＝各サブスケールの得点を加算 ＝ _____ 点

（Tanaka K, et al. Br J Cancer 2000：82（4）：805[3]）より）

一般的に呼吸困難を誘発しやすい動作には，表6のようなものがあげられる[5]．実際の活動場面において，これらの非効率な動作がどの程度含まれているかを観察する必要がある．

終末期の活動レベルが低下している時期においては，息切れが強い個々の活動別に工程に分けて評価することが，問題点の把握に有用である．

心理機能の評価

呼吸困難が死の恐怖を強く意識させる症状であるという特徴から，抑うつが生じることが知られている．抑うつ状態が長期にわたって継続すると不活動な生活の原因となってしまい，廃用症候群を招いてしまう．

呼吸困難という症状に対する反応として，抑うつが出現しているため，息切れの軽減に

表5 千住らのADL評価表（NRADL評価法）

項目	動作速度	息切れ（Borg）	酸素流量	合計
食事	0・1・2・3	0・1・2・3	0・1・2・3	
排泄	0・1・2・3	0・1・2・3	0・1・2・3	
整容	0・1・2・3	0・1・2・3	0・1・2・3	
入浴	0・1・2・3	0・1・2・3	0・1・2・3	
更衣	0・1・2・3	0・1・2・3	0・1・2・3	
病室内移動	0・1・2・3	0・1・2・3	0・1・2・3	
病棟内移動	0・1・2・3	0・1・2・3	0・1・2・3	
院内移動	0・1・2・3	0・1・2・3	0・1・2・3	
階段	0・1・2・3	0・1・2・3	0・1・2・3	
外出・買い物	0・1・2・3	0・1・2・3	0・1・2・3	
合計	／30点	／30点	／30点	―
連続歩行距離	0：50m以内，2：50〜200m，4：200〜500m，8：500m〜1km，10：1km以上			
			合計	／100点

〈動作速度〉	〈息切れ（ボルグスケール）〉	〈酸素流量〉
0：できないか，かなり休みをとらないとできない（できないは，以下すべて0点とする）	0：非常にきつい，これ以上は耐えられない	0：2L/分以上
1：途中でひと休みしないとできない	1：きつい	1：1〜2L/分
2：ゆっくりであれば休まずにできる	2：楽である	2：1L/分以下
3：スムーズにできる	3：まったく何も感じない	3：酸素を必要としない

（千住秀明．橋元　隆ほか〔編〕：日常生活活動（ADL）．神陵文庫；2007．p.291[4]）より）

向けたADL・IADL指導やケアにより，抑うつの改善が期待できる．

身体機能に対するアプローチ

呼吸法の指導

● 口すぼめ呼吸

　口すぼめ呼吸は，主に閉塞性換気障害に有効である．口唇を軽く閉じながら息を吐き，

表6 呼吸困難を誘発しやすい活動

呼吸困難を誘発しやすい動作	理由	具体的な活動例
上肢を挙上して行う動作（特に90°以上の挙上での両手動作）	呼吸補助筋である斜角筋や胸鎖乳突筋などを緊張させることにより換気を制限してしまう	● 両手での洗髪 ● 上肢を挙上して洗濯物を干す
上肢の反復動作	空間で上肢を反復することで呼吸補助筋を過剰に緊張させてしまう．また，頻回な反復運動により，呼吸のリズムが乱れる	● 洗体 ● 雑巾での窓拭きや浴槽の掃除 ● 掃除機がけ
腹部を圧迫するような動作	腹部を圧迫することにより，呼吸の約70％を担う横隔膜の活動を阻害する	● 座位で体幹を屈曲させながら靴下や靴を履く ● 爪を切る
息を止める動作	息を止めることにより，呼吸パターンに乱れが生じる	● 会話や飲み込み（重症例） ● 排便時のいきみ

（髙島千敬．高橋仁美ほか〔編〕：動画でわかる呼吸リハビリテーション，第3版．中山書店；2012．p.254[5] より）

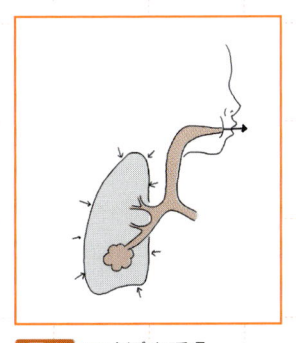

図1 口すぼめ呼吸

吸気と呼気の比が1：2～5，呼吸数10～5回/min程度を目標にゆっくり呼出する．30cm程度離した位置の手に息が感じ取れる程度がよい（図1）．

● **腹式呼吸（横隔膜呼吸）**

腹式呼吸は，吸気時に腹部を膨らませ，呼気時に腹部をへこませながら呼吸する方法である．重症化したCOPDのように肺が過膨張している場合には，かえって呼吸効率が悪くなることがあるので注意する．

呼吸介助

徒手的な呼吸介助は，深呼吸を促したい場合や呼吸困難の軽減を図りたい場合，排痰を促したい場合などに実施される．しかしながら，がん患者に対して単独に検証された報告

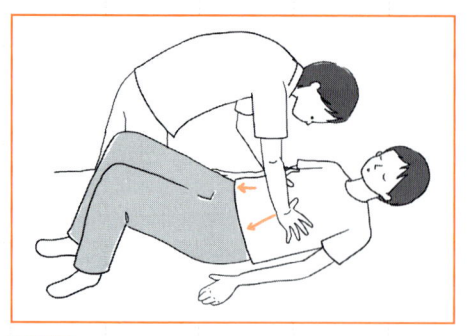

図2 呼吸介助
呼気の際に矢印の方向に胸郭の動きを誘導する．下位の肋骨は脊柱を中心にバケツの柄のように動くので，可動性を確認しながら患者の呼吸に合わせて実施する．

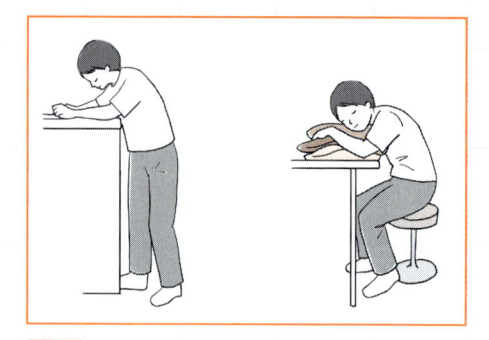

図3 呼吸の安楽な肢位

はなく，終末期において実施する際には，肋骨への骨転移などにも注意を払う必要がある（図2）．

ポジショニング

体幹の肢位により，呼吸困難の軽減を図ることができる（p.149参照）．

パニックコントロール

呼吸困難が増悪した際には図3のように肘をついた安楽な肢位で呼吸を整える．安楽な肢位は個々で異なる場合があるので，事前に評価をしておくとよい．浅い頻呼吸の状態では，数回の呼吸に1回の深呼吸を挿入できるようにしながら，その間隔を短くしていき，徐々に呼吸を整える方法を習得できるように支援する．

ADLにおける支援

ADL・IADLトレーニング

呼吸困難には多くの要素が関連してくるが，基本的には呼吸を意識しながら，エネルギー消費を減じた動作にて，心肺への負荷を減らして，活動を実施していくという方針になる[5]．

閉塞性換気障害優位の場合には，口すぼめ呼吸や呼吸と動作の同調が有効であり，拘束性換気障害優位であると，ゆっくり動作を実施することや福祉用具などを活用することで息切れの軽減を図ることができる（図4）．

表7にADL・IADLトレーニングのポイントをあげる．

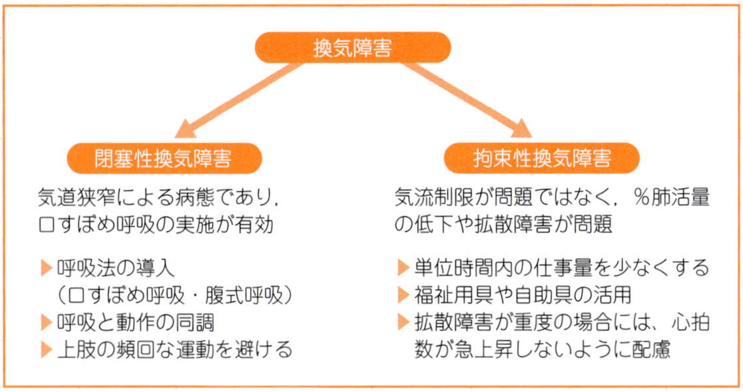

```
            ┌─────────────┐
            │  換気障害    │
            └──┬──────┬───┘
               ↓      ↓
    ┌──────────────┐  ┌──────────────┐
    │ 閉塞性換気障害 │  │ 拘束性換気障害 │
    └──────────────┘  └──────────────┘
```

気道狭窄による病態であり，口すぼめ呼吸の実施が有効／気流制限が問題ではなく，％肺活量の低下や拡散障害が問題

- ▶ 呼吸法の導入（口すぼめ呼吸・腹式呼吸）
- ▶ 呼吸と動作の同調
- ▶ 上肢の頻回な運動を避ける

- ▶ 単位時間内の仕事量を少なくする
- ▶ 福祉用具や自助具の活用
- ▶ 拡散障害が重度の場合には，心拍数が急上昇しないように配慮

図4 換気機能障害別のアプローチの違い

表7 ADL・IADL トレーニングのポイント

方法	理由	具体的活動例
動作速度をこれまでよりも少し遅めに調整する	単位時間あたりの仕事量を減らす	洗体動作や掃除機がけ
活動の途中で適切な休憩をとる	一定の時間を要する活動において，連続する心肺への負担を軽減する	入浴，家事
動作方法を修正する	腹部の圧迫や上肢の頻回な動き，空間での操作などの呼吸困難を誘発しやすい動作を回避し，効率的な動作方法を習得する	靴下の着脱を組み足で行い，腹部の圧迫を避ける
呼吸に合わせながら動作を実施する（息こらえをしない）	呼吸のリズムの維持による換気の効率化	洗体動作時に呼吸に合わせて洗体する，排便時に息こらえをしない
動作の簡略化を図る	消費エネルギーの節約	ズボンと下着を一度に脱ぐ
環境を整備する	消費エネルギーの節約	シャワーチェアの導入，台所回りの環境の調整

これらの方法は患者に応じて，有効な項目を組み合わせて実施するとよい．

移動・移乗

● 適切な移動手段の検討

　移動手段は全身状態や下肢機能に応じて，独歩から杖歩行，歩行器歩行等へと変化することが予想される．呼吸困難を呈している場合には，酸素療法が導入される場合が多く，その際には酸素ボンベを取り付けることができる歩行器の導入が検討される．

　終末期の患者においては，酸素療法を実施しながら無理なく移動できる手段を考えていくことが必要である．

● 呼吸と歩行の同調

　呼吸パターンに応じて，吸気と呼気が1：2であれば，二歩で吸い，四歩で吐くなどのように調整するとよい．重症になると，適宜休憩を挟んで，姿勢や呼吸を整えてから，歩くなどの工夫をして，呼吸困難が重積しないようにはたらきかける．

　拡散障害が重度の場合，性急に立ち上がると，心拍数が増加することで，毛細血管と肺胞とのあいだでの酸素の受け渡しが不十分になり，急激なSpO_2の低下や息切れが出現することがある．このような場合には，ゆっくりと立ち上がり，呼吸を整えてから歩き始めるなどの方法で対応する．

リスク管理

　呼吸リハの中止基準は，呼吸ケア・リハビリテーション学会から，安定期の指標が提示されており参考にできるが，呼吸困難は進行がんでは，Borg CR-10スケールの4（多少強い）程度までにとどめるとよい．

　また，酸素療法が導入されている際には，重症患者では高流量であることが予想されるので，リハ実施時のボンベの酸素残量に注意する．

　加えて，肺胞低換気により，$PaCO_2$が上昇してⅡ型の呼吸不全を呈している場合には，呼吸困難の増悪により，安易に酸素流量を増量すると，CO_2ナルコーシスにより，呼吸抑制が起こる場合がある．呼吸困難増悪の際の酸素流量の変更については，事前に主治医に確認しておくとよい．

2　具体的なADL支援

立ち上がり

ベッドからの立ち上がり

　立ち上がりの際の努力性を軽減するために，ベッドの座面を足底がつく範囲で高めに調整し，可能であればスイングアーム介助バー等を使用する．

車椅子からの立ち上がり

　アームレストを使用して立ち上がる．ただし，上肢支持の際に過度の息こらえが生じないように，息を吐きながら，体幹を前傾させて実施する必要がある．

食事・整容

胸鎖乳突筋などの呼吸補助筋の過活動を避けるために，台などに肘をついて食事や歯磨きを行うと，換気の維持を図ることができる．ただし，この際に呼吸を止めないように助言する必要がある（図5）．

重度の呼吸障害がある場合には，飲み込みだけでも息切れが生じてしまうため，摂取しやすい食形態を選択する．

更衣

呼吸の60〜70％を担う横隔膜の運動を制限するような体幹を屈曲させる動作（靴を履く動作など）や大腿部を腹部に引き寄せるような動作を可能な限り避けることで，息切れの軽減を図ることができる（図6）．この際にも動作時に呼吸を止めないように助言する．

また，更衣動作時には動作を連続して行わずに呼吸を整えながら実施することや，かぶりシャツで息切れが強いようであれば，前開きのシャツに変更するなど工夫ができる（p.92参照）．

動作の簡略化としては，下着とズボンを別々にではなく，一度に着脱する工夫もできる．

入浴

入浴は多くの工程で構成されており，呼吸のパターンやリズムを崩すことが多い．また，湯船に浸かることで，心拍数の増加や末梢血管の拡張による血圧低下が生じる場合が

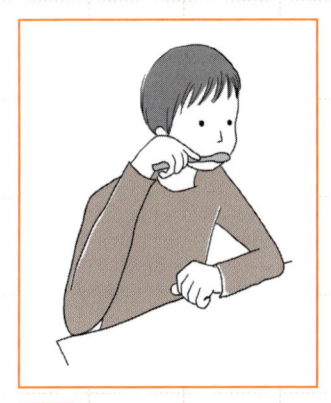

図5 肘つき位での歯磨き動作

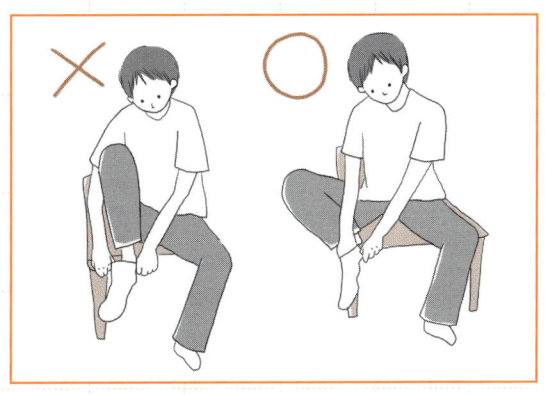

図6 更衣時の工夫
右のように股関節を外旋させて腹部の圧迫を避けることで，横隔膜の動きが維持できる．靴の着脱にも応用できる．

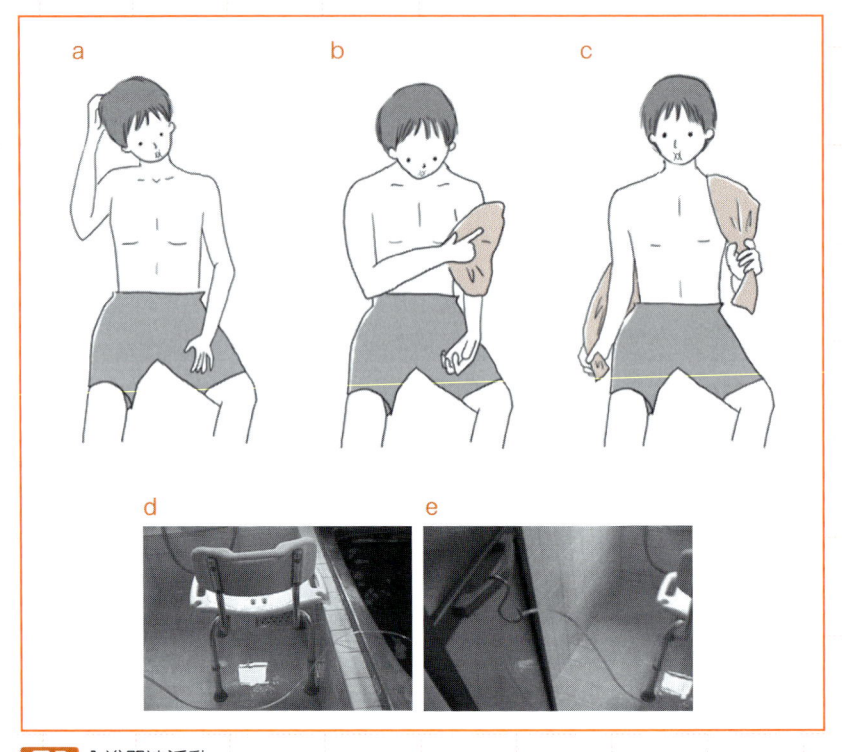

図7 入浴関連活動
a：口すぼめ呼吸に合わせた片手での洗髪（頸部を側屈させた片手での動作）
b：口すぼめ呼吸に合わせた洗体（ゆっくり呼出しながら）
c：口すぼめ呼吸に合わせた長めのタオル使用での洗体
　　（呼吸補助筋の過剰な活動を回避することができる）
d：浴槽への移乗の際のシャワーチェアの使用
e：S字フックを使用したチューブの管理の工夫

ある．そのため，長湯は避けることや，食事後の入浴などのように二重負荷を避けること，半身浴を心がけるような教育も行う．

多くの場合，呼吸と動作の同調や動作の工夫，環境の調整で対応することができる（図7）．酸素療法を実施していても入浴できるが，カニュラに水が入ることが心配な場合にはシャンプーハットを使用することでもできる．

排泄

和式の便器は避け，洋式の便器を使用する．排便時には息こらえをしやすいので，呼気に合わせて腹圧をかけるように助言する．食物繊維を摂取して，便秘を避ける工夫も重要である．

その他

呼吸困難の状態に応じて，過介助にならないように注意しながら，ケアを行う．息切れへの対応としては，前述のほかに下記のような病棟でも実施できる方法がある．多くの研究がCOPDを対象としたものであり，がん患者への有効性については明らかにされていないものもあるが，適用が検討できる．

送風

室温を低めに設定したうえでの顔面（三叉神経領域）への送風により，呼吸困難の軽減を図ることができる場合がある．

リラクセーション

呼吸困難を呈する患者は，頸部の呼吸補助筋を過緊張させている場合が多いため，セミファーラー位で安楽な肢位をとる，頸部の筋群のストレッチ（自動，自己介助，他動）を行う，緊張している筋のマッサージを行うなどの方法で，呼吸困難の軽減を図ることができる場合がある．

音楽を聴きながらの歩行やエクササイズ

音楽により運動中に注意をそらすことが，呼吸困難を軽減する手段になることは知られている．COPDを対象とした研究では，呼吸困難のレベルを改善する目的での音楽を聴きながらの運動の根拠は乏しい．しかしながら，楽しみながら運動を行うことができる可能性があり，試みることができる．

3 ケアのポイント

まずは呼吸困難の原因となる病態，治療歴や医学的所見，患者の症状についての表現，客観的な情報（呼吸状態，バイタルサイン，浮腫など症状出現状況），不安など精神状態など情報を収集する．呼吸困難の日常生活への影響，活動性などについてもリハ専門職と情報を共有し，医師も交えて症状緩和とケアの方向性を検討する．

呼吸困難にともなって食欲不振となる場合も多い．少量でも経口摂取できるように体位を工夫し，管理栄養士と協働して見た目や摂取しやすい食事の変更を行う．オピオイド使用中であれば，適切に緩下剤の投与を行って便秘を予防する．そして，患者の心地よさを大切に，ゆったりとした寝衣の着用，酸素消費が最小限になるような室温・湿度・環境の

調整を行う．トイレまでの移動も負担が最小限になるように，ベッドの位置の工夫や移動方法をリハ専門職と検討する．

呼吸困難は死の不安がともなうことが多い．息苦しさのために思うように気持ちを表現できず，さらに苦痛が増強していることも考えられる．「はい」「いいえ」など簡単に返答できる質問の工夫，薬剤による症状緩和とともに不安が和らぐような誠実でていねいなかかわりが重要である．

4 多職種連携

動作方法の修正により呼吸困難の軽減が得られる場合などでは，すみやかに病棟スタッフとリハ専門職との情報の共有を図ることが重要である．また，介助量についても，実施できる活動が過介助となり，動作能力の低下を招かないように注意する．

ただし，この時期の患者の身体機能は，徐々に低下することが予想されるため，双方向の情報交換を密に行い，症状の変動に応じたアプローチが重要となる．

病棟スタッフの勤務形態により，情報が十分に伝達されない場合もあるので，カルテ記載も表紙に付箋を貼るなどして，すみやかに周知徹底が図られるように工夫する．また，ベッドサイドでの決まりごとの周知には，ベッドサイドへの張り紙などで対応する．

その他，急変への対応の認識，病期，予後についての説明と反応の共有も必要である．

(髙島千敬)

文献

1) 日本呼吸ケア・リハビリテーション学会ほか（編）：呼吸リハビリテーションマニュアル―運動療法―，第2版．照林社；2012．pp.2-11．
2) 日本緩和医療学会緩和医療ガイドライン作成委員会：がん患者の呼吸器症状の緩和に関するガイドライン 2011年版．金原出版；2011．pp.89-92．
3) Tanaka K, et al.：Development and validation of the Cancer Dyspnoea Scale：a multidimensional, brief, self-rating scale. Br J Cancer 2000；82（4）：800-805．
4) 千住秀明：呼吸器障害（呼吸不全）．橋元 隆ほか（編）：日常生活活動（ADL），第2版．神陵文庫；2007．p.291．
5) 髙島千敬：作業療法．高橋仁美ほか（編）：動画でわかる呼吸リハビリテーション，第3版．中山書店；2012．pp.252-261．

6. 廃用症候群

1　がんの進行期・終末期にみられる廃用症候群の病態

　廃用症候群は，安静臥床や活動性の低下が長期間続いた結果生じるさまざまな機能障害をまとめた総称で（表1），さらなる不活動を引き起こし，身体状況を悪化させる．進行期・終末期を迎えたがん患者は，治療による有害事象やがんそのものの影響などさまざまな要因によって廃用症候群をきたす．

原因および要因

がん悪液質

　腫瘍が生じる炎症性サイトカイン等の影響によって，がん悪液質が食欲不振や代謝異常等を引き起こし，脂肪や筋肉の多大な消費や電解質の異常をきたすと考えられている．筋肉の減少は蛋白質分解の亢進による影響が大きく，栄養補給を多量に行っても筋肉は回復しない．不応性悪液質に至ると栄養状態を改善することは困難で，リハビリテーションを行っても機能を向上させることは難しい．

化学療法など治療の有害事象

　治療のための化学療法後，骨髄抑制によってリンパ球数・ヘモグロビン値の減少や食欲不振，悪心・嘔吐，全身倦怠感などが生じ，それが原因となって不活動となることが多

表1　廃用症候群における主な症状

筋骨格系	筋力低下，筋萎縮，関節拘縮，骨粗鬆症
循環器系	運動耐容能低下，起立性低血圧，静脈血栓症
呼吸器系	換気障害，誤嚥性肺炎
消化器系	食欲不振，便秘
泌尿器系	尿路結石，膀胱炎，腎盂腎炎
精神・神経系	うつ状態，意欲低下，せん妄
皮膚系	褥瘡

い．また，放射線療法後には，放射線宿酔の症状（悪心，食欲不振，全身倦怠感）や骨髄抑制などが原因となり不活動となる可能性がある．

痛み

がんそのものの痛みやその増大にともなう臓器や神経への圧迫・浸潤などによって生じる痛みなどによって離床が阻害される．

腹水

進行がん・終末期がんにおいて腹水の貯留が多くみられる．腹水貯留の原因は，①がん性腹膜炎の状態になった場合，②がん悪液質によって血液中の蛋白質が少なくなって腹水が貯留した場合，③肝がんとなり門脈や下大静脈が圧迫され門脈の圧力が高くなって腹水が貯留する場合，④腹腔内にあるリンパ管が閉塞した場合などが考えられる．腹部の強い張りや息苦しさが出現し，不活動の原因となる．

主な症状

循環器系

● **循環調整能力低下**

「臥床が続くと，血圧調節反射の能力も低下し，臥位から抗重力位となると脳血流量が保てなくなり起立性低血圧が引き起こされる．起立性低血圧は4～7日間の臥床期間で起こる」とされている[1]．

● **深部静脈血栓症**

静脈血栓症は，手術や肥満，妊娠，長期臥床が原因となり血液が静脈内に停滞しやすくなること，そして手術やがんなどが原因で血液が固まりやすくなることで生じやすくなる．長期臥床の状態である進行期・終末期を迎えたがん患者は特に血栓を生じやすく，生じた血栓が遊離し肺梗塞といった重篤な病態を生じる場合もある．

筋骨格系

「筋力は，絶対安静状態を続けると，1週間で10～15％，3～5週間で約50％低下する」といわれている[2]．筋力低下は特に抗重力筋や大きな筋肉で著明である．

消化器系

長期の臥床によって腸の運動が低下し，食欲不振や便秘といった症状が出現する．またベッド上での排泄も生理的ではないため，便秘を促進する．

精神・神経系

長期臥床により脳への感覚や運動の刺激が減少した結果，不安や抑うつ，せん妄，認知

機能の低下をきたす．

② リハビリテーション

リハビリテーション実施時における廃用症候群への対処

廃用症候群に対する基本的な対策は，不活動になっている要因を探り，それに対処していくことで患者の活動性を上げていくことである．

不活動の要因は痛みや易疲労性，筋力低下，全身倦怠感，悪心，貧血などさまざまである．薬などでコントロールするしかない症状もあるが，原因によっては看護やリハで解決しうることもある．

起立性低血圧

4〜7日以上臥床している場合はギャッジアップ練習から開始する．血圧を確認しながら，起立性低血圧症状が起きないように徐々に角度を上げ，患者が起きた状態に慣れるように支援する．

深部静脈血栓症

深部静脈血栓症の予防は，①早期離床および積極的な運動，②弾性ストッキング，③間歇的空気圧圧迫法，④ヘパリンなどの薬物療法などがあげられる．リハにおいて特に有効となるのは①であり，早期離床が困難な場合はベッド上で足の底背屈などの他動・自動運動を行う．しかし，運動開始時にすでに深部静脈血栓症の存在が否定できない場合は，主治医との相談や，十分な注意とインフォームド・コンセントが必要となる．

筋力低下

「筋萎縮や筋力低下を予防するには日常生活と同程度の筋活動量を与える必要があり，最大筋力の20〜30％の筋収縮を行えば筋力を維持することができる」[3]とされている．

腹水

腹水があると，腹部の圧迫感や腹筋の使いにくさから離床や歩行が億劫になって不活動に陥りやすい．起き上がりは腹筋を使わずにすむ方法を指導し，歩行には腹帯などを用いて下腹部を支えることで腰や背筋の負担を減らすことができる．しかし，腹水のある状況で腹部を圧迫すると，腹水が胸腔へ移行し胸水貯留を併発させる可能性もあるため，腹部圧迫は主治医との相談が必要となる．

アセスメントおよびゴール設定

　進行期・終末期を迎えたがん患者の廃用症候群がどのくらい身体機能低下に影響しているのかをアセスメントし，リハのゴール設定を行ううえで重要になる項目は，①活動低下をきたす前のADL能力，②臥床期間，③栄養状態（体重の変化，総リンパ球数，ヘモグロビン値，アルブミン値，CRP値），④生命予後，⑤がん悪液質である．

　臥床期間と筋力の回復にかかる期間については患者の病態や年齢，栄養状態によって個体差が大きいことを考慮する必要があるが，一般的に「1日の安静によって生じた身体機能低下を回復させるためには，1週間かかり，1週間の安静により生じた機能低下を回復するには1か月かかる」とされる[4]．

　活動低下に至る以前どれくらい動けていたのか，そしてどのくらい臥床していたかを知ることによって，がん悪液質の影響が少なく栄養状態が良好であると仮定した場合，おおよそどのくらいの期間で活動低下前のADL能力まで回復できるかが予測できる．

　生命予後については，Palliative Prognostic Index（PPI）[5]などの評価表を用いたり，主治医に問い合わせたりして情報収集する．予後予測は困難な場合が多いが，おおよそ年単位であればADLの向上，月単位であればADLの維持・向上を目指し，週単位・日単位ではADLの維持や苦痛の緩和に努める．

　不応性悪液質に至る前であれば筋力の維持・向上なども見込むことができるが，不応性悪液質となるとレジスタンストレーニングなどの筋力増強練習や持久力向上の運動はさらなる体力低下を招くため，禁忌となってくる．

　以上，生命予後や悪液質の状態を把握したうえで，廃用症候群の影響による身体機能低下の程度が予測され，ゴール設定することができる．

身体機能に対するアプローチ——運動療法

　基本的に軽い運動から開始する．患者がきついと感じない程度，安静時の心拍数から10～20回／分程度の増加を目安として，負荷量を上げていく．

　自立歩行が可能であり全身耐久性向上が見込める患者には，歩行や自転車エルゴメーターを用いて有酸素運動を行う．有酸素運動を含めた運動療法はQOLの維持や運動機能の向上，全身倦怠感の軽減などの報告があるが[6]，終末期に近いがん患者ではさまざまな病状を併発しているため，その適応は患者の希望や主治医との相談で判断する．

　進行期・終末期を迎えたがん患者の廃用性筋力低下に対する運動療法では，ベッド上で

の運動しかできない病態を除いて，獲得したい動作そのものの反復によるトレーニングを主におくべきである．それは，筋肉量が増えにくく疲れが出やすいなかで効率的に動作の獲得ができる，弱くなっている筋以外の筋と協調して活動させることができ，より実践的な筋力の向上が見込める，といった視点からである．

強い痛みがある，呼吸がつらい，疲れやすいといったリハ実施を妨げる症状が少ないにもかかわらず，動作するための筋力が向上しない場合，悪液質が進行している状態にある可能性がある．その際の運動療法は今の状態を維持することを目的とし，疲労を残さない程度の運動量とする．体力消耗が著しい場合は自動介助運動なども有効である．また，患者の価値観を尊重し，患者が本当に必要とする動作の練習に限定するなどの対応が必要となる．その動作自体が患者にとってつらい場合は，省エネで行える効率的な動作の指導，環境調整，代替手段の提示などで動作獲得を目指す．

ADLにおける支援のポイント

離床支援

臥床期間が数日以上ある場合はギャッジアップ練習から開始し，60°までバイタルサインなどに異常がみられることなく可能となれば端座位に移行する．両下肢をベッドから下ろすと起立性低血圧症状が出現し，なかなか端座位の練習に移行できない場合はリクライニング式車椅子へ臥位の状態のまま平行移動し，ベッドから離れた環境で頭部挙上，下肢の下垂を徐々に行い少しずつ座位のかたちに移行していく工夫も必要な場合がある．また，座位をとることはできてもその耐久性が低い場合は，背もたれのある車椅子を用いたほうが患者は楽な場合がある．さらにはクッションやロールタオルを用いてシーティングを行うと，身体が車椅子に接地する面積が広くなり座位の安定性を高め，褥瘡を予防でき，長時間の座位を可能にさせることができる．安楽に座れる工夫で，まず座位に慣れることが可能となる．

終末期を迎えたがん患者で，標準型車椅子への乗車も易疲労性や痛みのために困難な場合は，患者の希望を把握したうえで，離床するか判断する．離床が必須の場合，リクライニング式車椅子やストレッチャーなどの代替手段で患者の希望達成を目指すことが可能になる．離床ができるかできないかによって，患者の希望が左右されることが多いため，工夫を凝らしたい．

起き上がり

比較的効率のよい起き上がり方法として，まず両膝もしくは片膝を立て，腰を捻らない

ように寝返りを行い，両下腿をベッドから下ろし，下腿の重力を利用しながら体幹を起こす方法がある（図1）．この起き上がり方は，腹水や腰の痛みなどで腹筋が使えない患者にも有効である．一連の動作のなかでどの動作ができないのかを評価して，必要な機能の向上やできない動作そのものの反復練習により最終的に起き上がりができるよう指導していく．

痛みや全身倦怠感，易疲労性などの影響により起き上がり動作が難しい場合は電動ベッドを用いて，電動でギャッジアップし，長座位から端座位へと移る方法（図2）で自立動作の獲得を目指す．

立ち上がり

立ち上がりは重心を足部へ移動する屈曲相（さらに頸・体幹を屈曲し重心を約1/2程度

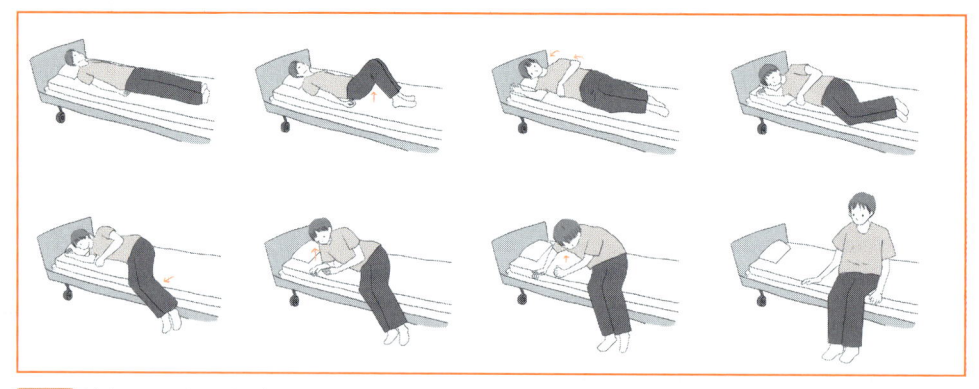

図1 効率のよい起き上がり方法

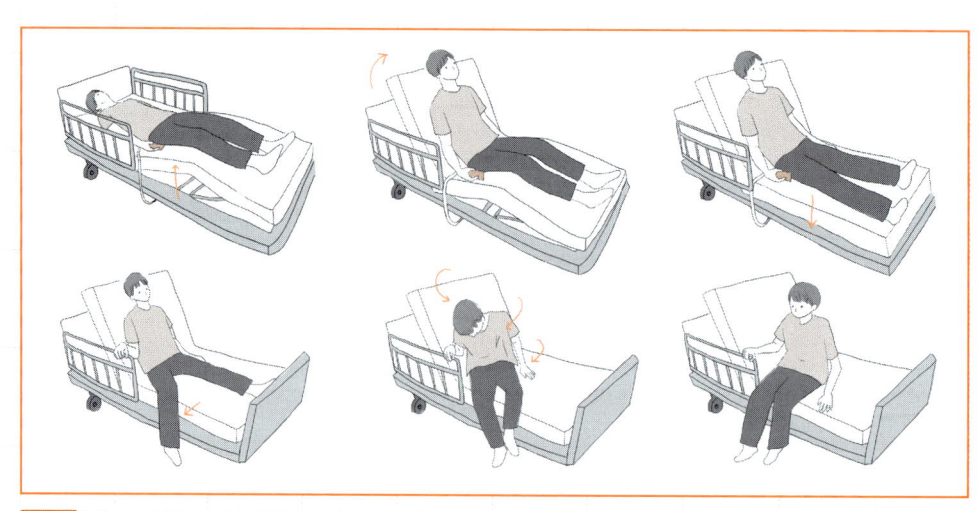

図2 ギャッジアップを利用した起き上がり方法

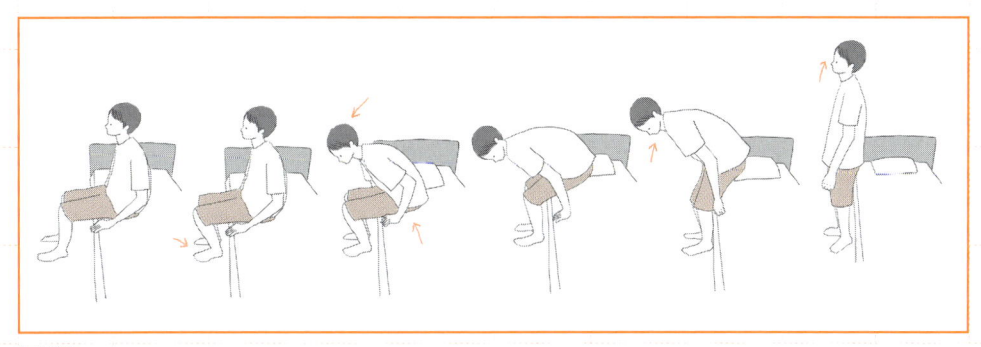

図3 立ち上がり方法

足部に移動する前傾相，体幹を前に引き出すとともに膝が前に滑り出る前進相の二相に分けられる），重心を上に持ち上げる伸展相がある．立ち上がり時に足部に重心が乗りやすいよう後ろに引く，しっかりと前傾相をとり重心が足部に乗りやすくする，前進相にて両上肢を用いて殿部離床を行う，殿部離床後ある程度の膝伸展がみられた状態で体幹伸展に移行する，などの工夫で自立可能となることがある（**図3**）．バランスに不安定感がある場合は，介助バーを用いたり，前方に手をつくことができる椅子や固定性のある歩行器などを使用することで安定感を得ることができる．

それでも難しい際にはベッドや車椅子の座面を高くすることで膝伸展筋力低下を代償することも可能である．

歩行

歩行をはじめとする移動が制限されると，患者の日常生活は大きく制限を受け，QOLの著しい低下をきたすことになるため，可能な限り移動能力を維持したい．歩行は筋力やバランス能力，耐久性，荷重制限などを考慮し，介助量や使用するべき補助具を調整していく．

病棟での歩行は，安全優先で確実に自立のレベルで実施し（そうでなければ監視や介助下），夜間はふらつきが大きくなる場合があるため，その際は安全を配慮して一段低いレベル（例；昼間，歩行器歩行自立で移動していれば，夜間は監視レベルやポータブルトイレを利用してもらうなど）で歩行を支援する．

また自立が困難であっても介助下で移動動作を維持できるよう援助することも，患者の希望を支持するという意味で意義が大きい．適切な歩行補助具，適切な介助量を提供し，患者の「自分で移動したい」という希望を支持したい．

3 リスク管理

　廃用症候群を呈した進行期・終末期を迎えたがん患者の身体症状は日々変化しやすいため，リハ前には，その日の血圧や脈拍，体温などのバイタルサインを確認するとともに，食事摂取量や血液検査結果などから体調や栄養状態などについても把握する．また，痛みや全身倦怠感，呼吸困難などの自覚症状の有無や程度，意識レベルの変化などにも注意する．リハ実施時には，運動負荷が過剰とならないよう患者の自覚的な疲労感なども参考にし，次の日に疲労が残らない程度に運動量を調整していく．またADL能力自体も体調に左右されるため，患者のケアにかかわるすべての人が日々のADL能力の変化を情報共有し，対応することで，転倒などのリスクを回避することができる．

4 ケアのポイント

　廃用症候群が引き起こされると，さらなる不活動が生じ，廃用症候群の悪循環を発生させる．廃用症候群への対処法は，不活動の悪循環を断ち切ることであり，患者の活動性を高めるためには，リハの練習時間だけでは足りない．日々のケアの中心となるのは看護師や介護士であり，患者・家族のニーズを把握しながら医師・リハ専門職と協働して目標設定することで，患者の活動性を少しでも維持できるようなケアを目指す必要がある．医学的所見や身体症状，患者が日常どのように活動できているかをアセスメントし，患者のADL能力，耐久性などの情報が共有できれば，廃用症候群を予防する具体的なケアを提供することができる．廃用症候群を予防するためのケアが，患者の身体機能を維持・向上させるだけでなく，コミュニケーションの時間ともなり，心理的なサポートとなることもある．

5 多職種連携

　スタッフによって介助方法や介助量が異なれば，「できることは自分でやっている」という患者の自己コントロール感を損なう結果となる．リハ専門職が患者に直接介助するデ

モンストレーションの機会をつくってその方法を申し送ることで，患者にかかわる家族を含めた全スタッフが，より実践的な介助を提供できるようになる．一貫したかかわりは，この時期の患者・家族の希望を支えることにつながる．

　終末期に近づくほどADL能力は日々変化しやすくなるため，リハ専門職は，患者の日常を支える看護師や介護士，家族に情報を共有する必要がある．患者にかかわるすべての人が，その症状やADL能力，介助方法などの情報を共有してケアを提供することにより，進行期・終末期を迎えたがん患者の廃用症候群を予防し，最期まで高いQOLを保てるよう支援することが可能になると考える．

（矢木健太郎）

文献

1) Gleenleaf JE, et al.：Physiological responses to prolonged bed rest and fluid immersion in humans. J Appl Physio 1984；57：619-633.
2) Appell HJ：Muscular atrophy following immobilization. A review. Sports Med 1990；10：42-58.
3) Muller EA：Influence of training and of inactivity on muscle strength. Arch Phys Med Rehabili 1970；51：449-462.
4) 内田悦弘：廃用症候群の発生と病態から疾患管理まで．総合ケア 2004；14（8）：18-21.
5) Morita T, et al.：The Palliative Prognostic Index：a scoring system for survival prediction of terminally ill cancer patients. Supportive Care in Cancer 1999；7（3）：128-133.
6) Oldervoll LM, et al.：The effect of a physical exercise program in palliative care. A phase II study. J Pain Symptom Manage 2006；31（5）：421-430.

7. 浮腫

　進行期・終末期を迎えると，リンパ節転移などがんの進行状況によって，四肢・顔面・体幹等に浮腫を認める場合がある．浮腫そのものが生命予後に直接的な影響を及ぼすことはないが，浮腫により歩行や更衣動作等のADLを低下させる要因になりうる．また，進行がん患者の最大67％が浮腫によって疼痛を経験する[1]といわれており，QOLの視点からもできるかぎり浮腫改善を図るべきである．しかし，この時期では，全身状態の悪化にともない，積極的な浮腫治療が禁忌となる場合もあるため，浮腫の軽減は限界となるケースも多い．ただし，浮腫軽減が望めない時期であっても，症状の緩和や進行予防の観点からアプローチすることは，患者にとって有益である．そのため，がんの進行期・終末期にみられる浮腫には，がんの進行や浮腫の要因および病態に十分に留意しアプローチする．

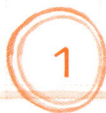

1　がんの進行期・終末期にみられる浮腫の病態

　がんの進行期・終末期にみられる浮腫には，全身性浮腫と局所性浮腫があるが，どちらにもさまざまな要因が混在していることが多い（表1）．そのため，全身状態や浮腫の原因を把握し，患者一人ひとりに合わせた目標設定を行う．

　症状としては，神経障害性疼痛を含めた痛みや皮膚の異常知覚や炎症，リンパ漏等があげられる．その原因および要因については表2に示す．

表1　浮腫の分類

1. 全身性	● 心疾患 ● 腎疾患（腎不全，ネフローゼ症候群） ● 肝疾患（肝硬変） ● 内分泌疾患（甲状腺機能低下症，クッシング症候群，月経前緊張症） ● 栄養障害（栄養摂取減少，蛋白漏出性胃腸症，吸収不良症候群，悪液質） ● 薬剤性（非ステロイド系抗炎症剤，タキサン系抗がん剤など）
2. 局所性	● 外傷性浮腫 ● 炎症性浮腫 ● リンパ浮腫 ● 慢性静脈機能不全症（深部静脈血栓症，静脈瘤，静脈弁機能不全など） ● 肩手症候群

主な症状

蜂窩織炎

この時期の浮腫は，皮膚が脆弱で炎症を起こしやすく蜂窩織炎などの感染のリスクが高いため，スキンケアを中心とした予防的アプローチが重要となる（図1）．

リンパ漏

リンパ漏（図2）は，慢性化すると皮膚潰瘍を生じる場合もあるため，早期のアプローチ開始で改善を図る．治療の基本は，スキンケアと圧迫療法である．リンパ漏における圧迫療法では，皮膚をドレッシング材などで保護し，緩やかな圧迫を心がける．

悪性リンパ浮腫

進行がんにみられる悪性リンパ浮腫（図3）は，難治性で痛みをともなう．このような場合，緩和的アプローチとして用手的リンパドレナージ（MLD；manual lymph drainage）による快刺激入力や緩やかな圧迫療法，関節可動域訓練を行うことにより症状の増悪を防ぐ[2]．

表2 がんの進行期・終末期にみられる浮腫の原因および要因

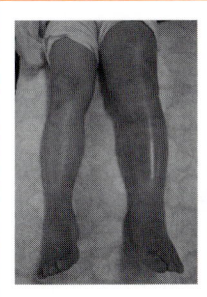

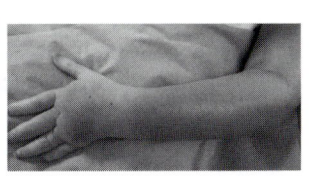

がん治療	● 手術・放射線療法
がんによるリンパ流路の障害	● リンパ節転移・がん周囲の反復する炎症や感染
深部静脈の還流障害	● 著明な肝転移・腹水貯留・深部静脈血栓症 ● 腫瘤による静脈の圧迫など
全身的要因	● 臓器不全・薬剤・低アルブミン血症 ● 身体活動性の低下（臥位状態）

図1 蜂窩織炎

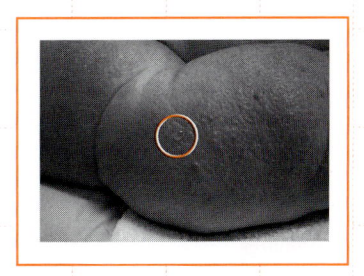

図2 リンパ漏
皮膚直下の毛細リンパ管が拡張し，リンパ小疱となった部分が破れてリンパ液が漏れ出す．悪化すると皮膚潰瘍を生じる場合がある．

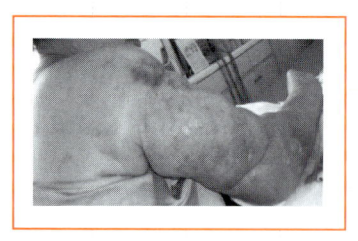

図3 悪性リンパ浮腫

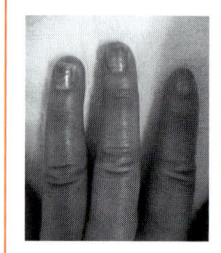

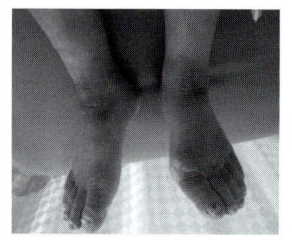

図4 皮膚強皮症

化学療法による副作用

薬剤性の全身性浮腫としては，ドセタキセル（タキソテール®）やパクリタキセル（タキソール®）等のタキサン系の抗がん剤投与量蓄積にともなって，高頻度に認める場合がある．その他にも，皮膚強皮症（図4）や爪の変形等をともなうこともある．下肢に浮腫が認められた場合は，早期に弾性ストッキングの着用を指導し増悪予防を行う．また，手指や手背の皮膚が硬化した場合は，関節拘縮の要因となり，箸動作やボタンの着脱等のADLに支障をきたすため，関節可動域訓練を行う[3),4)]．

2 リハビリテーション

がんの進行期・終末期にみられる浮腫治療の目的は，原疾患の継続的な治療を補足するための対症療法となる．一般的に浮腫治療の基本は，複合的理学療法であるが，この時期では，禁忌または相対的禁忌となっている．しかし，がんの進行期・終末期にみられる浮腫においても，症状を把握したうえで適切にアプローチできれば有効な手段の一つとなる．よって，患者や家族の希望を確認したうえで，目標の共有を図り，できるかぎり症状の改善を目指す．

アセスメント

情報収集

現病歴・既往歴・合併症に加え，リンパ節郭清の有無・放射線療法の有無・化学療法の有無，全身状態としてがんの部位や進行度，胸水・腹水の有無，病態の把握や浮腫治療における影響等を収集する．

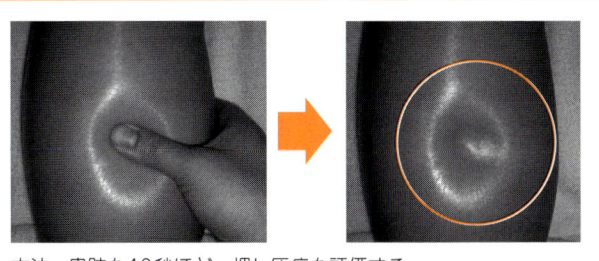

方法…患肢を10秒ほど，押し圧痕を評価する．
判定方法…陰性（－）：圧痕なし，陽性（＋）：圧痕ありとして評価する．

図5 圧痕性テスト

表3 複合的理学療法の禁忌
①感染症による急性炎症（蜂窩織炎等）
②心性浮腫（心不全）
③急性期：深部静脈血栓症
④動脈血行障害（閉塞性動脈硬化症等）
⑤悪性腫瘍における浮腫（※相対的禁忌）

視診・触診

まず，皮膚の状態を視診で確認する．そして，圧痕が残る圧痕性浮腫（pitting edema）なのか，圧痕が残らない非圧痕性浮腫（non-pitting edema）なのか，浮腫の程度を評価していく（圧痕性テスト，図5）．長期化した浮腫では，皮膚が硬化し非圧痕性浮腫をきたす場合があり，治療には時間を要する．

周径

周径は，日内変動を認めるため，同一部位，同一姿勢，同一時間帯で測定することが望ましい．

リスク管理

前述の通り，複合的理学療法は，がんの進行期・終末期における浮腫への対応として，基本的には禁忌または相対的禁忌となっている（表3）．しかしながら，病態を理解し適切な治療を行うことで浮腫を改善させ，ADLやQOLを改善させることは可能であるため，医師の指示の下，安全に適切な対応を行っていく．

3 具体的治療内容

具体的治療内容としては，スキンケア・MLD・圧迫療法・圧迫下での運動療法が基本となるが，がんの進行期・終末期では，症状によって目的を変化させ治療内容を選択し対応していく（図6）．

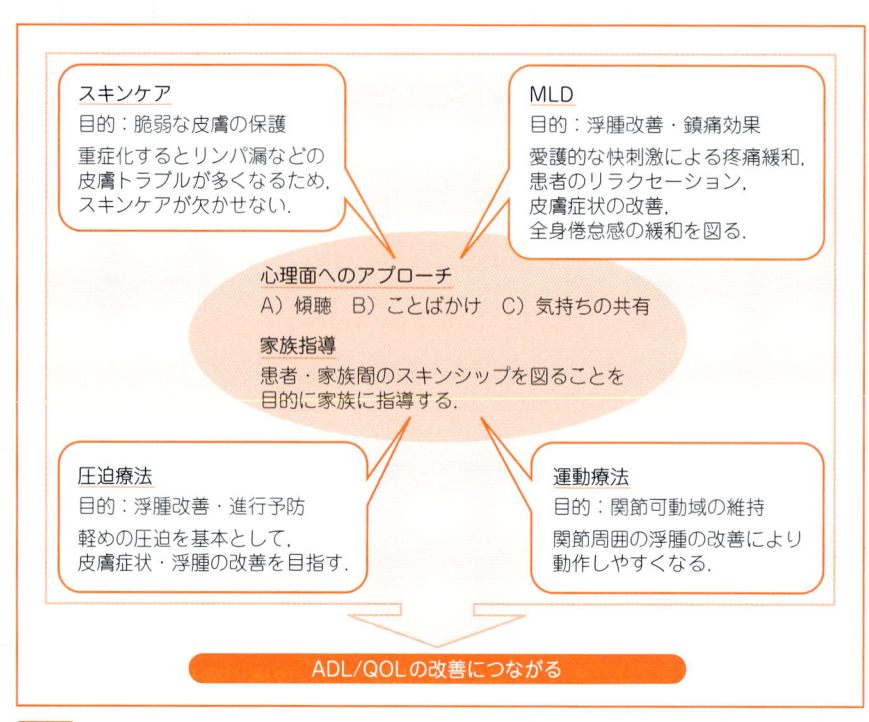

```
┌─────────────────────────────────────────────────────────────┐
│  スキンケア                        MLD                       │
│  目的：脆弱な皮膚の保護            目的：浮腫改善・鎮痛効果   │
│  重症化するとリンパ漏などの        愛護的な快刺激による疼痛緩和，│
│  皮膚トラブルが多くなるため，      患者のリラクセーション，   │
│  スキンケアが欠かせない．          皮膚症状の改善，           │
│                                    全身倦怠感の緩和を図る．   │
│                                                              │
│           心理面へのアプローチ                                │
│           A）傾聴  B）ことばかけ  C）気持ちの共有             │
│           家族指導                                            │
│           患者・家族間のスキンシップを図ることを              │
│           目的に家族に指導する．                              │
│                                                              │
│  圧迫療法                          運動療法                   │
│  目的：浮腫改善・進行予防          目的：関節可動域の維持     │
│  軽めの圧迫を基本として，          関節周囲の浮腫の改善により │
│  皮膚症状・浮腫の改善を目指す．    動作しやすくなる．         │
│                                                              │
│                 ADL/QOLの改善につながる                       │
└─────────────────────────────────────────────────────────────┘
```

図6 がんの進行期・終末期における浮腫治療の内容

皮膚損傷に配慮したスキンケアの指導

がんの進行期・終末期に認める浮腫は，皮膚が脆弱で感染のリスクがあるため，スキンケアを心がける．皮膚が乾燥していれば保湿を行い，浸潤していれば乾燥させる．

浮腫改善および増悪予防のためのMLDと圧迫療法

がんの進行期には，化学療法や放射線療法等，がんそのものに対する積極的な治療が行われているため，治療の妨げとならないように十分に配慮してアプローチを行う．がんの終末期には，浮腫の軽減が望めない場合でも，MLDにより皮膚の緊満感を和らげることで痛みが軽減されるため，緩和ケアの視点でのアプローチも重要である．

進行期・終末期の圧迫療法の工夫

痛みや変形をともなう場合には，多層包帯法での対応や筒状包帯を使用する．

多層包帯法では，弾性包帯を緩めに圧迫し，巻く包帯の本数も少なくする．遠位部から部分的に行うだけでも有効なことがあり，圧迫時間も患者に合わせて調整する．

筒状包帯であるTerry-net（図7），ティジーグリップやティジーソフト（図8 a）

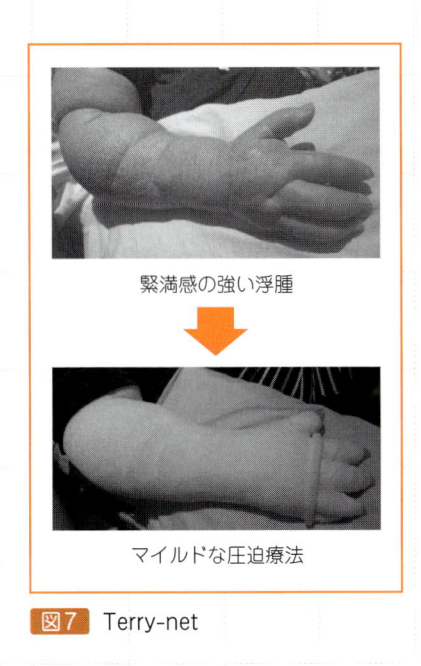

図7 Terry-net

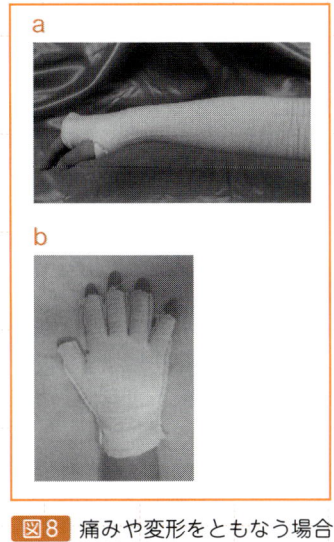

図8 痛みや変形をともなう場合の対応ツール
a：ティジーグリップ，ティジーソフト（ナック商会株式会社）
b：筆者による手づくりグローブ

などは，圧も弱く心地よい圧迫が得られ，装着も簡便であるため有用である．患者の浮腫の状態に合わせて重ねて使用したり，グローブ（図8 b）などを製作したりして対応することもできる．

拘縮予防のための関節可動域訓練

がんの進行期・終末期に合併するリンパ浮腫は，外科的手術後にみられる浮腫とは病態が異なり，顕著な痛みを随伴することが多く，運動障害をともなうこともまれではない．そのような場合，自動運動が困難なことも多く，拘縮予防としての関節可動域訓練を行う必要がある．

患者および家族へのセルフケア指導

浮腫の改善には，患者や家族を含めたセルフケア指導は必要不可欠である．また，がんの終末期には，浮腫軽減が望めなくても家族にセルフケア指導を行うことで，家族が直接患者に触れながら，患者の苦痛改善に取り組む機会を提供する．

ポジショニング指導

患者にとって，安楽なポジショニングを指導するだけでなく，浮腫増悪を予防するような姿勢や環境調整も重要となる．

4 多職種連携

進行期・終末期の浮腫に対するアプローチの主な目的は苦痛症状の緩和である．この時期の浮腫はさまざまな原因が混在していて，胸水や腹水を呈している患者も多い．そのため，患者の苦痛緩和が図れるよう，これまで紹介した治療の適応を含め，その原因と対応を多職種で検討する．

また，圧迫療法を行う際には，装着中に患者に苦痛がともなっていないか，圧迫帯がずれて食い込みが生じていないか，といった定期的な確認が必要であることを看護師とリハ専門職の共通認識にしておく．さらに，患者が苦痛を訴えた場合にはすぐに外すなどの対応について，リハ専門職から看護師に情報を伝達しておく．

（吉澤いづみ）

文献

1) 国際リンパ浮腫フレームワーク，カナダリンパ浮腫フレームワーク：進行がんにおけるリンパ浮腫および終末期の浮腫の管理．2010．p.5．http://www.ilf.jp/download/pdf/2011.10A.pdf．
2) 吉澤いづみほか：終末期乳癌によるリンパ浮腫に対して緩和的作業療法を施行した一例．東京慈恵会医科大学雑誌 2007；122：313-317．
3) 吉澤いづみ：上肢リンパ浮腫に対するがん治療病期別のアプローチ．安保雅博ほか（編著）：上肢リンパ浮腫のリハビリテーション 包括的視点からのアプローチ．三輪書店；2011．pp.104-105．
4) 伊藤百恵：乳がん治療に関する最新基礎知識．安保雅博ほか（編著）：上肢リンパ浮腫のリハビリテーション 包括的視点からのアプローチ．三輪書店；2011．p.171．

8. 全身倦怠感

1　リハビリテーション

　NCCNガイドラインでは全身倦怠感を有する患者に対して，薬物療法だけでなく非薬物療法も同様に推奨している．積極的治療中や治療後，終末期のすべての時期において，運動による活動の強化や気晴らし，心理社会的アプローチなどが推奨されている．また，特に進行期・終末期を迎えた患者に対しては，患者自身が意図的にエネルギー消費を管理し，全身倦怠感をコントロールすることができるように支援・指導していくことが重要であるとされている．このように，全身倦怠感を有する患者に対して，リハビリテーションは有効なアプローチの一つであり，リハ専門職・看護師の果たすべき役割は大きい．

アセスメント

　全身倦怠感はさまざまな要因がからみ合った主観的な症状であるため，アセスメントが難しい．また，患者自身が「治療をしているから仕方ない」と全身倦怠感を訴えることを躊躇してしまうことや，小児や終末期の患者は自分から訴えることが困難であることが多い．したがって，医療者側から定期的なスクリーニングとアセスメントを行うことが重要である．実際のスクリーニングやアセスメントは，Brief Fatigue Inventory（図1）やCancer Fatigue Scale（図2 [1]）といった評価尺度（日本語版）を用いて，全身倦怠感の有無や程度を定期的に評価していく方法がある．質問に対する理解が難しい場合には，単に「疲れている」か「疲れていない」かを尋ねるだけでもよい．まずは，全身倦怠感を有している患者を見逃さないことが大切である．

身体機能に対するアプローチ

　進行期・終末期のがん患者においては，悪液質の進行による体力低下とともに安静臥床が廃用性の体力低下を悪化させ，さらに全身倦怠感を強めるといった悪循環をきたしていることが多い．運動療法によって活動の強化を図ることは体力低下の予防または改善につながるため，日常生活活動での消費エネルギーが軽減し，全身倦怠感を改善させることが可能である．また，運動によって精神的ストレスが軽減し，それにともない全身倦怠感が

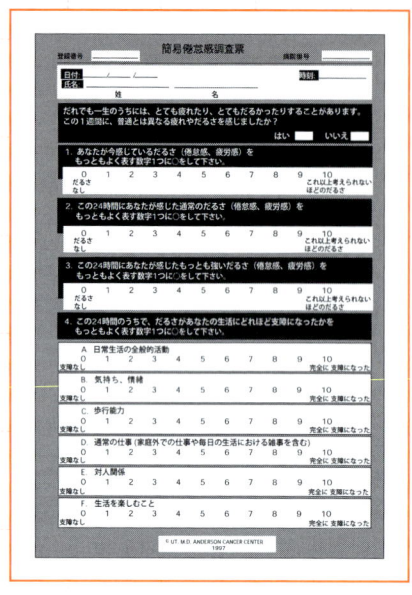

図1 Brief Fatigue Inventory 日本語版

図2 Cancer Fatigue Scale 日本語版
（Okuyama T, et al.：J Pain Symptom Manage. 2000；19（1）：5-14[1] より）

改善したという報告もある[2]．

予後が月単位の患者

　PSが2以下の患者にとっては，運動療法を実施していくことが全身倦怠感の軽減につながる可能性がある．歩行や自転車エルゴメーターを用いた有酸素運動や筋力トレーニング，ストレッチなどを組み合わせた20～30分のプログラムを，週に3～5日と定期的に実施する．運動強度は低強度から始め，可能であれば少しずつ強度を上げていってもかまわない．ただし，負荷をかけ過ぎると全身倦怠感をより強くしてしまう可能性があるため，リハ専門職が患者の年齢，性別，がんの種類や治療，および患者の運動能力レベルなどに基づいて主治医と協働して全身状態のアセスメントを行ったうえで，個々の患者に合わせた運動プログラムを行っていくことが重要である．

予後が週単位の患者

　この時期においては全身倦怠感がよりいっそう増加してくると考えられ，PSも3～4とほぼ臥床傾向となるため，運動療法を積極的に実施することは難しい．したがって，ADL支援やストレッチ，マッサージなどのかかわりが中心となる．ただし，どのような状況にあってもできるだけ活動的でありたいと考える患者もいるため，ベッド上で可能な上下肢の自動運動や自動介助運動，トイレまでの歩行などを全身状態に注意しながら行っていく場合もある．

ADL動作における支援

運動療法とともに患者自身が全身倦怠感を自己管理していけるような支援が重要である．とりわけ，進行期・終末期の患者にとっては，日常生活におけるエネルギー管理をどのようにしていくかがポイントとなる．具体的には，優先順位の設定，重要度の低い活動の他者への委託，自分自身のペースの調整，十分な休息時間の設定などを，患者に合わせて計画立案し，支援していく．また，エネルギー消費を抑えた動作方法やポジショニングの指導を行うこと，自助具や補助具をうまく利用していくことも効果的である．欧米では，このような全身倦怠感に対するプログラムはECAM（energy conservation and activity management）と呼ばれ[3]，NCCNガイドラインでも積極的に推奨されている．

リスク管理

アセスメント

全身倦怠感は見逃されやすい症状であるため，適切に評価し，早期から治療・アプローチしていくことが重要である．そのためには，患者の全身状態，表情，活動状態，睡眠，食事，コミュニケーションなどの変化に常に注意を払いながらかかわっていく．また，治療中の場合であれば，副作用の出現しやすい時期はよりいっそうの注意が必要である．

原因の特定および理解

全身倦怠感を引き起こす要因はさまざまである（表1）が，治療可能な因子である，痛み，貧血，電解質異常，栄養障害，抑うつ・不安，睡眠障害などが明らかな場合は，専

表1 全身倦怠感を引き起こす要因

1.	がん関連症状	●痛み，悪心・嘔吐，呼吸困難など
2.	がん治療	●化学療法，放射線療法，手術など
3.	貧血	
4.	栄養障害	
5.	代謝・内分泌異常	●高カルシウム血症，低ナトリウム血症，低カリウム血症 ●脱水 ●甲状腺機能低下症，副腎機能低下症，性腺機能低下症
6.	精神症状	●抑うつ，不安
7.	睡眠障害	
8.	活動レベルの低下	
9.	併存疾患	●感染症，心不全，肝不全，腎不全，呼吸不全など

門家にコンサルトし，適切に対処した状態でリハを行っていく．全身倦怠感に対してリハで改善できる部分とできない部分を把握したうえで，かかわることが重要である．

▶アプローチ方法や運動量の設定

がんの種類や病期，治療の有無や種類，患者の全身状態などによって，適切なアプローチ方法や運動量は異なってくる．また，進行期・終末期となると患者の全身状態は日々変化していくため，常にアセスメントを繰り返しながら，適切なアプローチ方法や運動量を設定していく必要がある．リハを行うことで全身倦怠感を強くしてしまうということは絶対に避けなければならない．

2 ケアのポイント

症状の日常生活および心理面，社会面への影響について，慎重かつていねいに傾聴を行う．そのうえで患者のニーズをとらえ，活動の優先順位についてともに考え，実施においては主治医，看護師，リハ専門職が協働して，方法を考察する．

▶患者および家族へのオリエンテーション

進行がんに対する治療中および終末期における全身倦怠感の原因やパターン，対処の方法について，事前にオリエンテーションを行う．そうすることで，患者および家族の不安を軽減することができる．

▶ADL支援

日常習慣の変化はより多くのエネルギーを消耗させるため，できるだけ規則的な生活パターンが確立できるように支援する．また，進行期・終末期の患者は，1日のなかで調子の良い時間帯が限られているため，調子のよいときに優先順位の高い活動ができるようにスケジュール調整を行う．

▶休息や睡眠の支援

全身倦怠感を有する患者においては，休息と睡眠を効率よくとることが大切である．したがって，リラックスできるように環境調整（音楽や照明など）やアロママッサージなどを行っていく．夜間の睡眠に影響しない程度の1時間未満の昼寝などは，積極的に取り入

れていくことが望ましい．

3 多職種連携

多職種間での情報共有

　全身倦怠感はアセスメントが難しいがゆえに，多職種で情報共有し，連携を密にしていくことが重要である．また，全身倦怠感をがんやがん治療にともなう当たり前の症状として過小評価する医療者もいるため，医療者間での認識に違いが生じないようにしなければならない．このような認識の違いにより，患者を余計に苦しめてしまう場合があるため，注意が必要である．

多職種連携における看護師の役割

　看護師は患者とかかわる時間が最も長いので，日々の細かい変化に注意を払い，全身倦怠感の程度やパターンをアセスメントする．これらの情報をもとに，治療や処置，ケア，リハなどの実施やスケジュール調整などを行っていく．

多職種連携におけるリハ専門職の役割

　リハ専門職は患者の身体機能を評価し，「自立してできること」「サポートがあればできること」「できないこと」を把握し，他職種に伝えることが重要である．また，倦怠感が少しでも軽減できる動作方法や代替手段などを患者や家族だけでなく，他職種にも提案・指導していく．

（立松典篤）

文献

1) Okuyama T, et al.：Development and validation of the cancer fatigue scale：a brief, three-dimensional, self-rating scale for assessment of fatigue in cancer patients. J Pain Symptom Manage 2000；19（1）：5-14.
2) Dimeo FC：Effects of exercise on cancer-related fatigue. Cancer 2001；92（6 Suppl）：1689-1693.
3) Barsevick AM, et al.：A randomized clinical trial of energy conservation for patients with cancer-related fatigue. Cancer 2004；100（6）：1302-1310.

9. 嚥下困難と口内トラブル

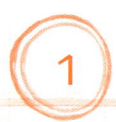

1 がんの進行期・終末期にみられる嚥下障害の病態

「食べ物を飲み込む」という動作（嚥下）は 図1 のような流れになっている．頭頸部がんのように原疾患もしくはその治療により嚥下障害を生じる場合と，終末期のように，全身衰弱による嚥下筋の筋力低下による飲み込みにくさや，悪液質，味覚異常，また死への不安など心因性による食欲不振から摂食・嚥下障害を生じる場合がある（表1）[2]．

口内トラブルとしては薬剤や放射線療法による粘膜炎やドライマウス，味覚障害などがあり，嚥下時痛や嚥下困難につながることもある．

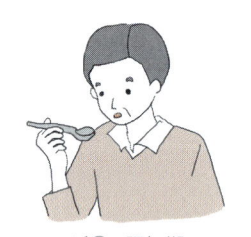

ステージ①：認知期
視覚，嗅覚，触覚などにより食物を認知し，口へ運ぶ時期．「これは食べ物だ．硬そうだな．一口はこれくらいかな？」などと，判断する

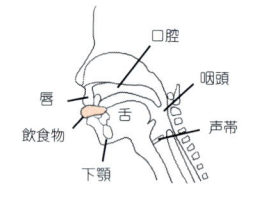

ステージ②：準備期
食物を口で送り込み，咀嚼して食塊を形成する時期．顎，舌，頰，歯を使って唾液を混ぜ合わせる

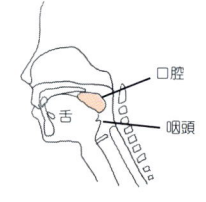

ステージ③：口腔期
舌により食塊を咽頭に送り込む時期．舌はしっかり口蓋と接触し，口腔内の圧を高める．頰，口唇もその役割を果たす

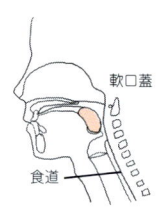

ステージ④：咽頭期
嚥下反射により食塊を咽頭から食道入口部に送る時期．軟口蓋が挙上して鼻腔との交通を遮断，舌骨，喉頭が前上方に挙上し，食道入口部が開大すると同時に，喉頭蓋谷の下降と声門閉鎖により気道防御機構が働く

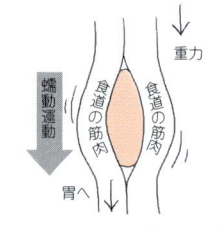

ステージ⑤：食道期
蠕動運動と重力により食塊を食道から胃へ移送する時期．食道入口部の筋は収縮し，食塊が逆流しないように閉鎖する

図1 摂食・嚥下のステージ
（安藤牧子．坪佐恭宏〔編〕：多職種チームのための周術期マニュアル3 胸部食道癌．メヂカルフレンド社：2004．p.72[1] より）

表1 嚥下困難の原因

1. 口腔相の障害
    - 腫瘍　　　：閉塞，機能障害
    - 口内炎　　：感染，化学療法，放射線治療
    - 神経筋障害：手術，脳神経障害，脳浮腫，脳幹障害，全身衰弱
    - 口内乾燥

2. 咽頭相の障害
    - 腫瘍　　　：閉塞，外的圧迫
    - 咽頭炎　　：感染，放射線治療
    - 神経筋障害：手術，脳神経障害，脳浮腫，脳幹障害，全身衰弱，放射線治療による線維化・狭窄

3. 食道相の障害
    - 腫瘍　　　：閉塞，外的圧迫
    - 食道炎　　：感染，放射線治療，逆流
    - 神経筋障害：手術，粘膜下神経叢の障害，放射線治療による線維化・狭窄

4. その他
    - 薬剤性，不安，高カルシウム血症

(恒藤　暁：最新緩和医療学．最新医学社；1999．p.112[2] より)

2 リハビリテーション

アセスメント

　嚥下障害の評価として最も詳細な情報を得ることができるのは，嚥下造影検査および嚥下内視鏡検査であるが，進行期・終末期の患者ではこのような検査が行えないほど全身状態が衰弱していたり，施設によっては設備が不十分な場合もある．そうしたときにいちばん有効な評価手段が以下にあげるスクリーニング検査，および臨床場面の観察である．それぞれの評価手順とポイントを示す．

口腔内観察

　乾燥の度合い，粘膜炎の有無，舌苔，痰や唾液の付着度合い．

反復唾液嚥下テスト

　手順は図2[3]のとおりである．ポイントとして，特に高齢者やるいそうが激しい患者では喉頭下垂があるので，喉頭が挙上しているようにみえても実際はしっかり挙上できていない場合がある．

> (1) 被検者を座位とする（ベッドでの場合，リクライニング位でも可）
> (2) 検者は被検者の喉頭隆起・舌骨に指腹を当て，30秒間，嚥下運動を繰り返させる．被検者には「できるだけ何回も"ごっくん"と飲み込むことを繰り返してください」と説明する．喉頭隆起・舌骨は，嚥下運動に伴い指腹を乗り越えて上前方に移動し，また元の位置に戻る．この下後運動を確認し，嚥下完了時点とする
> (3) 嚥下運動時に起きる喉頭挙上→下後運動を触診で確認し，30秒間に起こる嚥下回数を数える．高齢者では，30秒以内に3回できれば正常と判断する．
>   ① 嚥下障害患者では，1回目の嚥下運動はスムーズに起きても，2回目以降は困難であることが多い．また，喉頭挙上が完了せず，喉頭隆起・舌骨が上前方に十分移動しないまま，途中で下降してしまう場合がある．これを真の嚥下運動と鑑別することに注意する必要がある
>   ② 口渇が強く嚥下運動を阻害していると考えられる患者には，人工唾液（サリベート®）や1mL程度の水で口腔内を湿らせて，同様にテストを施行する．判定値はほとんど変わらない．また30秒では嚥下運動が観察されない場合には，観察時間を1分に延長する．観察時間の延長は，重度嚥下障害の経時的変化を追跡する場合に有用である

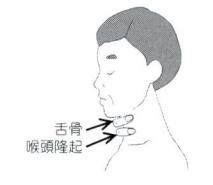

図2 反復唾液嚥下テスト
（小島千枝子，藤島一郎〔編著〕：よくわかる嚥下障害，改訂第3版．永井書店；2012. p.205[3]）より）

改訂水飲みテスト

手順は **表2**[4]）のとおりである．3mLで問題がなければ5mL，10mLと量を増やして評価するとより多くの情報を得ることができる．注意点としては，誤嚥にはむせのない誤嚥（不顕性誤嚥）があるがこのテストでは検出できないということである．検査施行後に遅れてむせたり，湿性嗄声が聞かれるなどの誤嚥の兆候に十分留意する．

食事場面（臨床場面）の観察（**表3**）

これらのスクリーニング検査や観察を組み合わせて総合的に評価することが重要である．

身体機能に対するアプローチ

摂取量にかかわらず，「飲み込む」準備と意識化を目的に嚥下体操（**図3**）をできる範囲で行えるとよい．内容は患者の状態に合わせて調整する．少しでも頸部，口腔器官の柔軟性が維持されるようにアプローチすることが重要である．

ADL動作における支援

嚥下動作に大切なのが障害の程度に合った姿勢をとる，つまり姿勢調整である．片麻痺などにより体幹保持が不十分であったり，頸部が伸展してしまい嚥下に不利な姿勢になっていないかの確認が重要である．

表2 改訂水飲みテスト	表3 食事場面の観察のポイント
手技 ①冷水3mLを口腔底に注ぎ嚥下を指示する． ②嚥下後，反復嚥下を2回行わせる． ③評価基準が4点以上なら最大2施行繰り返す． ④最低点を評点とする． **評価基準** 1：嚥下なし，むせる and/or 呼吸切迫 2：嚥下あり，呼吸切迫（不顕性誤嚥の疑い） 3：嚥下あり，呼吸良好，むせる and/or 湿性嗄声 4：嚥下あり，呼吸良好，むせない 5：4に加え，反復嚥下が30秒以内に2回可能	①喉頭が動いたか？ ②口腔からのこぼしはないか？ ③口腔内に食物が残っていないか？ ④咳き込み・むせがないか？ ⑤強い咳ができているか？ ⑥食形態によってむせなどの変化があるか？ 　（水分だとむせやすいなど） ⑦声の変化はないか？（湿性嗄声） ⑧摂取ペースにむらがないか？ 　（スタッフの目があるときとないとき） ⑨食事に集中できているか？ ⑩食事時間はどうか？ ⑪疲労感はあるか？ ⑫食物残留感はあるか？ ⑬食後に痰の増加があるか？

（戸原 玄，才藤栄一ほか〔監修〕：摂食・嚥下リハビリテーション，第2版．医歯薬出版；2007．p.138[4]）より）

リスク管理

　嚥下のアプローチを進めるとき，誤嚥（特に不顕性誤嚥）には細心の注意を払わなければならない．全身状態が衰弱してくる終末期には少しの誤嚥が余命を短くする可能性も否定できないからである．三食の経口摂取はもちろんのこと，楽しみ程度の経口摂取を行っている場合でも，①痰の量と性状と色（急に痰の量が増加していないか，膿性か，黄色痰か，など），②発熱（37℃後半）の有無，③生化学データ（CRP，白血球数），④胸部聴診音，⑤血中酸素飽和度，⑥画像診断（胸部X線，胸部CT）を常にチェックし，誤嚥の兆候を見逃さないようにする．

3　具体的なADL支援

姿勢

　気管が腹側，食道が背側にあるため，ギャッジアップ座位（p.147参照）にすると重力でより食塊が食道へ流れやすくなり誤嚥を予防できる．少しでも嚥下障害が疑われたり，長期禁食後に経口摂取再開の場合は必ずギャッジアップ座位から開始するとよい．

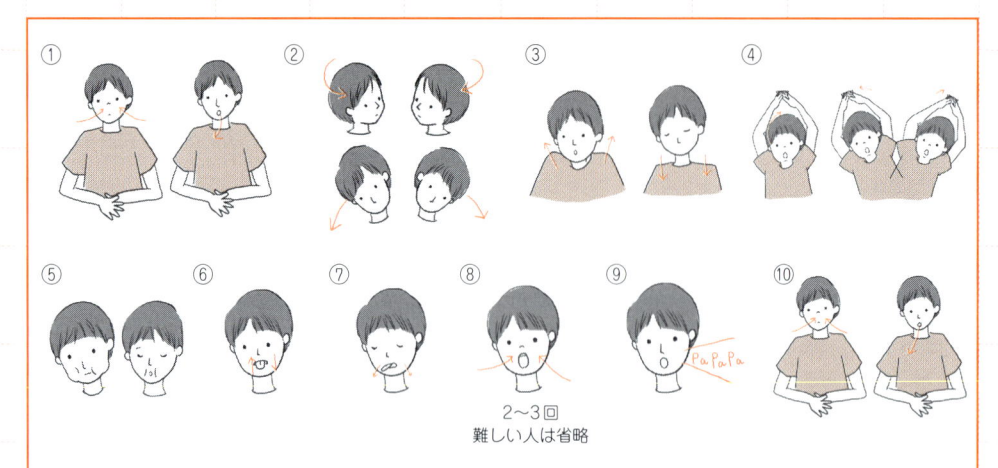

①ゆったりと腰かけて深呼吸をしましょう．まず鼻から息を吸い込んで口からゆっくり吐きます．手をおなかに当てておき，吸うときはおなかが膨らむようにし，吐くときにおなかがへこむようにします（腹式呼吸）．また吐くときは口を少しすぼめてロウソクを消すようにするとよいと思います．ゆっくり深呼吸を数回繰り返したら次に移ります．
②今の深呼吸を繰り返しながら首をゆっくりとまわします．右に1回，左に1回まわしたら，左右に1回ずつゆっくりと首を曲げます．
③肩の運動です．両肩をすぼめるようにしてから，すっと力を抜きます．2，3回繰り返したら，肩を中心に両手をゆっくりまわします．
④両手を上に挙げて背筋を伸ばします（麻痺のない人は手を組むとよいでしょう）．手を挙げたまま軽く前後左右に身体を傾けます．
⑤口を閉じたままほっぺたを膨らましたり緩めたりします（2，3回）．
⑥口を大きく開いて舌を出したり引っ込めたりします（2，3回）．
⑦舌で左右の口角をさわります（2，3回）．
⑧舌を丸めて音が出るくらい強く息を吸い込みます（2，3回）．
⑨パパパパ，ラララ，カカカカとゆっくり発音します．
⑩はじめに行った深呼吸を行っておしまいです．

図3 嚥下体操（特に食べる前に行う）

嚥下法

　全身状態が悪化し筋力低下が起こると，嚥下時に咽頭残留が起こる可能性が高い．咽頭残留が多くなると誤嚥のリスクが高くなるため，できるだけ残留を最小限にとどめる必要がある．方法としては，嚥下後に頸部を左右斜め下に回旋して嚥下する頸部回旋法や，同じく嚥下後に唾液を数回飲み込む複数回嚥下法がある．

食形態の変更

　嚥下機能が低下しているのに，無理に常食を摂取しているケースも少なくない．誤嚥の

兆候がある場合は，まず現在摂取している食事形態より1段階やさしい食事形態に変更して様子をみる．段階としてはやさしい順に①ゼリーまたはペースト状のもの→②刻みとろみ（全がゆ）→③刻み→④軟菜（一口大）→⑤常食となる．

とろみ剤の使用

嚥下障害が疑われる場合，特に誤嚥しやすい水分にとろみをつけてむせが減るか様子をみる．粘度は症例によって変わるが，一般的にはポタージュ状程度が広く使われている．

味覚や嗅覚で楽しむ

誤嚥のリスクが高く経口摂取は困難である場合に，味覚や嗅覚へのアプローチを行う．具体的には，食事を咀嚼してそのままはき出す方法や，するめや昆布，ガムなどを咀嚼する方法（ガーゼにくるんだものを使用），綿棒やスポンジブラシに患者の好きな飲み物をしみこませ口腔内を刺激するなどである．このアプローチの際には後述の口腔ケアとセットで行う．味覚を刺激すると唾液分泌が増え，その唾液を誤嚥する可能性もあり，アプローチ前後に口腔ケアを行うことは非常に重要である．

④ ケアのポイント

経口摂取の可否にかかわらず，口腔ケアをしっかり行うことは非常に重要である．口腔内が不衛生だと，汚染された唾液を誤嚥して誤嚥性肺炎を起こす可能性があるし，味覚も低下し十分に味わうことができない．また，口腔内は敏感な箇所であるので，ケアで刺激をすることが覚醒レベルを上げることにつながる場合もある．

ケアの方法としては，歯ブラシやスポンジブラシを使用し，口腔内のバイオフィルムをしっかり除去する．そして，ケアの仕上げとして保湿を必ず行うことが重要である．保湿により汚染されにくくなり，口腔器官の運動がしやすい状態を長く保つことができるからである．

5 多職種連携

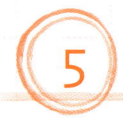

　アプローチを開始する前に，ゴール設定について十分に医療スタッフ間で情報共有しておかなければならない．楽しみ程度の経口摂取がゴールであるのに，職種間の連携がうまくゆかず，ゴール以上のアプローチを行い誤嚥のリスクを高めてしまったり，患者・家族の期待を過剰に促してしまい，後で精神的ストレスを与えてしまったりする可能性などがあるからである．また，アプローチ内容に関してもギャッジアップ座位の角度やとろみの粘度など適切な設定が決定したら，職種間で常に情報を共有し，写真や絵を使い視覚的にもわかるように提示するよう心がける．これは患者自身が環境調整を理解し，嚥下に対する意識を高める点でも重要である．

　終末期では，オピオイドの使用量によっては意識レベルが変動し嚥下機能にも影響が出てくる場合も少なくない．オピオイドの使用量，使用時間などを看護師は把握しているため，嚥下に最適な時間帯を職種間で共有するようアプローチする．

（安藤牧子）

文献

1) 安藤牧子：周術期嚥下訓練．坪佐恭宏（編），近藤晴彦（監修）：多職種チームのための周術期マニュアル3 胸部食道癌．メヂカルフレンド社；2004．p.72.
2) 恒藤　暁：嚥下困難．最新緩和医療学．最新医学社；1999．p.112.
3) 小島千枝子：摂食・嚥下訓練の実際．藤島一郎（編著）：よくわかる嚥下障害，改訂第3版．永井書店；2012．p.205.
4) 戸原　玄：各種スクリーニングテスト．才藤栄一ほか（監修）：摂食・嚥下リハビリテーション，第2版．医歯薬出版；2007．p.138.

10. ことば，声の出ない患者とのコミュニケーション

1 がんの進行期・終末期にみられる言語的コミュニケーション障害の病態

失語症

脳腫瘍が言語中枢に浸潤した場合にことばの障害，つまり失語症を生じる．失語症には，言語理解の障害（聴く，読む）と言語表出の障害（話す，読む）がある．それぞれの症状について表1にまとめた．なお，失語症検査では，「聴く（聴覚的理解）」はただ「聞く」のではなく言語理解をともなう意味合いで使われている．

失語症患者は，がんの治療内容や病状の進行について十分に理解していなかったり，病状についての不安も十分に表出できなかったりする可能性がある．

音声喪失

主に喉頭がんで喉頭全摘術後の患者（以下，喉頭全摘者）は永久気管孔を造設されてお

表1 失語症の症状について

障害		症状
聴く理解の障害		外国語を聞いているような状態．聞くことはできるがその意味が理解できない．単語レベルから複雑な文章レベルまで障害の程度はさまざま．
読む理解の障害		文字を見てもその意味が理解できない状態で，日本人の場合は漢字より仮名文字の理解が障害される場合が多い（漢字はそのものが意味を表しているが，仮名は表音文字で一文字では意味をなさない場合が多い．そして，仮名はさらに何文字かを順に組み合わせて初めて意味をなすものであり，漢字よりも情報の処理量が多いことが影響している）．
発話の障害	喚語困難	りんごを見て，何かは理解できているのに「りんご」と発話することができない状態．初めの一音「リ」を聞くと言うことができることが多い．
	語想起障害	動物の名前を思い出そうとしても思い出せない状態．
	錯語	りんごを見て何かは理解できているのに「バナナ」と違うことばが出てきてしまう状態．「みんご」のように一文字を間違うタイプもある．
書字の障害		漢字や仮名を思い出して書くことが困難になる．一部想起ができる場合もある．発話と同様，違う文字を書いてしまう錯書もある．

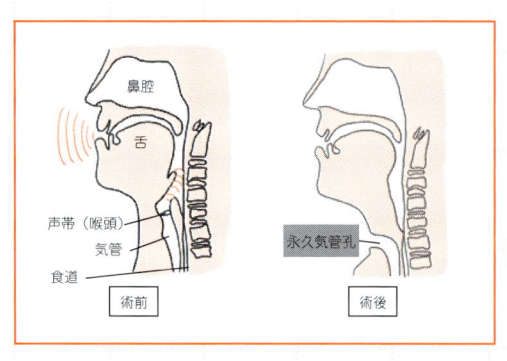

図1 喉頭全摘術前後の解剖学的変化
(小池三奈子,廣瀬 肇〔監修〕:STのための音声障害診療マニュアル.インテルナ出版:2008.p.168[1] より)

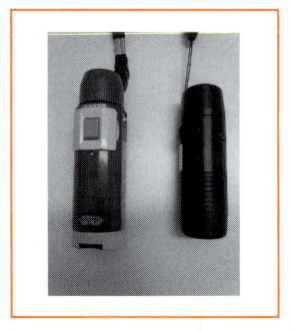

図2 当院で使用している電気式人工喉頭(筆者撮影)

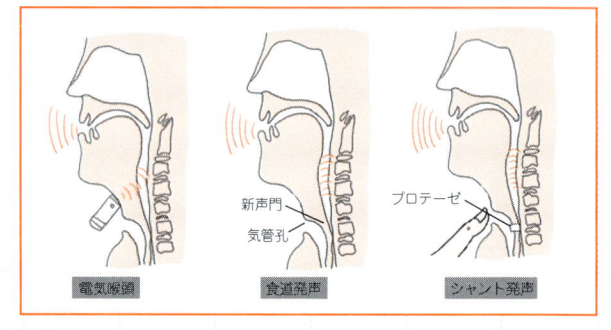

図3 代用音声の種類
(小池三奈子,廣瀬 肇〔監修〕:STのための音声障害診療マニュアル.インテルナ出版:2008.p.169[1] より)

り,永久に「声が出ない」状態である(**図1**)[1].術後,患者は代用音声や筆談を用いてコミュニケーションをとっている.代用音声には主に電気式人工喉頭(以下電気喉頭,**図2**),食道発声,シャント発声があり(**図3**)[1],患者によって使用している代用音声は異なる.また,純粋な音声喪失状態ではないが,気管切開を施行され,気管カニュレ(カフ付きで側孔なし)を留置されている場合も音声によるコミュニケーションは困難である.

② リハビリテーション

アセスメント

失語症

詳細な評価は標準失語症検査を用いるが,ここではベッドサイドで行える簡便な内容を

紹介する．評価内容を（表2）に示した．まずは，日常のコミュニケーションで最も必要な能力である聴理解と発話に関して評価を行うようにする．以下に評価内容についての留意点を記す．

● 聴理解，読解

文レベルの指示理解が困難な場合は，単語レベルの理解力を評価する．たとえば，ベッドサイドの物品を2～3品並べて，指示に対し指さしが可能かをみる．

● 発話，書字

ことばの出方に注意して観察する．自力では呼称全体の発話が困難な場合でも，語頭音（鉛筆なら「え」）を提示すると発話可能なことがある．ほとんど発話がみられない場合は，問いかけに対してYes-No反応があるのか，身振りや指さしなど動作で伝えようとする様子があるかなども併せて評価していく．書字では，自力で書字が困難でも漢字や仮名の一部を提示すると書字可能なことがあるので，どの程度のヒントが有効なのか評価をしておく．

■ 音声喪失

永久気管孔が造設されているかの確認をしたうえで，代用音声は何を使用しているのか，筆談が主なのかの確認を行う．電気喉頭を使用している場合，当て方が自己流になってしまい音の共鳴が不十分な場合があるので，実際に使用している場面をみて聞き取りやすいかどうかを評価する．食道発声は，体力が低下してくると音量が小さくなってくるので，聞きにくい場合，最近の体調の経過を聴取する．

表2 失語症の評価

モダリティ	評価内容
聴理解	「目を閉じてください」「手を挙げてください」「左手で右耳を触ってください」と動作を指示する．いずれもスムーズに正答したら，ベッドサイドにある物品をいくつか並べて「○と○をとってください」など簡単な操作を指示する．
発話	氏名，住所を発話してもらう．ベッドサイドにある物品を見せて，「これは何ですか」と問う（呼称）．こちらの言ったことを真似（復唱）できるか，また漢字や仮名単語を音読できるかも見ておくとよい．
読解	聴理解と同内容の指示を文字で提示する（「目を閉じてください」など）．同内容を行うことで聴理解と読解の差の有無を評価できる．
書字	発話の項目と同内容を実施．氏名，住所を書いてもらう．ベッドサイドの物品を見せて，何かを書いてもらう．漢字，仮名は問わず書きやすいもので実施してもらう．

身体機能に対するアプローチ

　失語症患者では身振りや書字を主なコミュニケーション手段とする場合に，喉頭全摘者では電気喉頭を使用するときに，肩を挙上する必要がある．そのため，上肢や手指の運動障害があるとスムーズにコミュニケーションがとれなくなる可能性がある．失語症患者の場合は片麻痺による上肢の運動障害，喉頭全摘者の場合は頸部リンパ節郭清後の肩の運動障害に対し，作業療法等でのアプローチが重要となる．

ADL における支援

　コミュニケーションノートや筆談のノートなどが上肢に運動障害があるとうまく持ち上げられなかったり，長い時間同じ位置で提示することが困難だったりする場合もある．そうした場合は，ノートなどを小さくしたり軽量化する，ひざ上に台を置くなどの工夫が必要である．

　電気喉頭は，患者自身が使用が困難な場合には介助者が行う．その際，介助者が全員統一した方法でアプローチできるよう情報を共有する．

リスク管理

　言語的コミュニケーション障害をもつ患者と接する際に最も注意しなければならないのは，痛みや体調不良などの訴えがスムーズに伝わらない可能性があるということである．入院・入所した際にはすみやかに，家庭でどのようなコミュニケーション手段を用いているかの情報収集を行い，実践していく必要がある．コミュニケーション手段が確立されることで，体調管理も円滑に進めることができるし，心理的負担の軽減にもなる．

3　具体的な ADL 支援

失語症

　失語症患者へは，接し方が重要なアプローチの一つになる．急に話題を変えてしまって，患者が話の内容をしっかり理解できないままになってしまったり，錯語が出てしまい本当に言いたいことばが出ていないのに，勘違いされてしまったりすることが多々ある．

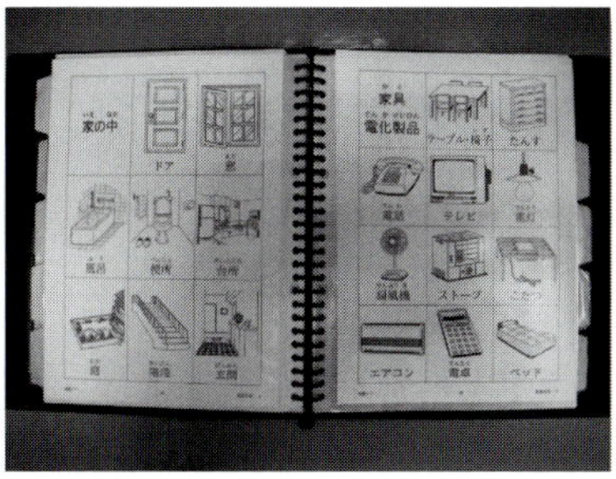

図4 コミュニケーションノート
（下垣由美子ほか〔編〕：失語症会話ノート．エスコアール．2006）

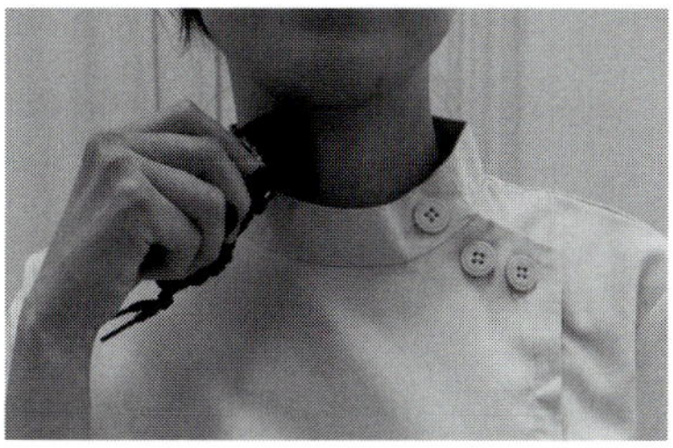

図5 電気喉頭の使用（頸部）

表3 電気喉頭による発声訓練の流れ
① 機器の構造と使い方を説明する
② 振動体をどこに当てれば最適な振動音が得られるかを検討する（頸部の場合が多い）
③ 適切な音量・ピッチを選択する
④ スイッチの適切な on-off 操作を指導する
⑤ 気管孔の雑音を防止する（呼吸は発語に合わせない）
⑥ 発話明瞭度を上げるため，構音動作の明確化や発話速度のコントロールを指導する

聞き手が余裕をもってゆっくりと話を聞く，話しことばだけでなく文字を提示して内容を再確認する，コミュニケーションノート（図4）を使用してポインティングで伝えたいことばを示してもらうなど，やりとりに工夫をする．どのような工夫が有効なのかは適宜言語聴覚士から情報提供するとよい．また，五十音表は失語症患者にとっては非常に理解しづらいものである（音のみの表記で意味をなさないからである）ので，五十音表は使わないのが原則である．

喉頭全摘者

電気喉頭は主に頸部に当てて使用する（図5）．当て方はもともと喉頭があった付近の皮膚に，振動面が垂直に当たるように軽く押し当てるようにして使用する．押し当てる力が弱かったり，角度が変わってしまったりすると音の共鳴が悪くなるので，適宜鏡を見るなどしてよい位置を患者にフィードバックしていく．電気喉頭の習得までの流れを表3に示した．放射線療法後などで頸部が固く共鳴が得られにくい場合は，頰に当てる方法（図6）やオプションの口腔チューブで口腔内に直接音を取り込むようにして（図7）使用する方法を試みる．

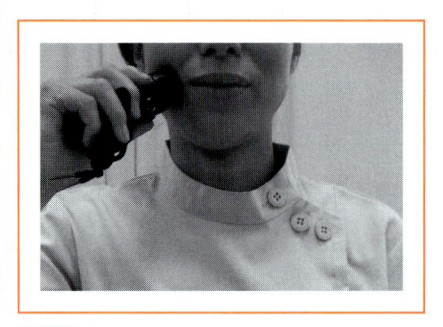

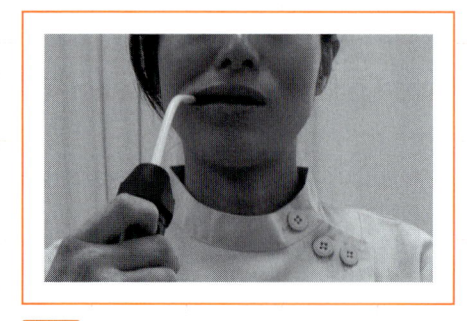

図6 電気喉頭の使用（頬）　　　　　　　図7 電気喉頭の使用（口腔チューブ）

4 ケアのポイント

　身体的ケアに関しては，喉頭全摘者には永久気管孔の管理がある．永久気管孔が外気にさらされると気管孔内の痰が固まりやすいので，エプロンガーゼをつける，室内を加湿するなど乾燥に注意する．また入浴時に気管孔に水が入らないよう細心の注意を払う必要がある．

　また，言語的コミュニケーション障害の患者では，精神的ケアについても十分配慮する必要がある．コミュニケーションが円滑にいかないことのストレスや治療に対するストレスなど，さまざまな問題をすぐに表出できない状況に常におかれている可能性があることを念頭において接する必要があるだろう．

5 多職種連携

失語症のタイプの情報共有

　失語症には大まかに，表出より理解が優位な運動性失語と理解より表出が優位な感覚性失語がある．失語症のタイプに合わせて接し方も変わってくるので，言語聴覚士はどのようなタイプの失語症なのかをほかのスタッフに情報提供することが重要である．病状が進行して理解や発話面が落ちてくると，同じ手段を用いてのコミュニケーションが困難となる．普段から患者のコミュニケーションの様子を観察し，失語症状が進んでいないかをチェックする．コミュニケーションツールやルートの変更があればスタッフで情報を共有し

ていく．たとえば，病状が進行して単語レベルの発話が困難になってきた場合にはコミュニケーションノートを使用し伝えたいことばをポインティングする方法が考えられる．

電気喉頭の使用の仕方

　電気喉頭を当てる位置や音量など適切な使い方を患者だけでなく医療スタッフが共有して，患者が適切に使うことができているかをそれぞれのスタッフが評価し情報を共有すると，コミュニケーションをスムーズにとることができる．

（安藤牧子）

文献

1）小池三奈子：無喉頭音声の訓練．廣瀬　肇（監修）：STのための音声障害診療マニュアル．インテルナ出版；2008．pp.168-171．

3 安楽なポジショニングと介助の工夫

　ポジショニングにおいて大切なことは，その姿勢が患者にとって無理のない楽な姿勢であることである．そのため，体重を支える支持面を広くとり，手や足，体幹をベッドやピローに楽にもたれられるような姿勢を支援する．

　進行期・終末期を迎えたがん患者のポジショニングの目的は，①苦痛症状の緩和，②廃用症候群の予防，③ADL支援である．

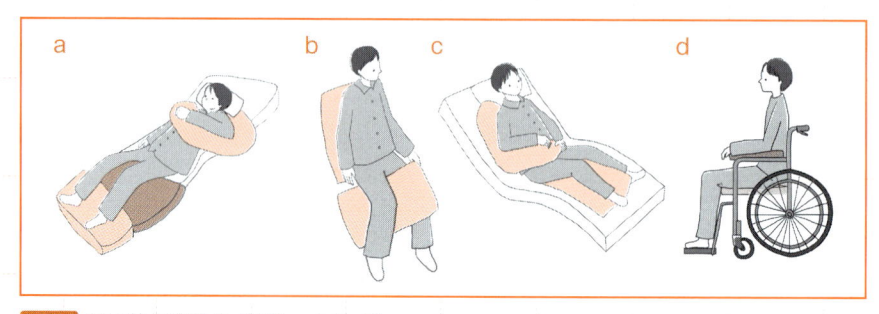

1 基本的な姿勢のポジショニング

背臥位

　背臥位では，主に頭頸部，上肢，下肢（膝下），足部などの身体とベッドのすき間ができる部分を埋めるようにピローなど使うとよい（図1 a）．

　円背などがある場合は，ジャンボ・ピローなどで弯曲に合わせて背中を包むように支えてもよい．

側臥位

　側臥位では，主に上側になる手，足を置く位置，体幹がもたれることのできる支持面を確保することがポイントとなる．上側になる手足は下側の手足と重ならないようにピロー

図1 基本的な姿勢のポジショニング
a：背臥位　b：側臥位　c：ギャッジアップ座位　d：車椅子座位

で支え，体幹は不安定となりやすいため，腹側または背側に身体がもたれることができるようにピローで支える（図1 b）．

ギャッジアップ座位

　ギャッジアップ座位では，時間の経過や疲労などとともにズレや傾きが生じやすい．そのため，背上げを行うときは同時に膝も少し立てるようにベッドを上げたりピローで支持したりする．このとき，腹部が圧迫されないように気をつける．また，体幹が左右に傾く場合には，ピローで肘置きを作り左右の上肢を乗せるようにしたり，体幹にピローやバスタオルを入れたりして支持する（図1 c）．

車椅子座位

　車椅子座位の座面は布がたわんでいるため，左右の中心に座るようにする．また，座った際に股関節，膝，足関節が90°になるように座面やフットレストの高さ，シートの奥行・緩みなどを調整し，体型に合う車椅子を使用する（図1 d）．車椅子座位では，車椅子や車椅子用クッション，姿勢補助具なども各種あるので有効に利用するとよい．

② 苦痛症状の緩和を目的としたポジショニング

　がん患者の場合，骨転移にともなう荷重時痛や呼吸困難などの苦痛症状の緩和を目的としてポジショニングを実施することが多い．苦痛症状の緩和を目的としたポジショニングの実施においては，苦痛症状の原因とその軽減因子を念頭に患者が楽だと感じる姿勢を探す．また，いずれの場合も姿勢のパターンを複数検討するとともに，そのパターンを基本にそのつど患者が楽なように微調整しながら対応する．

　ポジショニングはあくまでも患者の安楽（主観）を大切にし，ポジショニングありきで臨まないように注意する．ポジショニングによって身体が固定され，患者が自由に動けなくなることでかえって患者の苦痛症状を強めてしまう可能性もあり，ポジショニングが患者の苦痛症状の緩和に有効であるのかよく見極めて柔軟に対応する．

骨転移による痛みがある場合

　骨転移による痛みに対するポジショニングでは，まず最初にその痛みがポジショニング

によって軽減が期待できるものか判断する．骨転移のある部位が圧迫されることによって生じる痛みについては，患部の除圧をポジショニングによって改善できるが骨転移が神経などを圧迫して痛みが生じている場合などではポジショニングでの改善は難しく医師による薬物療法等での対応が必要な場合もある．

> **支援のPOINT**
>
> ☑ **患部が圧迫されて痛い場合**
> 除圧を図る支援をする．
> ☑ **動くことによって痛い場合**
> 患部を固定する支援をする．

除圧を図る支援

●坐骨や腸骨に転移がある場合

背臥位で殿部や腰がベッドに当たって痛みがある場合には，側臥位（図2 a）や腹臥位（図2 b）などをとって患部の荷重を避けたり，小さなピローを患部の前後または左右に入れて部分的な除圧を図ったりする．患者が自身で体位を調整できる場合には，ピローを貸し出して自由に好きな場所に使用できるよう支援することも有効である．

●脊椎に転移がある場合

脊椎に転移がある場合，座位など身体を起こした姿勢になると患部に体重がかかるため痛みを誘発する．そこで，ギャッジアップの角度を調整する（図1 c）ことによって，脊椎にかかる圧を分散させる．リクライニング式車椅子を用いると，離床も可能となる．

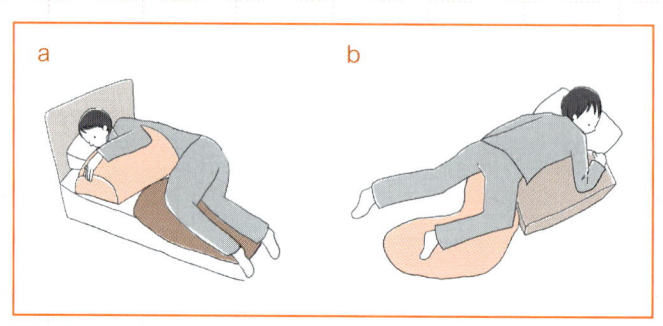

図2 除圧を図る支援
a：側臥位　b：腹臥位

また，病的骨折などのリスクがあるため，側臥位では体幹をねじらないようにする．

患部を固定する支援
●上腕骨に転移がある場合
上腕骨に転移があると，体動時・姿勢変換時に痛みが誘発される場合がある．

背臥位では，ウェーブ型のピローや弾力性の高いピローを用いて上肢が包み込まれ固定されるようにする（図3 a）．また，移動時などには，アームスリングなどを用いて上肢を固定し，動作を行うようにする（図3 b）．

●大腿骨骨幹部に転移がある場合
大腿骨に転移があると，股関節の内外転・内外旋のようなねじりの動きに弱く，体動にともない痛みを誘発しやすい．そのため，内外転・内外旋方向へのねじりが加わらないように，下肢の縦軸方向に沿ってウェーブ型ピローなどを用いて固定する（図3 c）．

呼吸困難がある場合

呼吸困難がある場合は，呼吸にかかわる胸郭の動きを制限しないよう注意する．また，安静時でもファーラー位など少し起こした姿勢をとるようにすると，横隔膜が下がり換気量が増して呼吸が少し楽になる．

呼吸困難が強い患者では，座位で過ごすことを好む場合も多い．しかし，背もたれがない状態で座っていると，重力に抗して体幹筋に力を入れて座っていることになる．体幹筋は呼吸にも補助的に関与しているために，常に力が入った状態では呼吸にも制限を与えることになる．そのため，座位においても体幹筋がリラックスしやすい姿勢をとる，前傾位で腕を台の上に乗せるなどして，呼吸をしやすくする（図4）．

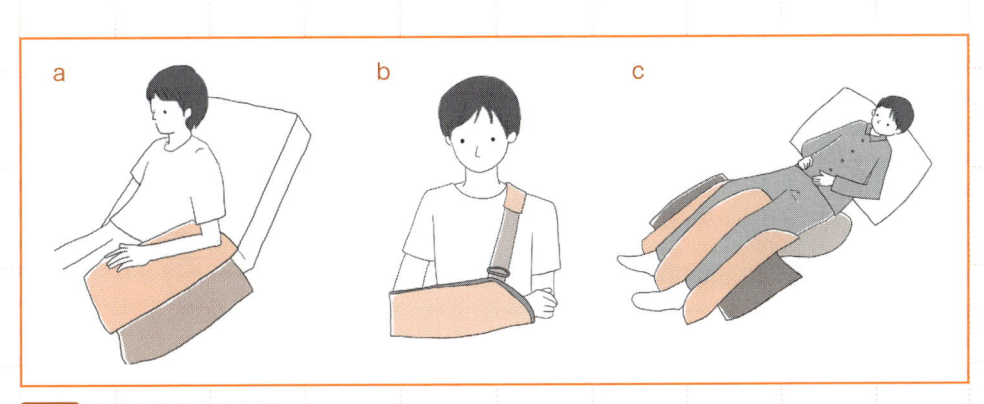

図3　患部を固定する支援
a：ピローによる上肢の固定　b：アームスリングによる上肢の固定　c：ピローによる下肢の固定

腹水がある場合

腹水がある状態で背臥位となると，腹部の重みがかかるため圧迫感から強い苦痛をともなうことがある．腹部の重みを緩和するためには側臥位やファーラー位がよい．

側臥位の場合，通常よりも腹部の重みによって体幹が不安定になりやすい．したがって，より背部側または腹部側にもたれかかれるよう，ピローで支持する（図1 b）．

麻痺がある場合

上肢に麻痺がある場合

脳転移や腕神経叢麻痺などがあると，上肢の重みによって肩が引き伸ばされ，二次的な損傷や痛みの誘発，循環障害などを呈することがある．背臥位や側臥位では，麻痺側上肢の挟み込み，下垂などに注意する．座位では，ピローなどで肘置きを作り，上肢を支えるように援助するとよい（図3 a）．移動する際などは，麻痺が重度であれば三角巾などを使用して，上肢を保護することも有効である（図5）．

下肢に麻痺がある場合

下肢に麻痺がある場合，不良肢位を招きやすく，その状態が続くと痛みの誘発や痙縮の助長，関節拘縮，褥瘡，循環障害などをきたしやすい．そのため，標準的なポジショニングに加えて特に下肢が外旋したり足関節が尖足になったりしないように，麻痺側下肢の良肢位を心がけるとよい（図6）．

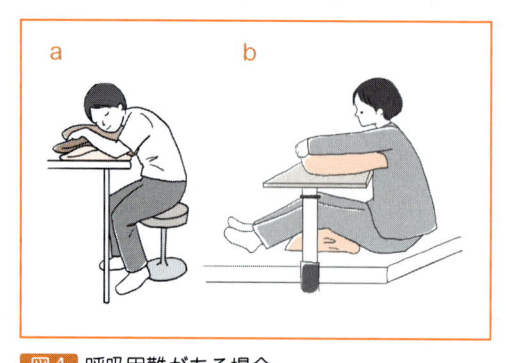

図4 呼吸困難がある場合
a：座位　b：ギャッジアップ座位

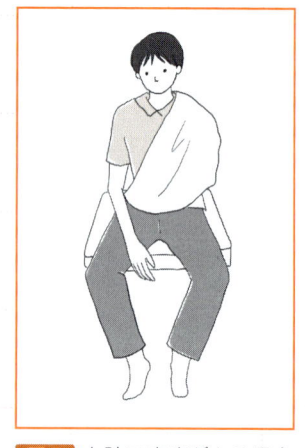

図5 上肢に麻痺がある場合
（三角巾を利用した例）

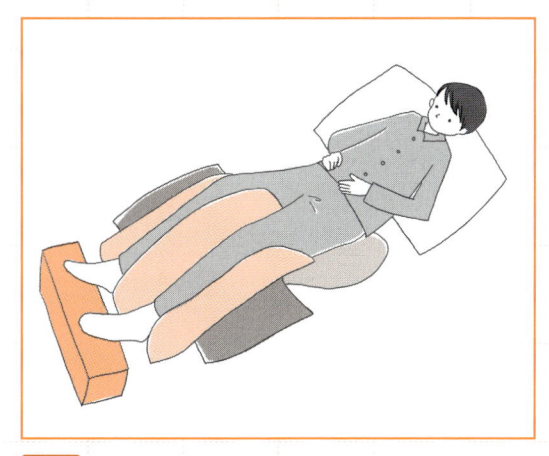

図6 下肢に麻痺がある場合
（下肢の外旋・尖足を防ぐ例）

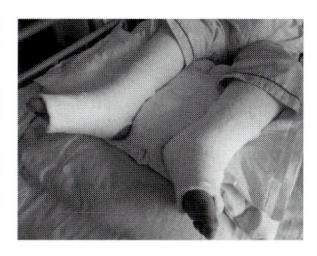

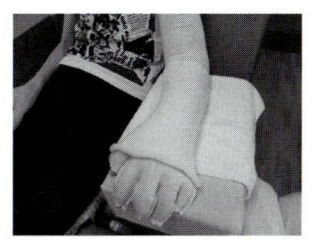

図7 緩和的な圧迫療法とポジショニングの例

浮腫がある場合

　浮腫には原因がさまざまあるが，浮腫の軽減を考えた場合には挙上位をとることが望ましい．しかし，全身性浮腫の場合などでは，患肢を挙上することによって近位に水が移動し，呼吸困難や腹部膨満感などの増悪を招くリスクもあるため，注意が必要となる．

　終末期浮腫の場合は，浮腫の軽減よりも苦痛症状の緩和に焦点を当てたポジショニングを心がける．**図7**に例をあげる．また，皮膚が脆弱になっていることも多く，必要に応じてスキンケアや緩和的圧迫療法など（p.124参照）の適切な対応を合わせて行う．

　浮腫をきたしている場合，靴下や腰ゴムなど衣服が皮膚に食い込んでいることもあるので注意する．また，そのことを家族などにも指導する．

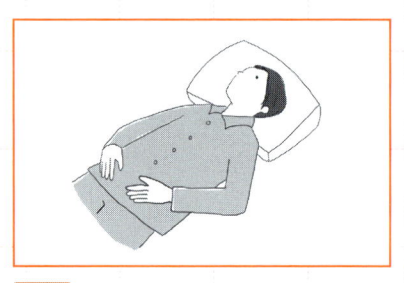

図8 頭頸部の支持性が低い場合

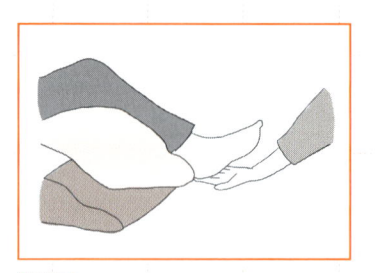

図9 背臥位
（踵の除圧の例）

頭頸部の支持性が低い場合

　頭頸部がんなど頸部筋力の著しい低下をきたしているような場合には，頭頸部を支える枕などのポジショニングにも注意が必要となる．頭頸部が過伸展していると痛みなどの苦痛を誘発するだけでなく，唾液の誤嚥などをきたし肺炎などを起こすリスクも高くなる．また，頭頸部を支える枕が不安定であり，常に頭頸部に力が入った状態で寝ていると頭頸部を支える筋への負担が大きくなり痛みを誘発することもある．

　頭頸部のポジショニングにおいては，枕を柔らかめの弾力性のあるものにし，支持面を頭から頸まで広い面で体重を支えられるようにする（図8）．また，枕が合わない場合には，ピローやバスタオルなどを枕の代わりに使用するのもよい．

3 廃用症候群の予防を目的としたポジショニング

　がん患者において注意しなければいけないことは，低栄養によって褥瘡を呈しやすいこと，低活動化などによって筋力低下・関節拘縮をきたしやすいことである．特にここでは褥瘡の予防を目的としたポジショニングを中心に述べる．

背臥位

　背臥位における褥瘡の好発部位は，後頭部，肩甲帯，仙骨部，踵などであり，この部分にかかる圧を分散できているか注意が必要となる（図9）．体圧測定器があれば好発部位の圧を測定し確認するのもよい．

　除圧のためのピローは各種組み合わせ，基本的には小さなピローを大きなピローの下に重ねて使用し，直接肌に触れる部分には肌触りの良いソフトなものを使用するとよい．ま

ポジショニングの基本

☑ **褥瘡好発部位の除圧に注意する**

褥瘡が好発しやすい部分は骨の隆起部など背臥位や側臥位で荷重が集中しやすい部分にある.

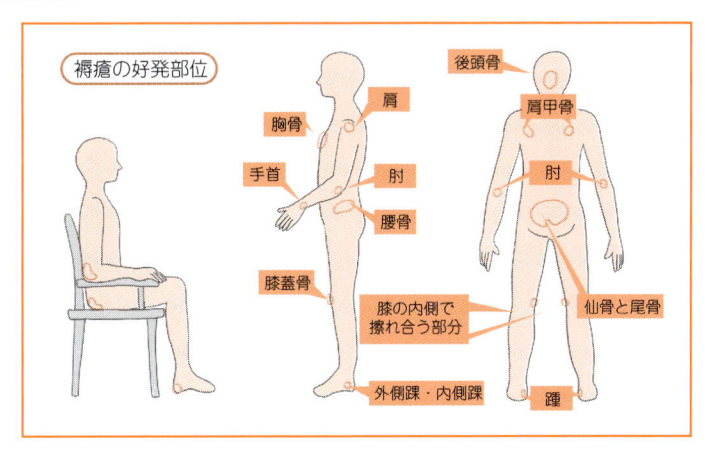

褥瘡の好発部位：後頭骨，肩甲骨，胸骨，肩，肘，手首，腰骨，肘，仙骨と尾骨，膝蓋骨，膝の内側で擦れ合う部分，外側踝・内側踝，踵

☑ **応力（圧迫力, ズレ力）×時間×頻度に注意する**

褥瘡は一般に皮膚・皮下組織が圧迫されたりズレて引き伸ばされたりすることによって循環が絶たれ壊死が発生し起こる. 皮膚・皮下組織の壊死は局所に200 mmHgの圧が2時間以上作用することで生じるといわれており, 毛細血管圧の32 mmHg以上の圧が局所に加わると血流障害が起こるといわれている.

☑ **体圧分散の方法を考える**

体圧分散の基本は体位変換である. 体位変換なしには十分な予防は図れない. 適切な体位変換を行ったうえで, 適切なマットレスやピローなどを用いて体圧分散を図ることが求められる.

た, ピローの中身（素材）が自由に調整できる場合は, 中身をわざと偏らせるなどしてうまく姿勢に合うように形を調整する.

患者のADL能力（PS）が低いときには, マットレスをエアマットやウレタン等の高機能のものを使用することも有効である.

褥瘡予防を考慮する必要があるときは, 圧迫力だけでなくズレにも注意が必要となる. 時に身体を頭もとへ引き上げたり, 姿勢変換した後は衣服が皺になって皮膚を圧迫していたり, 皮膚自体が引っ張られたりした状態でズレが生じている場合もある. そのような場合には, 引き上げる際にスライディングシート（図10 a）を用いたり, 引き上げた後に

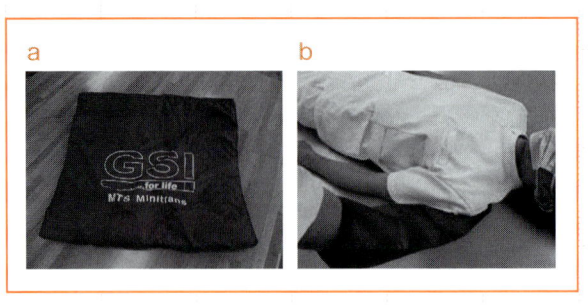

図10 姿勢変換の前後で活用できるツール
a：スライディングシート　b：圧抜き用のグローブ

寝返りを介助し衣服を整えたり，圧抜き用のグローブ（図10 b）などを用いて背抜きを行ったりする．

側臥位

側臥位での褥瘡の好発部位は，肩，肘，腸骨，膝外側（腓骨頭），足部外側（外果）などであり，背臥位と同様に好発部位の圧の分散に注意する．側臥位は背臥位に比べて支持基底面（ベッドに接触する面）がさらに狭くなるため，体幹を少し斜めに傾けたり，上側になる手足の荷重をピローで受け止め下側に重ならないようにすることで，支持基底面を広くとるようにする（図1 b）．

ギャッジアップ座位

ギャッジアップ座位では，座位が崩れてしまうことによって仙骨座りとなりやすい．そのため，体重を坐骨にしっかり乗せて座位がとれるように，膝はしっかり曲げた姿勢をとる．また，ベッドと殿部・大腿のすき間はできるだけピローなどで埋め，坐骨（殿部）から大腿の後面にかけて広い面でしっかり体重を支持できるようにする（図1 c）．

車椅子座位

車椅子座位でも，体幹の傾きやズレに気をつける必要がある．車椅子座位での除圧は，身体に合った車椅子を使用したうえで，車椅子クッションや座面や背張り調整が行えるモジュールタイプの車椅子を使用することなどでも工夫ができる．車椅子クッションも各種種類があり，患者の状態に合わせて使用する（図1 d）．

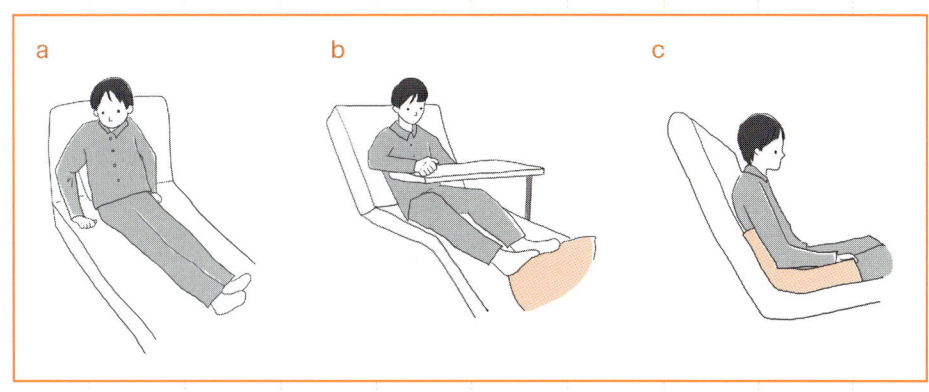

図11 麻痺によって座位保持ができず不安定な場合のポジショニング
a：悪い例　b：よい例①　c：よい例②

4 ADL支援を目的としたポジショニング

　麻痺によって座位保持ができず不安定な場合，患者は上肢で支え座位を保とうとする（**図11 a**）．しかし，上肢が支持のために使用されると，上肢で活動を行うことができず実用的な座位とはいえない．

　ADLを行うためには，保持する姿勢が安定しており，その姿勢に苦痛がなく余裕があることが大切である．不安定な姿勢であったり過度な努力を要したりする姿勢では，ADLに上肢を自由に使用できなかったり，痛みや疲労を誘発したりすることにつながる．そのため，患者が生活のなかでさまざまな活動に取り組めるよう「ゆとりのある姿勢」を支援する．

　そこで，活動ができる実用的な座位を保つことができるように，上肢操作を制限しないようなポジショニングを心がける（**図11 b**）．また，身の回りのものに手が届くように環境設定も合わせて行う．

　座位では，体幹の左右にピローやバスタオルを丸めたものなどを用いて，体幹が左右に傾かないように支持する．このとき，体幹横に挟む支持物は患者の肩甲骨より下までの高さのものに限る（**図11 c**）．そうすることによって支持物が肩甲帯の動きを制限することはなく，上肢操作が行いやすい．

　また，膝は高く上げすぎると，骨盤が後傾し前方に重心を移動させにくくなる．したがって，机の上で作業する際の制限とならないよう，注意が必要である．

〔島﨑寛将〕

4 化学療法による末梢神経障害に対する日常生活の工夫と対応

　がんを治療するために化学療法を選択しなければいけない患者は多くみられる．化学療法でよくみられる副作用として末梢神経障害があり，ここではリハビリテーションの視点からサポートできる例をいくつか紹介する．

　主な末梢神経障害としては，触覚・痛覚・温冷覚の異常知覚・位置覚の低下などの感覚障害，筋力低下などの運動障害がみられる．末梢神経障害に対しての薬物療法としてはエビデンスが高い治療はなく，症状緩和を第一義的な目的として実施する．また，温罨法や手指の運動，マッサージは末梢循環の改善や心地よさを促し，症状緩和に効果をもたらす場合もある．しかし，かえって症状が強くなると感じることもあるため，効果がある場合のみ行うことが基本である[1]．根本的な解決は原因製剤の減量や中止が唯一の方法となる．また，なかには不可逆的な障害を残す抗がん剤もあるので，治療・症状を理解しておくことが重要である．

1　末梢神経障害を生じやすい代表的な抗がん剤とその症状

末梢神経障害を生じやすい代表的な抗がん剤とその症状を 表1 にまとめた．

パクリタキセル（タキソール®）

　globe and stocking 型（手袋−靴下型）といわれるように，手関節・足関節より遠位部にしびれや感覚鈍麻がみられる．また肩・腰部などに関節痛・筋肉痛が生じる場合もあるが，この症状は寛解に至る．

シスプラチン（ブリプラチン®，ランダ®）

　主に下肢に症状が出やすく，爪先のしびれ・アキレス腱反射の低下・下肢優位の振動覚低下・高音域の聴力障害が出現する．用量によって症状は変化し，500mg/m^2 以上の投与では，ほぼ全例に障害が認められ，障害の治癒に時間を要することや，不可逆的になる例もみられる．

表1 末梢神経障害を生じやすい抗がん剤の一例

一般名	商品名	主な疾患	出現時期の目安	経過
パクリタキセル	タキソール®	胃がん，乳がん，卵巣がん，肺がんなど	治療後約3～5日	数か月以内に徐々に改善・回復
シスプラチン	ブリプラチン®，ランダ®	食道がん，胃がん，肺がん，膀胱がん，頭頸部がん，子宮頸がんなど	静脈内投与1～7回後 総投与量300mg/m²を超えると出やすい	改善・回復には時間を要する
ビンクリスチン	オンコビン®	非ホジキンリンパ腫	投与後2か月以内	改善には数か月～数年を要する
オキサリプラチン	エルプラット®	大腸がん	投与直後～1,2か月以内	持続性は徐々に改善するが，時間を要することも
ボルテゾミブ	ベルケイド®	多発性骨髄腫	約5コース後	約70％で改善

ビンクリスチン（オンコビン®）

　手指のしびれや鈍麻といった感覚障害で発症し，その後症状は上行し，筋力低下また下肢の下垂足もみられることがある．通常は薬剤の中止や減量で症状は軽快するが，障害が重度である場合は症状改善までに数か月の時間を要することがある．

オキサリプラチン（エルプラット®）

　治療直後2日以内に高頻度に出現する急性神経障害（手足のしびれ・歩行困難などの運動障害）と，14日以上持続する遅発性・持続性神経障害がみられる．急性神経障害としては，寒冷刺激に対してしびれや痛みが誘発されるが，その予防策はエビデンスとして確立されている[2]．したがって，手洗いなどは温水を用いる，エアコンに直接あたらないようにするといった生活指導が必要となる．遅発性・持続性神経障害としては，手指の末梢に症状が現れるため，書字のしにくさや，ボタンのかけにくさなどがみられる．

ボルテゾミブ（ベルケイド®）

　globe and stocking型（手袋−靴下型）のしびれや痛みで発症し，深部覚低下・下肢の運動機能低下がみられる．

2 手指に障害を有する場合の対処法

手指に障害を有する場合の対処法は以下のとおりである．
- ☑ 装着しやすいボタンを選ぶ
- ☑ 熱いものを持たない
- ☑ 鍋つかみや，つかみやすい鍋（両手の鍋など）を使用する
- ☑ 包丁ではなく，料理用はさみを使用する
- ☑ ペットボトルや瓶のふたを開けるために，滑り止めマットを使用する（図1）
- ☑ 手袋の使用，軽めの運動で末梢の循環を上げる
- ☑ 筆記用具類，スプーン，フォークの柄を太くし，力を入れやすくする（図2）
- ☑ 靴は靴ひものタイプではなく，面ファスナー（マジックテープ®など）のものを選択する
- ☑ 薬袋，弁当についている醤油などの袋などを切る際，立てかける自助具を使用する（図3）
- ☑ 運動障害を有する場合は，1回の作業量を少なくする（長時間作業をしない）

3 下肢に障害を有する場合の対処法

下肢に障害を有する場合の対処法は以下のとおりである．
- ☑ 滑りやすい状況を避ける（かかとの高い靴，脱げやすいサンダルは履かない）
- ☑ 転倒を避けるために，夜間も足もとを明るくする
- ☑ 靴下の使用（ただし，重ね履きや室内での使用は転倒に注意する），軽めの運動で

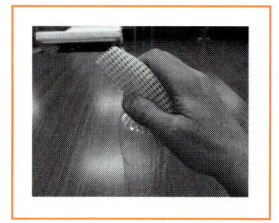

図1 滑り止めマットの使用例

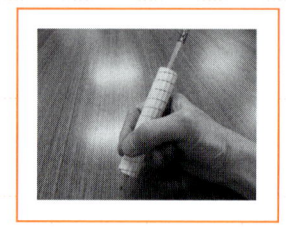

図2 柄を太くした鉛筆の使用例

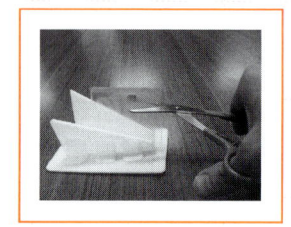

図3 立てかける自助具の使用例

末梢の循環を上げる
- ☑ 足先がしびれている場合，爪を深く切りすぎる可能性があるため注意する（切りにくい場合は介助してもらうのも一つの方法である）
- ☑ 長時間立位・長距離歩行を要する作業を避ける

④ 医療者に求められる対応

　末梢神経障害は，身体的苦痛だけでなく，仕事や家事などの役割を果たせないなどの精神的苦痛，社会的な不利益につながっている場合が多くみられるが，「治療のため」という側面から本人が過度に我慢したり，また医療者も「しょうがない」と患者の症状の訴えを軽んじてしまったりする可能性がある．また，治療は終了しても，障害は残存しADL等に影響がある例も多くみられる．それぞれの患者の生活背景をとらえ，対処や工夫をともに考えること，不安について傾聴し，共感的理解を示しながら評価・アプローチを行っていくことで，結果として精神的苦痛・社会的な不利益の軽減を図ることができると考える．また，回復の見込みのある障害に対しては，ある程度日常生活の中でも動かし，使用していくことで廃用予防を図っていくことも重要である．

　終末期を迎えたがん患者の場合，転移などが起きている可能性も高く，定期的に検査が行われていないことも多い．そのため医療者は，その患者に起こりうる症状を常に意識しておく必要がある．

　　　　　　　　　　　　　　　　　　　　　　　（田尻和英，加藤るみ子，田尻寿子）

文献
1) 柴田基子：しびれが心配・つらい〜外来化学療法における末梢神経障害のケアの実際．がん看護 2012；17（5）：535-538．
2) 上田真由美：末梢神経障害．プロフェッショナルがんナーシング 2012；2（3）：53-59．

5 心のケアとしての作業療法アプローチ

　作業療法は「心とからだのリハビリテーション」といわれるように，患者の身体的問題だけでなく心理的問題にも積極的に取り組んでいる．本稿では，進行期・終末期を迎えたがん患者に対する作業療法アプローチを決定するまでの手順と，これまでに報告されている作業療法アプローチと心理的効果について概説し，進行期・終末期を迎えたがん患者の心理的問題に焦点を当てた作業療法アプローチについて紹介したい．

1　作業療法計画の手順

　緩和ケアにおける作業療法では，以下の手順でアプローチの実施計画を行う（図1）．進行期・終末期を迎えたがん患者に対する作業療法では，基本的に一人の作業療法士が計画から終了までを担当する．これにより患者の状態に合わせた柔軟な対応が可能となり，患者・家族も安心感をもつことができる．

作業の実施状況評価

　日常生活には，「セルフケア」「役割／仕事」「余暇／楽しみ」「休養／休息」などさまざまな作業がある（図2）．作業療法では，まずこれら作業の実施状況を評価する．具体的には，それぞれの作業をどのような方法で行っているのか，また，どのような介助が必要となっているのかをアセスメントする．
　普段の生活においては，個々の価値観や家庭・社会での役割などに応じて，これらの作業がバランスよく遂行されているが，病気によって役割活動などの遂行が難しくなると，生活の作業バランスも損なわれる．そのため，患者の作業実施状況を評価する際には，1日，1週間ごとのバランスについても評価し，活動的な時間や疲れやすい時間などについても把握しておくと，作業療法を計画する際に役立つ．

作業活動と関連要素の分析

　次に，作業と関連要素との関係について分析する．関連要素には，「個人的要素」「身体的要素」「認知的要素」「心理的要素」「実存的要素」「社会的要素」「環境的要素」がある

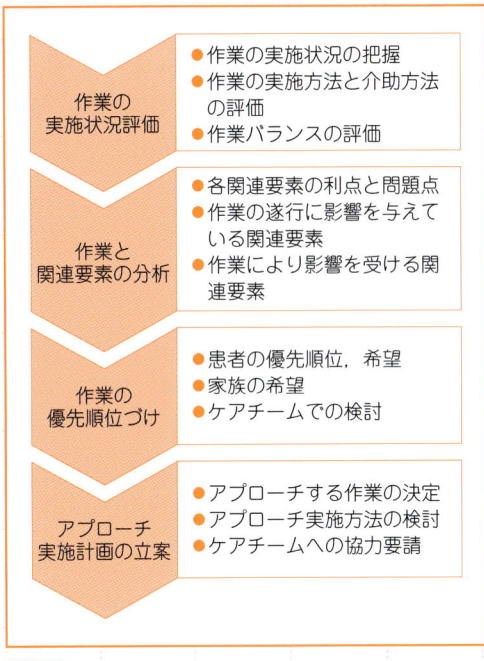

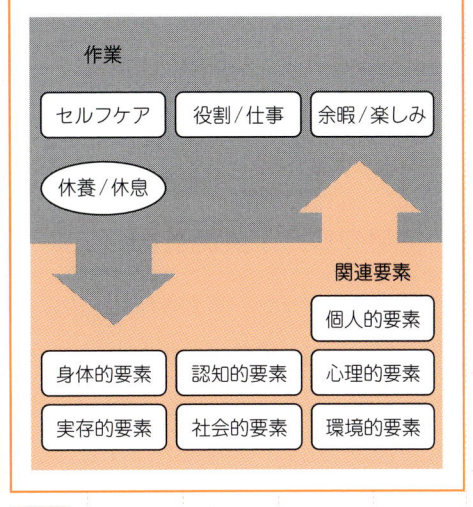

図1 緩和ケアにおける作業療法計画の手順

作業の実施状況評価
- 作業の実施状況の把握
- 作業の実施方法と介助方法の評価
- 作業バランスの評価

作業と関連要素の分析
- 各関連要素の利点と問題点
- 作業の遂行に影響を与えている関連要素
- 作業により影響を受ける関連要素

作業の優先順位づけ
- 患者の優先順位，希望
- 家族の希望
- ケアチームでの検討

アプローチ実施計画の立案
- アプローチする作業の決定
- アプローチ実施方法の検討
- ケアチームへの協力要請

図2 作業と関連要素

作業：セルフケア／役割・仕事／余暇・楽しみ／休養・休息

関連要素：身体的要素／認知的要素／心理的要素／実存的要素／社会的要素／環境的要素／個人的要素

（図2）．この関連要素と作業とは互いに影響を与え合う関係にある．作業療法では，この関係を利用し，作業にアプローチすることによって，患者の関連要素に働きかけたり，逆に，関連要素にアプローチすることで作業の遂行を促したりしている．そのため，各関連要素の利点と欠点をアセスメントするとともに，作業と関連要素との関係についても評価する．例をあげると，「トイレに行くことができない」という作業遂行の問題点があった場合には，その原因となっている関連要素は何か．たとえば，麻痺（身体的要素）が原因なのか，人に迷惑をかけてしまうので頼めないこと（心理的要素）が原因なのかを考える．反対に，「自己の役割の喪失からひどく落ち込んでいる」（心理的要素）という問題があった場合には，どのような作業ができなくなったことが「自己の役割の喪失（心理的要素）」につながっているのかを考える．

作業の優先順位づけ

患者にとってより重要で優先順位の高い作業は何か，また家族が希望することはどのようなことかを明らかにし，その作業の実現可能性やリスクなどについてケアチームで検討する．しかし「あなたにとって最も重要なことは何ですか」「あなたが今いちばんしたい

ことは何ですか」という質問に答えられる患者は少ない．多くは戸惑いや抵抗感を示し，セルフケアに介助が必要な状態で楽しみを求めることに罪悪感を抱く患者も少なくない．これに対し作業療法士は，いかなる状態であっても楽しみをもつことは当然のことであり，楽しみや希望を支える準備があることを伝えることで，患者の思いを引き出すよう努める．マッサージをしながら，あるいは音楽を流しながら，といった心地よい刺激を加えることで会話が促進されることもある．また，作業療法士と患者・家族は協働者であり，常に患者や家族の思いを尊重することを，ことばや態度で伝えることが大切である．

アプローチ実施計画の立案

　作業療法でアプローチする作業を決定し，その実施計画（場所・時間・協力者・利用するサービス・福祉機器・介助方法など）を立案する．この過程に患者や家族が参加することで，患者・家族は希望に沿った作業療法アプローチに主体的に取り組むことができる．生活でのコントロール感が低下することの多い進行期・終末期を迎えたがん患者にとって，作業療法アプローチを自分でコントロールすることは意義がある．しかし同時に，評価に基づいた適切な段階づけによって，患者や家族が負担なく達成感を得られるよう調整することがとても重要である．この調整が不十分であると，患者に「こんなこともできなくなってしまった」という失敗体験をさせてしまうこととなる．

　進行期・終末期を迎えたがん患者は急変の可能性が高いことから，計画立案やアプローチには他職種からの協力が不可欠である．そのため，定期的なカンファレンスだけでなく日ごろから密に情報交換するよう心がけておくことが大切である．

2　進行期・終末期を迎えたがん患者に対する作業療法アプローチと心理的効果

　これまでに報告されている作業療法アプローチの例を作業領域ごとに区分し，期待される心理的効果を 表1 にまとめた．

　作業療法では，患者の希望や優先順位に沿ってアプローチを決定するため，その内容は実に多様である．また，患者の病態や症状など抱えている問題は一人ひとり異なるので個別性が高く，経過中の状態変動も激しいため柔軟性が求められる．さらに，同じ作業へのアプローチであっても，実施方法は常にオーダーメイドで，患者によって得られる効果は異なる．これらが作業療法のエビデンス構築を困難にしているゆえんでもある．

表1 終末期がん患者に対する作業療法アプローチと心理的効果

	作業療法アプローチの例	心理的効果
セルフケア	● できるだけエネルギーを使わないADL方法の指導 ● 安全で苦痛なく生活するための自助具や福祉機器の提供 ● 食事摂取のためのポジショニングと方法の提案 ● 家族／介護者への介護方法の指導と確認 ● 1日の過ごし方とエネルギー配分を患者と相談	●「自分で決めている」「まだ自分でできることがある」と体験的に認識することで，コントロール感と自律心が向上する ● 小さな成功体験を積み重ねることで自己効力感が高まる ● 家族は自信をもって主体的に介護に取り組める ● 身体的な苦痛が軽減し，苦痛をある程度コントロールできるようになることで安心感が高まる
役割／仕事	● 学校生活継続のための環境調整と教員との情報交換 ● 身体的な負担の少ない家事動作方法の指導 ● 子や孫に主婦としての知識や技術を伝えることを支援 ● やり残した仕事をするための外出／外泊の支援 ● 家族へのプレゼントを作成する支援 ● 患者と家族が一緒に作品を作る機会の提供 ● 自伝制作や回想コラージュを通して人生を振り返る支援	● 病前の役割を再獲得することを促す ●「病人」役割から離れて過ごす時間がもてる ● 伝承・継承による自己の連続性を経験することで安心感が得られる ● 感謝の気持ちや家族への思いを，形あるものとして伝え，残すことができる ● 作品を喜んでもらえる／称賛されることで自己価値感が高まる ● 自分のエネルギーがかたちを変えて生き続けるという安心感を与える ● 家族と時間と場所を共有して一つの作品を作ることで，家族としての絆と役割を確認できる
余暇／楽しみ	● 馴染みのある活動や創作活動の提供と遂行の支援 ● グループ活動や他患者と交流する機会を提供 ● 思い出の場所への旅行／外出にむけた環境調整と支援 ● 季節ごとのイベント（夏祭り，クリスマス会など）を開催 ● 座位でできるゲームやスポーツの提供と支援 ● 病棟や病室でできる園芸や音楽活動の提供と支援 ● 短歌や川柳，絵画などの作品を出品することを支援 ● 患者や家族が作品の展示や個展を開催することを支援 ● 患者と家族が二人で散歩や外出することを支援	● 活動のなかで抑圧された感情を安全なかたちで発散することで，心理的浄化や鎮静を促す ● 活動に没頭することで，痛みや苦痛，死への恐怖から一時的に解放される ● 活動のなかで繰り返し自己決定の機会を得ることで自律や自己コントロール感が高まる ● 創造的な体験，作り出す活動への参加が，喪失や消失から創造へと転換を促す ● 言語を越えたコミュニケーション，感情表出，自己表現の手段となる ● 社会とのつながりを体験し他者との交流が促進することで孤独感やストレスが和らぐ ● 病室から作業療法室など，過ごす環境が変化することで気分の転換を促す ● 馴染みのある活動や場所がライフレビューを誘発し，人生を肯定的に振り返るのを促す ● 生活のリズムが整い，季節感を味わうことができる ● 作品が後世に残ることで，自分が存在した証が残るという安心感や自己存在の確認を与える
休養／休息	● 安楽姿勢のためのポジショニング指導 ● 除圧マットレスやクッションの提供 ● 疼痛緩和や快刺激のためのマッサージや他動運動 ● 個室でのリラクセーション・テクニックの提供と指導	● 苦痛なく眠れることが保証されることで不安が軽減する ● 身体的苦痛が軽減することで心理的苦痛の表出が促される ● 他動的なかかわりのみであっても，同じ作業療法士が継続してかかわり続けることで安心感が得られる ● 痛みが起こった場合でも自分で痛みに対処する方法があるという安心感を得る

3　作業療法アプローチ

回想法を用いたアプローチ

　回想法は，自尊感情の回復や情動の安定化，不安・抑うつの軽減に有効な活動として，がん患者のケアに広く用いられている[1]．回想法には，人生の統合を促進する振り返りの手段として自分をより肯定的に受容できるよう導くライフレビューと，QOLを高める楽しい経験を生みだすレミニセンス（一般的回想法）とがある[2]．

　自己肯定感や自尊感情を高めるといわれるライフレビューと，自己表現を楽しむコラージュという2つの活動を組み合わせた「回想コラージュ」は，ライフレビューによって出てきた「語り」をコラージュ作品に反映させ再構成する活動で，坂口ら[3]はこれを作業療法アプローチとして高齢進行がん患者に実施し，Spiritual well-beingと自己効力感の改善，不安・抑うつの軽減に有効であったと報告している．家族も一緒に参加することで，家族として時間と場所と思い出の共有体験ができ，役割や絆を再確認することができる．コラージュの代わりに，自叙伝や人生年表を作ることでも同様の効果が期待できる．これらの活動ででき上がった作品は，患者・家族・スタッフのコミュニケーションの媒体となるだけでなく，患者の生きた証となり家族のグリーフケアに役立つ．自宅の庭の散歩や，アルバム観賞など，患者が人生を通して大切に育んできたものや愛着を感じるものに触れる活動も，ライフレビューを促し人生の統合を助ける．このように回想法は幅広く取り組まれているが，過去の出来事に罪悪感を抱き，つらい体験や失敗を思い出してしまう危険性もあることから，回想の内容に注意を払いながら実施する必要がある．

園芸を用いたアプローチ

　園芸は，屋外での栽培から机上の観賞まで形態がさまざまであり，年齢や性別を問わず多くの人にとって馴染みのある受け入れやすい活動である．植物は人や動物と比べて患者に緊張感を与えることが少なく，見る，触れる，嗅ぐ，味わうなど，心地よい感覚刺激を与える．また植物は1年を通して芽吹く，伸びる，花開く，実を結ぶ，という穏やかな変化があるため，季節や時間，天候の変化を味わいながら生命や成長に触れることができる．

> Aさんは膵がん末期の70代の女性で，1日中ベッドに仰向けに寝ており，マッサージや他動運動を行うあいだも目は閉じたまま，話しかけにも小さな声で一言二言答えるだけだった．作業療法室で育てているポーチュラカの切り花をAさんの病室に持参したことをきっかけにAさんの園芸への意欲が高まり，Aさんは毎日決まった時間に車椅子で作業療法室に来ては植物の水やりをするようになった．「枯れた葉や花をとってやれば，次の花がよく咲くのよ」と生き生きとした表情で植物の世話に取り組んだ．奇しくもAさんの葬儀の日，開花を楽しみにしていたハイビスカスが，真っ赤な大輪の花を咲かせた．

園芸は，季節感や時間感覚，生活リズムを取り戻し，気分の転換や発散を促し，知覚運動機能を賦活させるといわれる[4]．また植物を育てるという活動は，自然と触れ合い，生命のつながりを感じることのできる数少ない活動といえる．しかし，土や動植物に触れることで感染のリスクもともなうため，事前に医師や看護師に相談しておく必要がある．

創作活動を用いたアプローチ

エリザベス・キューブラー＝ロスの著書の中に，死にゆく患者が親しい人のために小さなプレゼントを残そうとするのを作業療法士が支援する場面がある．創作活動は進行期・終末期を迎えたがん患者への作業療法アプローチとして広く用いられている．活動の特徴を以下にあげる[5]．

創作過程

制限の多い生活を送る患者にとって，「何を作るか」「素材や材料はどうするか」など，自らの意思で決定しコントロールすることができることの意義は大きい．創作中は活動に没頭し，病人であることを忘れて楽しく過ごすことができ，創作時間を終えても次の時間を楽しみに過ごすことができる．また，家族や他患者，作業療法士と一緒に作ることで，新たな役割の獲得や共有体験による安心感や親近感にもつながる．

作品

作品は，患者の思いや「生きた証」を形あるものとして，表現し，伝え，後世に残すことができる．死が近づき将来の喪失に苦悩している患者にとって，自分のエネルギーがかたちを変えて生き続けることを確認できることの意義は大きいと思われる．作品をプレゼントすることは，感謝の気持ちや愛情を伝える手段となる．「してもらう」ことの増える

患者にとって，プレゼントが喜ばれることは自己イメージや自尊感情の向上につながる．また，作品を通して，あるいは他者からの称賛や評価を受けることで，患者は自らの能力を確認することができる．それ故，作品の出来栄えや扱われ方によっては自尊感情や達成感を下げ，失敗体験となる可能性があるので，十分に配慮する必要がある．作品を出品・投稿することで，社会とのつながりを実感し，新たな役割を得ることもできる．

> Bさんは，10歳の娘・2歳の息子・実母の4人で暮らす卵巣がん末期の30代女性で，訪問リハを開始したときにはすでにがん性胸腹膜炎，脳転移があり，予後は数週間といわれていた．Bさんより「母親として娘の誕生日を祝いたい」との希望が聞かれ，娘のためにコンパクトミラーを作ることとなった．意識レベルの低下がみられ始め活動は困難かに思えたが，Bさんは娘と一緒に色やデザインを選び，全身倦怠感が強くなると横になり娘が創作する様子を見守っていた．これが母親と娘の最後の共同作業となった．娘は，母親が自分の誕生日を祝ってくれようとしたこと，それを一緒に作り上げ形となったことをとても喜んでいた．

本稿では，紙幅の都合により【セルフケア】や【役割／仕事】【休養／休息】に対するアプローチについては割愛した．これらについては，表1および成書を参考にされたい．

（三木恵美，坂口聡子）

文献

1) Ando M, et al.：One-week Short-Term Life Review interview can improve spiritual well-being of terminally ill cancer patients. Psychooncology 2008；17（19）：885-890.
2) 野村豊子ほか：回想法についてのQ＆A．回想法・ライフレビュー研究会（編）：回想法ハンドブックQ&Aによる計画，スキル，効果評価．中央法規出版；2001．pp.1-18.
3) 坂口聡子ほか：高齢がん患者に対するライフレビューを用いたコラージュ活動の有効性について．広島大学修士論文．2012.
4) 山根 寛：園芸．日本作業療法士協会（編）：作業 その治療的応用，第2版．協同医書出版社；2004．pp.121-129.
5) 三木恵美ほか：末期がん患者に対する作業療法士の関わり〜作業療法士の語りの質的内容分析〜．作業療法 2011；30：284-294.

進行期・終末期を迎えた血液がん患者のリハビリテーション

　血液がんとは，血液中の細胞ががん化した疾患できわめて種類が多く，三大血液がんとして，白血病，悪性リンパ腫，多発性骨髄腫がある．全身性のがんであり，化学療法，放射線療法，造血幹細胞移植，分子標的療法が行われる．血液がんは化学療法の感受性が高く治癒（寛解）が望めるため，最期まで積極的な化学療法が継続され，長期入院や入退院を繰り返す．患者は，「長期間の治療，廃用進行，副作用，通常の生活からの乖離」という連鎖のなかで，「自宅に帰りたい＝心安らかに過ごしたい　VS　生き抜きたい＝病院で治療を継続したい」と感情が揺れている．

リスク管理

　血球減少，心血管系，呼吸器系，筋骨格系の障害，神経系，移植にともなう移植片対宿主病などに留意が必要である．血球減少は易感染性，易出血性，発熱や貧血にともなう易疲労性を引き起こし，血小板減少により通常では出血しない運動であっても皮下や筋肉内，関節内に出血を生じるので注意する．筋骨格系としては，骨病変がある場合は軽負荷でも病的骨折を引き起こすリスクがあるため，インフォームド・コンセントの状況と運動負荷について主治医と綿密に情報交換を行う．

廃用予防と生活での活動量の維持・向上のための病棟との連携

　化学療法の副作用や全身倦怠感により臥床傾向となるため，病室では軽度の関節運動や筋力維持運動，エルゴメーターによる呼吸循環への賦活刺激，座位時間の確保，ADL練習を行う．離床への意欲維持を図ることが何より重要であり，患者教育ならびにADL能力や精神面について，訓練内容を生活に生かせているかといった細やかな情報まで共有する．患者ノートを作成して1日の座位時間表や訓練時の気づきなどを記載し，患者が自己の変化を感じやすいよう工夫することも有用である．訪室した医療者が即座に理解できるようにしておくと，患者との話題や意欲喚起につながる場合がある．

希望の把握と実現＝精神的苦痛への対応

　進行期・終末期のリハで特に難しいことは，PS 3～4患者の意欲を維持することである．多くの患者は，喪失悲嘆と先行きのない不安を抱えている．リハは，日ごろから患者や家族との対話を通じて希望や精神状態を把握し，医療者間でその情報を共有し患者に寄り添う姿勢でかかわることが求められている．「ただ病魔と闘うのではなく，何のために闘うのか」について，主治医や病棟看護師，患者が目標を共有しておくことが重要であり，医療スタッフはその実現性についても考慮しておくことが大切である．

〈窪　優子〉

6 場面別のアプローチ

1. 緩和ケアチーム

1 緩和ケアチームの役割と活動

　2007年に施行されたがん対策基本法に基づくがん対策推進基本計画において，緩和ケアの推進がその重要な施策の一つとして位置づけられた．2009年4月の時点で全国に375のがん診療連携拠点病院が整備され，がん診療連携拠点病院のすべてに緩和ケアチームの配置が義務づけられた．しかし，いまだ緩和ケアの一般への啓発は十分とはいえず，すべての医療者が緩和ケアに関する知識・技術を有するまでには到達していない．そのため，がん診療連携拠点病院の緩和ケアチームには地域や各医療機関において緩和ケアの啓発をさらに推進し，対象となるすべての人に質の高い緩和ケアを提供していくことが求められている．

　緩和ケアチームは，一般的に，主治医や看護師からの依頼を受け，問題を分析したうえで解決に向けてアドバイスを行うことを活動の基本とし，コンサルテーション型で活動していることが多い．しかし，問題状況に応じては，直接患者と家族にかかわり，医師・看護師と協働し，解決を目指すこともある（表1）．

　緩和ケアチームのもう一つの重要な役割として教育とリソースの整備がある．「緩和ケア」ということばに抵抗を感じている医療者，患者・家族もまだ多く，その根底には「緩和ケア」＝「終末期」「死」「医療の敗北」といった意識が根強いと思われる．患者が適切な時期に適切なケアを受け，そのときどきにより質の高い生活を送るためには，医療者だけでなく患者・家族も緩和ケアについて理解することが重要である．

　リソースの整備としては，看護部と協働したリンクナースなどの人材育成と配置，院内の参考資料や緩和ケアマニュアルの整備がある．患者の苦痛をいち早くとらえるのは，患者のケアを行っているスタッフである．苦痛を観察して情報をとらえ，カンファレンス等を通じて情報を関連職種と共有してチームアプローチにつなげることが，質の高い緩和ケアのカギとなる．

表1 緩和ケアチームが行う支援の一例

支援内容	具体的な支援の例
症状緩和	痛み，全身倦怠感，呼吸困難などの身体症状の緩和
精神的支援	不安，うつなどの精神的苦痛の緩和
意思決定の支援	治療や療養場所の選択（意思決定）に関する支援
療養場所の調整	在宅復帰，医療機関への転院，高齢者施設への入所などの調整
家族への支援	家族の精神的支援（思いの傾聴や情報提供など），処置・ケア・介護に関する技術指導
終末期の諸問題への対応	諸問題へ対応するための専門職への紹介（トリアージ），鎮静（セデーション）の可否についての検討
医療者の支援	医療者の精神的支援，治療・ケアに関する助言

2 緩和ケアチームを構成する職種

　緩和ケアチームは，医師（身体症状の緩和を専門とする医師／精神症状の緩和を専門とする医師），看護師，薬剤師，作業療法士，理学療法士，言語聴覚士，MSW，臨床心理士，管理栄養士など多くの職種で構成される．

3 緩和ケアチームにおけるリハ専門職の役割と活動

　緩和ケアチームでのリハ専門職の主な役割はリハの評価と指導・対応の検討である（表2）．がん患者がもつ症状にはがんそのものによる影響だけでなく，廃用症候群などの二次的な要因を含めた複数の原因が重なり合って存在する．また，体動の有無や姿勢などによって現れる症状もあり，身体の機能やADL能力を評価するリハ専門職の役割は大きい．
　緩和ケアチームにおける活動は，日々の業務の合間に実施されるためチームカンファレンスや回診などに参加することは容易ではない．しかし，一人の患者を前に多職種で専門性を出し合って議論したり情報を共有したりする意義は大きく，患者を目の前にして初めてみえてくることも多い．一人の患者の治療や看護，ケア，薬剤，心理，栄養，社会面などを多面的かつ総体的にとらえたうえで，目の前の患者にリハの視点から「何が考えられるのか」「何ができるのか」を発信し，チームにおいてその役割を果たすことが期待される．

表2 緩和ケアチームにおけるリハ専門職の役割

1. 症状・機能に関する評価と対応の検討	〔例〕	●痛み：リハで対応できる痛みの評価と対応 　　　　体動時痛の評価と対応（動作指導） ●運動麻痺：脊椎転移などでの運動麻痺の有無，程度の評価 ●摂食・嚥下能力の評価，代償的手段の可能性の評価　など
2. 日常生活動作能力の評価および指導・対応の検討	〔例〕	☑トイレ（便座）に安全に移れるか ☑安楽な姿勢が保持できているか（ポジショニング含む） ☑生活動作に苦痛や危険がともなっていないか（介助方法含む）　など
3. 在宅復帰に関する評価および指導・対応の検討	〔例〕	☑（現状の ADL 能力で）自宅に帰ることができるか ●在宅復帰に向けた能力面・介護面・環境面の課題 ●在宅復帰に際して（在宅で）必要な環境調整・援助　など
4. 患者・家族の思い，心理面の評価および対応の検討	〔例〕	☑自己効力感の低下などの精神的な苦痛が大きくないか ☑家族が介護を通して無力感などの精神的苦痛が大きくなっていないか　など
5. リハビリテーションの適応の検討	〔例〕	☑リハの必要性がないか（医学的立場から） 　→リハにより改善・対応可能な制限はないか 　→予防的にリハでの対応が必要なものはないか ☑患者・家族が抱える課題でリハが支援できるものはないか ●リハで期待できる効果と必要な期間　など

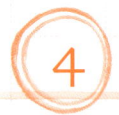

4　緩和ケアチームにおけるリハビリテーションと多職種連携

医師の役割と連携

　医師は，患者の身体所見，画像，検査データから，治療方針を確認し，患者が抱える症状や問題に対して適切な緩和的治療が提供されるように指示・提案を行う．また，リハ専門職からの意見を含め，リハの適応について判断したり，リハ実施にあたってのリスク管理や訓練等の指示を行ったり主治医へ提案したりする．

看護師の役割と連携

　看護師は，患者の身体状態と症状のアセスメントを行い，治療方針も念頭におきながら，症状緩和のために必要なケアの考察を行う．病棟で実施されている看護ケアの方向性や内容を確認し，リハの必要性と効果について，病棟スタッフと検討を行う．
　リハの目標を設定するうえでは，医師・リハ専門職との話し合いの機会をもち，患者の

おかれる状況（身体・心理・社会面）について重要な情報を提供する．そして，目標設定や協働すべき事項，役割分担について検討を行う．

薬剤師の役割と連携

薬剤師は，化学療法や症状緩和を目的とした薬物療法などで患者に投薬される薬剤の整合性を評価したり，使用する薬剤についての効果や内服状況，服薬方法などの情報をチームに提供する．薬物療法の内容が機能や活動にも大きく影響するため，薬に関する情報を薬剤師とリハ専門職が共有することは重要となる．

MSWの役割と連携

MSWは，患者が療養場所を選択する際や介護保険などの制度を利用するにあたって果たす役割が大きい．療養場所は，患者の希望や身体状態，ADL能力に応じて意志決定される．そのため，これらの情報をリハ専門職と共有し，患者・家族がよりよい療養場所を選択できるように各機関との連絡・調整役を担う．また，介護保険などの制度について，患者・家族からの相談を受け，利用に関する助言・調整・申請業務の代行などを行う．

臨床心理士の役割と連携

患者・家族はしばしば適応障害やうつなどの心理的な問題を抱えていて，活動面にも大きな制限をきたしていることがある．臨床心理士は，患者の心理面に関する状況，分析結果について情報提供し，アプローチ内容と優先順位について検討する際に重要な役割を果たす．とりわけ，リハの実施が可能な心理状態かどうかの判断や，リハを実施する際に留意すべきこと，かかわり方について提案を行う．

管理栄養士の役割

患者は治療の副作用や病態の進行によって，食欲不振やがん悪液質などをきたし，栄養状態が悪化しやすい．栄養障害は，易疲労性や筋力低下などを招きADLや心理状態にも大きな影響を与える．食事は生きる希望に直結し，食べられないことで意欲も低下しうる．そのため管理栄養士は，他の職種と協働して病態と栄養状態の把握を行い，患者の好みもとらえて，食事摂取量や体重など栄養状態の情報を提供するとともに，食事内容・形態の工夫や補助食品の提供などの栄養学的側面から活動面の支援を行う．

（島﨑寛将）

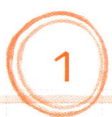

2. 緩和ケア病棟

1　緩和ケア病棟の役割と活動

　緩和ケア病棟でのケアの対象は，治癒を目指した治療が困難になり，さらに緩和ケア病棟を希望する患者とその家族である．緩和ケア病棟の役割は，症状緩和にとどまらず，看取りをも含めたトータルケアであるといえる（表1）[1]．

　全国の緩和ケア病棟の全退院患者に占める死亡退院の割合（看取り割合）は，2022年度は平均76.4％であり，2011年度より9.7％減少．しかし，2013年度には増加しその後は微増で経過し，現在は横ばい傾向である[2]．がん対策基本法で早期からの緩和ケアが謳わ

表1　日本ホスピス緩和ケア協会によるホスピス緩和ケアの理念，基本方針，受けるための条件
※ここでいう「ホスピス緩和ケア」とは，本稿の「緩和ケア病棟」を意味する．

ホスピス緩和ケアの理念
ホスピス緩和ケアは，生命を脅かす疾患に直面する患者とその家族のQOL（人生と生活の質）の改善を目的とし，様々な専門職とボランティアがチームとして提供するケアである．

ホスピス緩和ケアの基本方針
●痛みやその他の苦痛となる症状を緩和する． ●生命を尊重し，死を自然なことと認める． ●無理な延命や意図的に死を招くことをしない． ●最期まで患者がその人らしく生きてゆけるように支える． ●患者が療養しているときから死別した後にいたるまで，家族が様々な困難に対処できるように支える． ●病期の早い段階から適用し，積極的な治療に伴って生ずる苦痛にも対処する． ●患者と家族のQOLを高めて，病状に良い影響を与える．

ホスピス緩和ケアを受けるための条件
1）悪性腫瘍，後天性免疫不全症候群（AIDS）などに罹患し，ホスピス緩和ケアを必要とする患者を対象とする． 2）患者と家族，またはその何れかがホスピス緩和ケアを望んでいることを原則とする． 3）ホスピス緩和ケアの提供時に患者が病名・病状について理解していることが望ましい．もし，理解していない場合，患者の求めに応じて適切に病名・病状の説明をする． 4）家族がいないこと，収入が乏しいこと，特定の宗教を信仰していることなど，社会的，経済的，宗教的な理由で差別はしない．

（日本ホスピス緩和ケア協会：ホスピス緩和ケアの基準[1] より）

れているなかで，緩和ケア病棟の役割として「看取りの支援」が依然として重要な位置を占めていることが示唆される．

一方，日本の全がん死亡の死亡場所に占める緩和ケア病棟の割合は，2022年推計で16.5％と少なく，死亡場所の多くは一般病棟である．日本の一般市民2,500人を対象とした2004年の調査では，終末期の療養場所や死亡場所の希望は自宅が最も多く，次いで緩和ケア病棟であった．緩和ケア病棟で提供する質の高い看取りのケアを緩和ケア病棟以外に拡大し，提供していくことが重要と考えられている[2]．

こうした現状をふまえ，緩和ケア病棟は外来や在宅医療との連携を積極的に行うことが期待される．実際に緩和ケア病棟入院料の算定条件として，外来での緩和ケア，在宅医療機関との連携，緊急時の対応，地域医療機関の教育があげられている（表2）．現状では緩和ケア病棟の外来のほとんどは入院相談の外来であると推察され[2]，外来診療で適切に症状を緩和し，できるだけ長く自宅で過ごせるようなケアが望まれる．

以上のようなことから緩和ケア病棟の役割をまとめると，治癒困難な患者とその家族を対象に，それぞれの希望に応じて地域医療機関と連携をとりながら緩和ケアを提供することといえる．

表2 診療報酬の算定方法の一部改正に伴う実施上の留意事項について（保医発0305第1号）

緩和ケア病棟入院料
1) 緩和ケア病棟は，主として苦痛の緩和を必要とする悪性腫瘍及び後天性免疫不全症候群の患者を入院させ，緩和ケアを行うとともに，外来や在宅への円滑な移行も支援する病棟であり，当該病棟に入院した緩和ケアを要する悪性腫瘍及び後天性免疫不全症候群の患者について算定する．
2) 緩和ケア病棟入院料を算定する日に使用するものとされた薬剤に係る薬剤料は緩和ケア病棟入院料に含まれるが，退院日に退院後に使用するものとされた薬剤料は別に算定できる．
3) 悪性腫瘍の患者及び後天性免疫不全症候群の患者以外の患者が，当該病棟に入院した場合には，一般病棟入院基本料の特別入院基本料を算定する．
4) 緩和ケア病棟における悪性腫瘍患者のケアに関しては，「Evidence-Based Medicine に則ったがん疼痛治療ガイドライン」（日本緩和医療学会），「がん緩和ケアに関するマニュアル」（厚生労働省・日本医師会監修）等の緩和ケアに関するガイドラインを参考とする．
5) 緩和ケア病棟入院料を算定する保険医療機関は，地域の在宅医療を担う保険医療機関と連携し，緊急時に在宅での療養を行う患者が入院できる体制を保険医療機関として確保していること．
6) 緩和ケア病棟入院料を算定する保険医療機関は，連携している保険医療機関の患者に関し，緊急の相談等に対応できるよう，24時間連絡を受ける体制を保険医療機関として確保していること．
7) 緩和ケア病棟においては，連携する保険医療機関の医師，看護師又は薬剤師に対して，実習を伴う専門的な緩和ケアの研修を行っていること．

2　緩和ケア病棟における各専門職の役割

医師

　医師には，患者の身体症状の緩和と患者・家族への精神援助を中心としたコミュニケーションや精神医学の知識と技術が要求される．特に，終末期に近づくにつれ，身体的苦痛や不眠，せん妄などの症状が日にち単位で増悪する．1日1日が患者・家族にとってはまさにかけがえのない時間であるため，迅速で質の高い緩和ケア技術が求められる．さらに，症状の悪化にともなって不安や死に関連する苦悩が増すことが多いため，症状緩和には心理的な援助が不可欠となる．

　また，チームのリーダー的な存在であるため，各専門職と良好なコミュニケーションを行い，チームメンバーの専門性が十分発揮できるように協力しなければならない．

看護師

　緩和ケア病棟における看護師の働きは重要である．基本的な看護技術だけでなく，医師と同様に症状緩和に関する知識と経験が求められる．なぜなら終末期では，症状の変化が早いため看護師による症状評価とそれに基づいた迅速な症状緩和とケアが重要になるからである．

　さらに，患者の不安やスピリチュアルペインを傾聴し，ライフレビューを行うなど患者の人生への眼差しをもちながらかかわることが求められる．

　また，患者だけでなく家族ケア，そして患者の死亡後の遺族のケアも大切である．

薬剤師

　進行期・終末期を迎えたがん患者は多種多様な服薬歴をもっているため，多くの薬物の適切な使用と副作用についての知識が不可欠であり，薬剤師は重要な存在である．

管理栄養士

　入院患者にとって，食事は大切なものである．特に，がんの進行期・終末期には嚥下障害や食欲不振が問題になることが多く，食物の形態や量，味付け，盛り付け，香り，食器の工夫など管理栄養士のかかわりは大切である．

MSW

　社会・経済的な問題が，患者や家族の悩みの中心になっていることがある．遺言，葬儀や遺産相続などに関連した悩みも生じてくることがあり，MSW の果たす役割は大きい．

宗教家，カウンセラー

　病状が進行し体力低下が顕著となってくると，死が近いことを身体で感じるようになる．「死ぬのが怖い」「死んだあとどうなるのか」「生きている意味がない」などと苦悩することがある．このような場合に宗教家やカウンセラーの援助がケアの質を高める．

ボランティア

　入院中の患者・家族は限られた空間で過ごしているため，ボランティアによる働きが社会と触れ合う機会になる．ボランティアは，環境整備（病棟の飾りつけ，植物の手入れ），生活の援助（散歩，食事，買い物），心の交流（傾聴，ティーサービス，音楽療法）などを通じ，患者の疎外感・孤立感を軽減しケアの質を高める役割を担う．

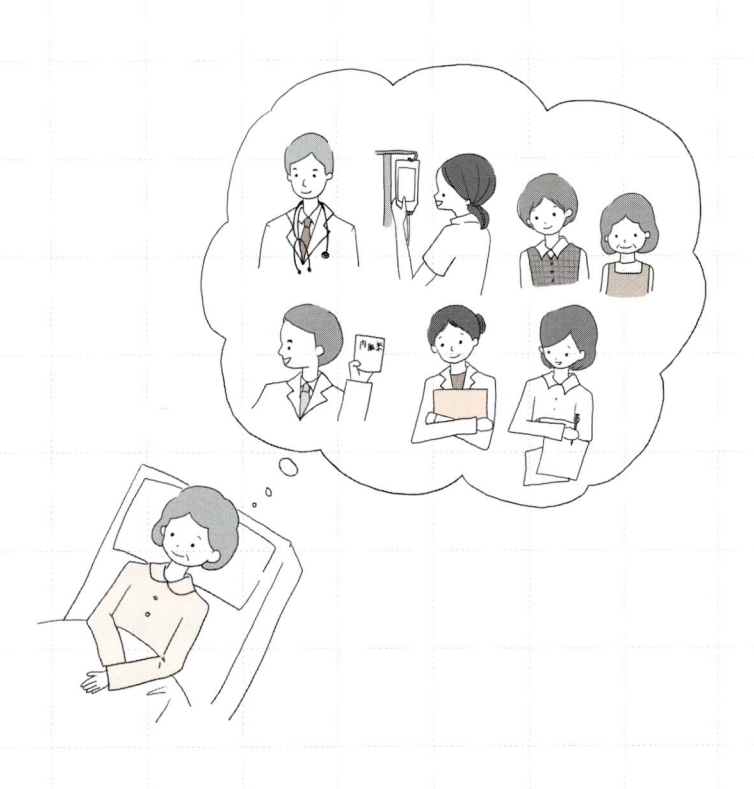

3 緩和ケア病棟におけるリハ専門職の役割と活動

現状

　多くの緩和ケア病棟でリハビリテーションが実施されている．全国の緩和ケア病棟93施設を対象とした調査においても，81.7%でリハが実施されていた．緩和ケア病棟におけるリハに対する要望は，精神安定や生きがいの向上といった精神的な援助，廃用症候群の予防，移動・移乗能力・ADLの改善が高い要望としてあげられている．また実施できない理由としては経済的，人員的な問題があげられている[3]．

　Yoshiokaは，ホスピス入院中のADL障害のある患者239人にリハ・アプローチを行ったところ，Barthel Mobility Indexによる移動・移乗能力が平均12.4点から19.9点に改善したと報告している[4]．

　緩和ケア病棟におけるリハの有用性は認識されているが，現場では経済的，人員的な問題があり今後の課題である．

リハビリテーションの役割

　緩和ケア病棟では，患者がその体力や苦痛の状況によって，自由に散歩できる状態からベッド上で寝返りも困難な状態までさまざまななか，リハによって動作方法の指導，補助具の導入や環境調整，ポジショニング，マッサージによって苦痛を緩和したり，ADLの維持・改善を図ったりする．「自分のことが自分でできない」「他者の負担になるのがつらい」といったスピリチュアルペインに対する援助にもつながる．またその人に合った創造的な活動や楽しみを見つけることで，日々の生活のメリハリがつき，生きがいにつながるなど，リハが精神的な支えになる（表3）．

緩和ケア病棟でリハビリテーションを行う場合に大切なこと

即効性

　緩和ケア病棟では，多くの場合患者の予後は限られており，病状は進行する．

　時間をかけて機能訓練や筋力増強訓練をしても病状の進行に相殺されてしまう．したがって，緩和ケア病棟におけるリハで大切なのは，「即効性」である．たとえば骨転移による体動時痛のため歩行が困難な場合に，数日にわたり訓練をしても，その間に病巣の広が

表3 緩和ケア病棟でのリハビリテーションの役割

苦痛の緩和	●楽に休めるようなポジショニング ●マッサージによる痛みや全身倦怠感の緩和 ●負担の少ない動作を導入し，体動時の苦痛を緩和 ●呼吸介助法 ●物理療法
ADLの維持・拡大	●痛みや筋力低下を補う方法を指導，補助具を利用しADLの拡大を図る ●現在の機能を生かした動作指導，補助具の選定，環境調整
精神的援助	●リハビリテーションを継続できるという精神的支えを提供する ●自律を支援することでスピリチュアルペインへの援助をする ●離床の機会を提供する ●創造的な活動や楽しみを見出す手助けをする ●気分転換を提供する

りによる痛みの増強や全身状態の悪化のため，訓練が無意味な結果に終わってしまうということになりかねない．「今すぐ，その場で」可能なADLの獲得を支援する．患者の状態に合わせて補助具や環境調整をいかにうまく導入して動作指導を行うかにかかっている．

demandsに焦点をあてること

がんの進行期・終末期には，時間の経過とともに体力が低下する．ADLが低下するなかでのリハの目標はADLの向上ではない．患者のdemandsに答えることである．患者の望んでいる動作を尋ね，受動的活動，あるいは動作方法，補助具の使用などで成功体験が得られるよう援助する．

また患者のdemandsをそのまま実現することが困難な場合には，demandsの背後にある感情やスピリチュアルペインを聴き，それに答える方法を提案することが求められる．またがん患者のdemandsはさまざまであり個別性が高い．そのため緩和ケアにおけるリハでは，患者が何を望んでいるのかを引き出すコミュニケーション力や医師，看護師との密な連携が求められることになる．demandsの背後にある苦痛や希望を理解することができれば，援助の糸口を見つけることができる．

精神的な援助やスピリチュアルケアの視点

良好なコミュニケーションのためには，がん患者が抱えるトータルペインの特徴を理解しておく必要がある（p.4参照）．

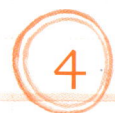

4 緩和ケア病棟におけるリハビリテーションと多職種連携

がん患者は，痛みに加えて消化器症状，呼吸器症状，全身倦怠感や食欲不振といった衰弱を反映する症状など，さまざまな身体症状に苦しむため，薬物による積極的な症状緩和が必須となる．リハ専門職が医師・看護師と常に連携し，どういった症状が問題になっているのか，どのような薬物療法を行っているのかを把握できれば，ともに対応を検討できる．また症状緩和がうまくいかないと，ADLは低下し廃用症候群につながる．廃用症候群への対応は，リハの視点や専門性が大いに発揮される．

また進行期・終末期には，病状の進行とともに苦痛症状も徐々に増強するため，いったん症状が緩和されても不断の症状コントロールが必要となる．このようななかでリハを行うには，介入の時間設定なども含め常に医師・看護師との連携が必要となる．

さらにリハ中に得た情報をチームで共有することで質の高い緩和ケアを実現することができる．身体的な側面だけでなく精神的，社会的，スピリチュアルな側面，家族ケアについての情報を共有し，チーム全体で個別性を尊重したより良い支援の提供が望まれる．

（余宮きのみ）

文献

1) 日本ホスピス緩和ケア協会：ホスピス緩和ケアの基準．http://www.hpcj.org/what/kijyun.html
2) 伊藤里美ほか：データでみる日本の緩和ケアの現状．木澤義之ほか（編集）：ホスピス緩和ケア白書 2024．2024．pp.60-104．
3) 井上順一郎ほか：わが国のホスピス・緩和ケア病棟におけるリハビリテーション実施状況の調査．緩和医療学 2007；9：381-386．
4) Yoshioka H：Rehabilitation for the terminal cancer patient. Am J Phys Med Rehabil 1994；73：199-206.

3. 在宅復帰支援プロセス

① 進行期・終末期における在宅復帰

　進行期・終末期を迎えたがん患者が在宅復帰する際にはさまざまな理由が考えられる．周術期に退院を迎える際には，がん治療が一段落し基本的には元気になって自宅へ帰ることが多いが，進行期・終末期における在宅復帰は少しニュアンスが異なる．

　進行期の場合，化学療法や転移部位などに対する放射線療法，症状コントロール目的にて入院に至ることが多く，治療による骨髄抑制などの副作用や麻痺などの随伴症状，痛みなどの身体症状によって退院時には何らかの支援を要していることも多い．

　終末期の場合は，いわゆるがんの治療が不適切であると考えられる状態であり，症状も比較的落ち着いている場合などに，最期まで残された時間を少しでも在宅で過ごすことや在宅での看取りを目的に退院することが多い．この時期の在宅復帰においても，さまざまな症状やADLの低下がみられ，その対応が求められる．

② 進行期・終末期がん患者の在宅復帰支援に重要なポイント

患者・家族の希望（意思）

　まずいちばん大切なことは患者・家族に在宅復帰の希望（意思）があるかどうかである．この時点で「病院にいるほうが安心」など在宅復帰の意思がない場合は，長期療養が可能な医療機関等への転院を選択することになる．在宅復帰に際しては，患者・家族の希望があることが前提となる．

　ここで注意すべき点は，患者・家族が十分な情報を得たなかで意思決定を行えているかどうかである．もし，在宅復帰の意思を聞いたときに患者・家族が「こんな状態で帰っても生活できません」と答えた場合には，在宅復帰した後にどのような医療や福祉サービスを受けることができるのか，どのような生活が待っているのかがまったくイメージできていない可能性が高い．

そこで，まず在宅復帰した場合にどのようなサービス（サポート）を受けることができ，家族はどのような役割を担うことになるのか，また急な症状の出現時にはどのような対処が可能なのかなど，具体的な生活がイメージしやすいように金額面の負担などを含めて具体的に情報を提供したうえで，患者・家族の意向を確認する．

症状緩和

在宅復帰には，苦痛症状が最低限緩和されていることが前提となる．症状が完全に消失することが困難であっても，在宅で往診医による症状緩和を引き続き受けることができる．

投薬・処置に関する調整

在宅での症状緩和やケアなどを継続するには，投薬方法や時間，ケアの方法などを在宅で対応できるものへ変更・調整し準備していく．

具体的には，在宅で管理しやすいようにPCAポンプを利用する，入院中は夜勤帯で行っている24時間ごとの点滴の入れ替えを日中の訪問看護が対応できる時間帯に変更するなどである．

在宅サービスに関する調整・連携

在宅で必要なサービスは患者の病態やADLの状況，家族の介護力や意向などにもよって異なるが，終末期を迎えたがん患者の場合には，在宅療養支援診療所や24時間体制の訪問看護ステーションの確保が重要とされている．その他にも，必要に応じて訪問介護，訪問入浴，訪問リハ，デイケアなどのサービス利用を調整・連絡し，退院前カンファレンスなども実施する．

環境調整

医療機関と異なり自宅においては段差や玄関，畳，ドアの間口が狭いなど，終末期を迎えたがん患者にとっては制限となる環境も多い．自宅への退院を支援する場合には，まずは患者・家族などから情報を得て，必要に応じて家屋訪問指導を実施する．家屋環境の調整では，患者・家族の病態やADLの状態，生活スタイル，介護力，意向などを配慮するとともに，今後起こりうる進行と状態の変化を考慮する．そのうえで，できるだけ再現性のある方法（大きな工事を必要としない方法）を優先し，介護支援専門員（ケアマネジャー）や住宅改修を請け負う業者，福祉用具のレンタル業者などと連携して，退院に間に合

うように家屋環境を調整する.

家族指導

ケアや処置などによってはその手技を指導し，退院後は家族が行えるようにする．具体的には，吸引やレスキューの使用方法，食事形態の工夫，ガーゼの貼り替えといった簡単な処置などである．リハビリテーションでも必要に応じて，寝返り・移乗・更衣などの介助方法や食事の際の座位姿勢・介助方法の指導などを行う．

退院のタイミング

終末期を迎えたがん患者の場合，その症状や病態は変化しやすい．また，この時期の退院はいわゆる病気を治して元気になって在宅に帰るものではないために，在宅復帰を進めようとしても患者自身が「今の状態では帰れない」「歩けるようになってから帰ります」といった意向をもつことも多い．

退院調整に時間を要しタイミングを逃すと，患者の状態が悪化することで退院がかなわなくなるといったことも多々ありこの時期の退院支援は難しい．退院のタイミングを図るうえでは，苦痛症状を緩和（管理）できているか，介護保険や家屋環境・在宅サービスの受け入れ準備が整っているかなどがカギとなる．介護保険などは認定までに期間もかかるため，早い段階から準備しておくことも大切である．リハ専門職が担うことができる患者の機能・ADL能力の評価や予測などは，必要な環境調整やサービスの検討などに有益な情報となり，退院のタイミングを図るうえでもとても重要となる．

3 在宅復帰支援におけるリハ専門職の役割

在宅復帰支援でリハ専門職が担う役割を 表1 に示す．患者の病期・病態や目的が異なるために，その援助も優先順位を判断して臨機応変に対応していくことが求められる．予後が比較的長く見込める場合では，今後の進行にともなう身体機能やADL能力の低下なども想定しつつ，少しでもQOLの高い状態で長く在宅生活ができるよう支援することが求められる．予後が短いことが予測される場合には，その希望に応じて少しでも「在宅に帰る（過ごす）」ということを優先する必要がある．退院に向けて準備をすすめる一方でそのスピードも要求されるため，必要最低限の準備を急ぎ，退院後でも対応できること

表1 在宅復帰支援におけるリハ専門職の役割とその一例

1. 在宅復帰に影響のある症状・機能・ADL 能力に関する評価と対応の検討

〔例〕
- 在宅で生活できる歩行能力や ADL 能力があるかどうかの評価を行う
- 在宅復帰のために最低限トイレ動作ができるように筋力増強訓練やトイレ動作訓練を行う
- 病気の進行とともに援助が必要となる動作などについて，その対応策を含め情報提供を行う　など

2. 退院後に必要と考えられるサービス・支援内容の検討

〔例〕
- 入浴にともなう呼吸困難の増悪や骨折などのリスク管理が必要であるため，訪問看護（看護師）での対応を依頼・調整する
- 家族の介護力を考慮し，日中の排泄介助に訪問介護などの利用を勧める
- 能力的に通院が可能か（家族の介助で可能か）どうか検討し必要に応じて往診の利用を勧める
- 退院後の訪問リハ対応の必要性について検討・情報提供を行う　など

3. 退院後に必要となる介助方法を指導する

〔例〕
- 在宅の環境に合わせた入浴時の介助方法を家族や看護師・介護士等に指導する
- 自宅への出入りの際の介助方法を指導する　など

4. 退院に際して必要な家屋環境を調整・指導する

〔例〕
- 退院後の家屋環境の調整に住宅改修（手すりの取り付け，段差解消など）が必要であるため，手すりの取り付け位置や段差解消の場所・方法の指導を行う
- 自宅への出入りや家屋内の生活に必要な福祉用具を選定し，その配置などを含めた環境調整を行う　など

5. その他生活に関する指導

〔例〕
- 在宅で過ごすうえでのアドバイス
  - →退院後は在宅に合わせた生活リズムをつくっていけるようにする
  - →したいことがあれば日中の調子のよい時間帯に行うようにする　など
- 万が一のときの対応方法の指導
  - →床にしゃがみ込んでしまったときの対応の仕方
  - →動作・介助に困るようになってきたときの対応　など

は，順次整えていくことも考慮する．

　患者の状態・環境によっては，退院ではなく外泊や外出という手段で最期に自宅で過ごす機会をもつことがある．そのような場合には，患者の身体機能や残存能力，家族の介護力，経済的な事情なども考慮し，せっかくの外泊・外出機会が失敗体験で終わらないようにリハ専門職も参加して迅速に準備にあたることが求められる．

外泊・外出支援における POINT

☑ **自宅までの移動手段の検討**

　患者のADL能力や家族の介護力に応じて，自宅までの移動を自家用車でするのか，介護タクシーなどを利用するのかなどを検討する必要がある．

　介護タクシーを利用する場合はその費用は全額実費となり，その費用も業者によってさまざまである．また，業者によってタクシーで利用している車種が異なるため，乗車できる車椅子の大きさやストレッチャーの対応の可否などの情報も重要となる．自家用車の場合でも同様に車種を確認し，いずれも乗車方法（介助方法），乗車中の姿勢などを検討する．

☑ **自宅の出入りの手段を検討**

　外泊・外出でいちばんの難関となるのが自宅への出入りである．特に自立歩行が困難である場合に玄関の上り框の段差をどのように乗り越えるかは大きなハードルとなる．

　リハでは，玄関や窓などの環境を確認し，患者に適した方法を検討する．具体的な方法としては，据え置き式のスロープを利用して入る方法や車椅子のまま介助者で持ち上げる方法，患者を抱きかかえて入る方法，ストレッチャーのまま入る方法などがある．

　外泊や外出で福祉用具を借りる場合，1～2日それも数回利用するだけで1か月分の費用がかかることもある．そのため，車椅子や持ち運びできる折り畳みのスロープなどよく利用するものは，医療機関で貸し出せるようにしておくとよい．

☑ **自宅で休める場の確保**

　外泊・外出中，常に車椅子や椅子で過ごすことは難しいため，ベッドやソファなど患者が横になって休める環境を確保することが必要となる．布団などでもよいが，布団への寝起きが可能かどうかは考慮すべきである．

　また，患者の外泊・外出がよりよいものとなるためには，患者が余裕をもって過ごせる姿勢を検討し援助することが大切になる．

④ 在宅復帰支援場面でのリハビリテーションと多職種連携

　これまで述べてきたように終末期を迎えたがん患者の在宅復帰には多面的な支援が求められる．リハの役割は前項で示した点があげられるが，その支援もリハ専門職が単独でできるものではない．症状の管理や病態の進行などを考慮するためには医師と治療に要する

期間や今後予測される患者の病態変化などについて確認しておくことが重要であるし，ADL能力や介助方法などの面では看護師との情報共有も重要となる．また，介護サービスを利用する場合にはMSWやケアマネジャーと必要なサービスの内容や具体的な支援方法などについて情報を共有することも欠かせない．その他にも薬剤や栄養も患者のADLにも深く関係するために薬剤師や管理栄養士と使用している薬剤の作用・副作用の情報や栄養の摂取状況などについて情報を共有しておくことが重要となる．

　終末期を迎えたがん患者の在宅復帰支援においては，患者は多面的な課題をもち，時間とタイミングが限られているからこそ，多職種がチームとなって多面的な視点で支援を行うことが必要なのである．

5　地域での取り組み

　患者の病態や療養場所に合わせて，単独の医療機関が切れ目なく支援していくことは不可能である．一人の患者が最期まで生きることを支援するためには，地域の医療機関や診療所，訪問看護ステーション，居宅支援事業所などの連携が重要であり，リハ専門職においても地域で顔の見える関係づくりが重要である．

　近年，がんリハに注目が集まるなかで，さまざまな地域でも研究会や勉強会などが立ち上がってきている．これらの取り組みは，一人の患者と家族が慣れ親しんだ地域で最期まで生きるための一助として期待されるものである．

〔島﨑寛将〕

4. 在宅

1　在宅サービスの役割と活動

　在宅サービスを主に受ける場としては自宅のほかにサービス付高齢者住宅などの施設が含まれるが，ここでは主に自宅での在宅サービスとリハビリテーションを中心に述べる．

　自宅は患者・家族が住み慣れた個人の城であり，そこにはさまざまな役割や日課など患者・家族にとって意義のある生活（自分らしさ）がある．2008年に行われた調査によれば，がんの末期を迎えたときに8割の人が自宅で過ごしたいと希望している[1]．このことからも患者・家族にとってどれだけ自宅に重要な意味があるかがわかる．一方で，同調査で実際には自宅で最期を過ごすことが難しいと考えている人は6割にのぼり，ニーズとしては高いものの現実的には難しいと考える人が多い．自宅で過ごすための条件としては，「介護してくれる家族がいること」「急変時の医療体制があること」「家族に負担があまりかからないこと」「自宅に往診してくれる医師がいること」などが上位にあげられ，最期を自宅で過ごしたいと考えている患者が自宅で過ごすために在宅医療・介護サービスの果たす役割は大きい．

　進行期・終末期を迎えた多くのがん患者は，自宅で生活しながら可能な限り通院治療を継続している．しかし，病状がさらに進行してくると，苦痛症状が出現するたびに診察・処置を受けなくてはならず，通院が困難となれば入院を余儀なくされる．しかし，地域に在宅療養支援診療所や24時間体制の訪問看護ステーションなどがあれば，患者は自宅に居ながら診察や処置などを受けることができ，自宅での療養生活や看取りを希望して医療機関から帰ってくる患者・家族も，退院後に必要な診察や処置などを受け，自宅で生活することが可能となる．在宅サービスの役割は，さまざまな症状をもつ患者とその家族が少しでも長い期間質の高い在宅生活を営むことができるよう，医療・介護・福祉などの面から支援することである．

　近年，入院医療機関の医師と在宅療養支援診療所の医師（往診医）が主治医2人体制で進行期・終末期を迎えたがん患者の在宅を支援することが多くなってきている．日ごろの医学的管理や往診で対応可能な治療・処置を往診医が行い，大きな検査や入院治療などが必要となった場合にはすぐに入院し，入院医療機関の医師が診療を担当する体制である．

自宅は，病院とは違い医療者が常にそばにいるわけではないため，適切な医療やケアを受けられないのではないかと懸念されがちである．

医師のみならず，看護師，薬剤師，リハ専門職など多くの職種が，入院医療機関と在宅療養支援側で各自の機能およびチームワークを発揮することで，患者・家族は安心して希望する療養場所で適切な医療・ケアを受けながら生活できるようになる．そのため，入院医療機関と在宅療養支援診療所，訪問看護ステーション，訪問リハ・訪問介護等の事業所，調剤薬局などが連携し，地域でがん患者とその家族を支える医療連携体制を整えていくことが求められている．

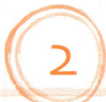

2 在宅生活を支える職種

患者の在宅生活を支える人のなかでキーパーソンになるのは家族である．そのため，主介護者でもある家族の健康状態や介護力，疲労状態などにも注意し，支援していくことは欠かせない．家族は支援する側であり，また支援される側でもある．

在宅サービスのなかでも在宅療養支援診療所（医師）と24時間体制の訪問看護ステーション（看護師），介護支援専門員（ケアマネジャー）の役割は大きい．医師は診察や検査，薬物療法などの治療を行い，医学的な身体管理や緩和治療を行うとともに各種サービス（看護・リハなど）の指示（処方）などを行う．看護師の役割は，日常の看護の実施や介護についての相談対応，病状の観察と評価，医療的処置の実施や相談，医師・他職種との連絡調整，家族への技術指導など多岐にわたる．24時間体制で何かあれば真っ先にコールを受けることも多く，患者・家族にとっても身近で重要な役割を担っている．ケアマネジャーは，患者・家族の意向を確認し，必要なケアを考慮して，医療・介護サービスのケアプランを作成したり，サービス利用のために事業所の手配を行うなどの調整役を担う．その他にも訪問リハ（リハ専門職）による自宅でのリハや家族指導，訪問介護（介護福祉士など）による患者の身体・家事援助，薬剤師による服薬指導が行われたり，デイケア・デイサービスなどで多職種が支援にかかわるほか，状況によって地域の行政保健師やボランティア，宗教家，親戚や知人，ペットなどがかかわっていることがある．ここに緊急時の受け入れなどを担う入院機能をもつ医療機関の多職種チームが加わり，在宅生活を支援する．

3　在宅における訪問リハの役割

　進行期・終末期を迎えたがん患者に対する訪問リハでは，予後が限られていることやプライベートな生活空間のなかでの支援となるために，まずは患者・家族の思いを確認するところから始め，患者の意向と病期を考慮したリハの内容を計画する（p.9参照）．

　在宅で行う支援の内容は患者の病期によって異なるが，予後1か月以上あり比較的症状が落ち着いている時期は，できるかぎり最大のADLの維持・改善を図るほか，生活場面も自宅内にとどめることなく，患者が在宅生活を能動的かつ活動的に営み，家族とともにより質の高い生活を再建できるように支援する．この時期には家族との外出機会や，希望があればデイケアなどの利用を勧めるのもよい．

　予後が1か月を切り，週，日単位になっていることが予測される時期には，生活範囲は家屋内へと徐々に限られ，その活動も多くはベッドサイドやベッド上へと移行する．この時期にいちばん大切なことは，患者・家族にとっていかに意義のある時間を過ごすかであり，自宅を希望する場合には最期まで患者・家族がどのような活動をして過ごしたいのかを確認し，その遂行や苦痛症状の緩和を支援する（表1）．

4　在宅でのリハビリテーションと多職種連携

往診医

　患者が訪問リハを受けるためには，医師の判断・指示（処方）が必要である．また，身体機能やADLの状態，安静時・動作時の症状の状態などについてリハ専門職とも情報を共有し，リスク管理についての指示・治療方針の提示や症状マネジメントを行う．

訪問看護師

　患者・家族の生活や病態の様子，治療や処置・服薬状況などリスクや配慮すべき点，患者・家族が生活のなかで抱える課題や思いをリハ専門職へ伝え，対応を依頼し，調整する．また，リハ専門職と機能やADL能力の変化や予測，今後の対応なども情報共有し，協働してリハを患者・家族に提供する．

表1 訪問リハの適応となる進行期・終末期のがん患者とその支援の一例

1. 苦痛をともなう身体症状を呈している患者
   - リハで対応できうる痛みを有している患者
   - 全身倦怠感，呼吸困難などのリハで対応できうる症状を有している患者
   〔例〕● 痛みの緩和を目的とした物理療法，徒手的療法，気分転換などを取り入れる
       ● 全身倦怠感の緩和を目的に軽運動やストレッチなどを行う
       ● 呼吸困難の緩和を目的に排痰や呼吸補助を行ったりポジショニングを実施する　など

2. 運動機能に障害をきたしている患者
   - 骨転移や脳転移などによって運動麻痺などの機能障害を呈した患者
   - がん悪液質や廃用症候群などの影響を受け体力消耗状態となっている患者
   〔例〕● 機能の可能な限りの維持・改善を図る
       ● 機能障害によって引き起こされる拘縮や病的骨折等の新たな障害の発生を予防する　など

3. ADLに制限をきたしている患者
   - 何らかの機能障害にともない日常生活に制限を受けている患者
   - 痛みや全身倦怠感などの症状の増悪にともないADLに制限を受けている患者　など
   〔例〕● 残存能力を用いてADL能力の維持・改善が図れるように支援する
       → 進行する症状に合わせて動作方法を変更したり，環境を調整したりする
       ● 福祉用具の選定や動作指導等を行い動作にともなう症状の緩和を図る　など

4. 最期までリハの希望のある患者
   - 身体は弱っているので少しでも身体を動かしたいという希望のある患者
   - 最期までできる治療やリハを続けたいという希望のある患者
   - 身体を動かしたり触ってもらうことによって苦痛が緩和される患者　など
   〔例〕● 身体の負担とならないよう配慮したなかでの運動療法（自動介助運動，ストレッチなど）

5. 患者や家族に活動をしたいという希望のある患者
   - 好きな折り紙細工をベッドから動けなくなった今でも続けたいという希望のある患者
   - 家族や知人に喜んでもらえるようなことをしたいという希望のある患者
   - 家族と一緒に温泉に行きたいという希望のある患者　など
   〔例〕● 活動ができる座位姿勢をとるための援助（シーティング）や活動機会の提供
       ● 外出方法，移動中の姿勢，外出先の環境に合わせた介助方法などの検討・指導　など

介護支援専門員（ケアマネジャー）

患者・家族の意向やリハの必要性などを判断し，必要に応じてケアプランにリハを計画し，往診医や訪問看護師，その他事業所との調整役を担う．また，リハ専門職と患者の身体機能やADL能力などの情報を共有し，必要な福祉用具の手配や環境設定などを介護保険といった制度のなかで調整し実施する．

訪問介護（介護福祉士，ヘルパー）

リハ専門職と患者の身体機能やADL能力，リスク管理についての情報を共有し，実際の生活場面での身体介護，家事援助を担う．

薬剤師

　在宅の現場でリハ専門職が直接薬剤師と連絡を取り合う機会は少ないが，患者が服用している薬剤や副作用の有無を確認したり，リスク管理を行ううえで薬剤師との情報交換は有益である．また，患者・家族から薬剤に関する疑問や不安を聞くこともあり，服薬指導などの際に薬剤師が対応することも患者・家族にとって安心につながる．

（島﨑寛将，小間坂友祐）

文献

1) 日本ホスピス・緩和ケア研究振興財団：余命が限られている場合，自宅で過ごしたい人の割合．ホスピス・緩和ケアに関する意識調査． http://www.hospat.org/research-302.html

TOPICS

生きることを支える排泄ケア

　いつでも，誰にでも，ADL 場面において，かかわる頻度が最も高く，1日も，一度たりとも休むことができないのが排泄行為である．生きていくうえで必要な物を摂取した後は，スッキリと排泄する．生命のサイクルの根源であり，当たり前の行為である．このサイクルがどこかでうまくいかなくなると，さまざまな変化がわれわれを容赦なく襲ってくる．身体的・生理的反応はもとより精神的・心理的な影響が大きく，自己喪失感や役割喪失感は人生のナラティブの書き換えに支障をきたす．そして，個別性や閉鎖性が強い排泄行為に対するケアは，ケアされる人に羞恥心や自己嫌悪感を強く感じさせるため，ケアされる人は介護負担につながると遠慮がちになって，我慢したり，投げやりになってしまったりする．そこで，一つひとつの困りごとを，一緒にていねいに考え，悩み，段階に応じて迅速に，適切な福祉用具を選定することで，今できることを支えることができる．失うことを代償するだけではなく，残されている大切な機能をきちんと評価して使っていくことは，自身を認め，周りに存在するあらゆる環境をも認めることにつながっていく．またそうした人と人との関係性こそが支えになる．

　排泄用具の種類は多く，各々特徴をもち，制度利用もさまざまである．ユニバーサルデザインで家族皆が共用できるトイレに環境を整備することも可能である．臭いに配慮した消臭ケアも欠かせない．トイレまで移動困難な場合は，プライバシーを遵守したポータブルトイレや収尿器などの導入が検討できる．装着式，手持ち式，自動落下式，自動吸引式など，手動から電動にわたる収尿器（図1）・収便器の種類も豊富であり，吸収量を多様にそろえたインナー類（パッド類）から形状特性・特徴をもつアウター類（布・紙おむつ類）も活用したい．

　最期まで「ごめんね」ではなく「ありがとう」のかかわりができるように，ADL のレベルに応じた段階で，尿意・便意の有無や排泄パターンを確認しながら，生活の継続が可能なように支援したいものである．

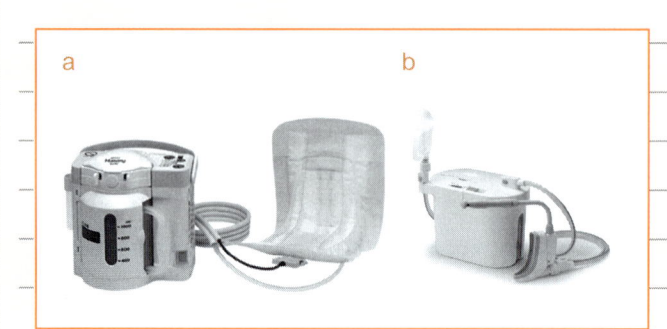

（小林貴代）

図1　収尿器の例
a：尿吸引ロボ ヒューマニー（ユニ・チャーム ヒューマンケア）
b：自動採尿器 スカットクリーン（パラマウントベッド）

4

家族ケアとしての
リハビリテーション

患者が動ける時期の家族ケア

　緩和ケアとリハビリテーションは，患者・家族の要望・思いを聴取しながら，患者・家族のQOLの向上を目指すという視点で共通する部分が非常に多い．リハでは，緩和ケアと同様に患者だけでなく家族もその対象としてとらえる必要がある．そのため，リハの実践にも家族ケアの視点は重要であり，患者の療養中から死別後に至るまで家族をどのように支援できるかを考える必要がある．とはいえ，家族がいない場合もあり，逆に法律上の家族を対象とするだけでは不十分な可能性もある．

　がんの進行期・終末期では，病状の進行による症状の増悪やるいそうの進行などがみられる．化学療法などのがん治療による心身への負担が大きく中止せざるをえなくなり，苦痛症状の緩和のための緩和医療・ケアが主体となる時期である．予後が月単位の場合，骨や脳などへの転移がない患者の身体機能は比較的保たれ，自分自身で動いて生活ができていることが多い．

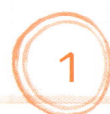

1　家族の心理・苦悩

　治療から症状緩和中心のケアへの移行の時期には，患者も家族も動揺し，家族は患者の訴える心身の苦痛に対し無力感にさいなまれ，かつ予期悲嘆の反応を生じることがある．時に，患者の意思決定の代理を求められたり，予後告知についての選択を迫られたりすることもあり，家族の精神的な負担は大きい．また「いちばんしんどいのは患者だから」と家族は悩んでいることを患者に悟られまいとして，平静を装っているようにみえることもある．患者と同様，家族の苦悩も大きいことも，念頭におくことが大切である．

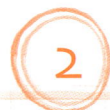

2　家族にかかわるうえで医療者として配慮すべき点

　患者のみならず，家族も十分な病状説明を受けられるよう配慮する．説明を受けたうえで，予後や病状をそれぞれがどのようにとらえ，今後の希望や療養のあり方をどのように考えているか確認する必要がある．患者と家族で理解のずれがある場合や，家族間でのば

らつきがみられることもあり，キーパーソンの確認も含めた家族のありようを改めてとらえ直すことも大切である．ただし病状の変化にともない希望や計画は流動的なものとなるため，常にアンテナを張り，家族の思いをくみ取れる態勢をもっておきたい．

　この時期からリハ専門職のアプローチが始まる場合は，まず患者・家族の要望を確認する．また病状の評価，リスク管理などをもとに，患者・家族に対しリハの目的やリスクなどについての十分な説明を行うことが必要である．

3 リハビリテーションの視点・立場からできる家族ケア

患者の「限られたよい時間」を支援する

　予後が短い月の単位とみられる患者や家族には，今後の病状悪化をきたす前に残された「限られたよい時間」を大切にしてもらいたい．リハ専門職から家族に対し予後の説明を行うことはないが，患者だけでなく家族にも「やりたいと考えていることはありませんか」と問いかける．痛みを含めた症状緩和ができていれば，歩行能力がある程度維持されADLに介助が少ない時期であるため，患者の要望を家族が多大な負担を感じずにかなえやすい．たとえば「旅行に連れて行ってやりたい」「家で過ごさせたい」などの要望があれば，多職種で連携して準備を行う．リハの視点から言えば，身体機能に見合った環境調整や移動方法の検討が必要となる．

家族の思いを傾聴する

　家族も治療から症状緩和中心のケアへの移行時期には多大な衝撃を受ける．家族のなかには「見放された」と感じる人もいる．一般病棟に入院中の患者の家族が，がん治療が中止されたと同時に「検温の回数が減った」「来てくれるスタッフが減った」と怒りを表出したこともあった．この時期のリハのアプローチには，患者へのかかわりと同時に，家族とのコミュニケーションをより積極的にとっていく．支持的なアプローチには，積極的傾聴，繊細な質問，振り返りといった効果的なコミュニケーション方法を活用し，それによって医療者は家族の不安を引き出して，ニーズを洞察する．たとえば発病してから今日までの経過や，治療不可能であることを告げられた苦悩，患者と家族の関係性やどれだけ患者を大切に思っているかなどを聞く．家族はわれわれ医療者に対し，「○○がんの予後の

短い患者とその家族が〇〇〇号室にいる」とチェックしてほしいわけではなく，家族にとってとても大切で特別な存在である患者とその家族がここの部屋にいるのだとしっかり認識してほしい，という思いが含まれているように思える．一人でも多くのスタッフが聴く姿勢をもち，その家族の気持ちに焦点を当ててかかわることで，家族の精神的苦痛の緩和ができればいい．

家族の語る「生活」を聞く

リハ専門職は生活を支援していく職種である．家族とコミュニケーションをとりながら，患者の趣味や好きなもの，職業，生活ぶりなどを聞いていく．それは家族しか知らない貴重な情報である．何気ない話のなかに，リハ専門職，看護師らのかかわりに生かせるその人らしさを引き出すヒントがある．

明日の楽しみを提供する

患者によっては，昨日と同じ運動が今日もできることに喜びを感じるし，作業療法で革細工など創造的な要素をもつ作品を少しずつ作り上げることで「明日が待ち遠しい」と言うこともしばしばある．「明日の楽しみ」がある患者の姿をみると家族にもよい影響が及ぶことになる．この時期には家族への直接のかかわりも重要ではあるが，患者が少しでも生きがいを見出すことができれば，何よりの家族支援になるであろう．

患者のリハビリテーションを継続する

予後が短い月の単位であると，病状の進行によっては急激に歩行状態が悪化する場合もある．また，少しずつではあるが歩行距離が短くなったり，少しの動作が億劫になったり，動作後の疲労感が増してきたりする場合もある．「なんとなく，ちょっと今日はゆっくり過ごしたい気分なんです」などと言われ，今までよりも運動量を減らす回数が徐々に増えてくると，病状の進行をうかがわせる一つの情報となる．そのときに家族は，今までと少し違う患者に戸惑って対応に悩むことがある．

この時期のリハでは，患者の状態に配慮する必要があり，患者の状態がよい場合にはそれまでと同様に，筋力増強訓練やADL訓練などの能動的な内容を中心に進めるが，患者の身体症状が強い場合などにはストレッチやポジショニングなどの受動的な内容に変更し，患者に安楽を提供し，喪失感を感じさせないように配慮する．緩和ケアが主体となる時期を迎えても，何らかのかたちでリハが継続できることの安心感は家族にも通じ，いつ

しか患者のみならず家族にも明日への希望がもてるようになる．

4 家族ケアを行ううえで連携すべきポイント

　家族ケアはかかわっているすべての職種が連携していくことが重要である．なかでもコーディネーターの役割を担うのは看護師であろう．また看護師は24時間切れ目のないかかわりをするなかで，家族に接する機会も多い．看護師は患者や家族にいちばん近い医療職だと考えられる．看護師が伝え，リハ専門職が耳を傾けて，情報を共有してかかわることが大前提になる．

リハ前に状態を確認する

　訪室した時点で「いつもと何かが違う」と感じることがある．患者や家族の表情や話し方だけでなく，雰囲気や空気感のようなものからでも察知するであろう．おそらく患者・家族間で何かトラブルがあったときや，複雑な思いを抱えているときなどではないかと考える．そのため，前回かかわったときからの変化や出来事，今現在の家族の様子などの情報を得ておく．

病態の理解状況を把握・共有する

　医師からの説明に看護師が同席することから，リハ専門職は，病状や予後の説明がどのようになされたか，家族の反応や発せられたことば，要望を看護師から確認する．そのうえで，リハ専門職からもリハのアプローチ中の様子を看護師に報告する．患者や家族によって病態理解はさまざまで，リハ中にも患者・家族が病気や治療に対するさまざまな思いを話したり，態度・行動に表したりする場合も多い．まずは家族のあるがままを受け入れ，言動や行動をスタッフ間で共有する．

患者の苦痛症状の緩和について確認する

　痛みを含めた苦痛症状の緩和ができていないと家族の不安も増す．家族はリハ専門職に薬や痛みなどの心配事を話すことがあるが，リハで解決できないことも多い．看護師とリハ専門職とで確認し合うことを常とする．

家族の疲労度を見極めて情報共有する

　闘病生活において，家族は患者の伴走者である．しかも精神的な揺らぎの大きい時期には家族の疲労がいっそう増してくる可能性が高いことも念頭においたうえで，その度合いも見極めて情報共有を行う．

〈臂　美穂，石川奈名〉

患者が動けなくなった時期の家族ケア

　予後が週単位となり，死が差し迫った時期となると徐々に移動能力が低下し始め，経口摂取量の低下や全身倦怠感，呼吸困難，浮腫などの症状が著明となる．ADLにも介助を要するようになり，予後が日単位に近づくにつれて日中の活動時間も減少しベッド上で過ごすことが多くなる．精神面では，動けなくなることでさらに自己コントロール感の喪失が強くなり，スピリチュアルペインの表出も増えてくる．

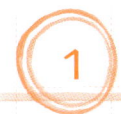

1 家族の心理・苦悩

　介助が必要となった患者をみて，家族は大切な患者の死を間近に感じ嘆き悲しむようになる．このような悲しみは誰しも感じるものであり「予期悲嘆」と呼ばれ，患者との死別の悲しみにうまく対応し，その悲しみを耐え乗り越える力を強める大切な準備とされる．

2 家族にかかわるうえで医療者として配慮すべき点

　家族に患者の病状と，今後起こりうることを十分に説明し，家族の予期悲嘆への対応を重点的に行う．ときに恐怖や自責の念などの感情が医療者への攻撃として現れてくることがあるが，家族の自我防衛機制による反応として理解する．そのような際には，家族の感情の背景に共感し，これまでと変わりのない対応・かかわりを継続する．

　病状の進行にともない，るいそうや顔貌の変化が顕著に現れ，慢性的な疲労感が増し臥床がちになり，できないことが増えてくると家族の不安や喪失感もいっそう増す．その際，医療者は家族に対し，病気は進行していくけれども，その人の本質や「その人らしさ」は変わらないことを伝える．これまでに患者とかかわっていくなかで感じた患者の優しさや気遣い，患者が家族を思いやる気持ちなどの「その人らしい」一面を家族と一緒に話す機会をもつと，家族にとっては別の視点から患者をみることもできるかもしれない．

　熱心に患者のそばで付き添う家族には，折にふれその行為をねぎらうことを心がける．しかしときには，より健康的に家族が付き添うためにも，家族自身が休憩することを勧め

なくてはならない．また，これまで患者と家族間で抱えていた課題が浮き彫りになることがある．たとえば親子間，きょうだい間，配偶者の親族などとの不和である．まずはありのままの家族のかたちを受け止め，互いの意見を傾聴しつつ，あくまでも中立的な立場をとることがポイントの一つである．

③ リハビリテーションの視点・立場からできる家族ケア

排泄における患者の自律と家族の介助を支える

　排泄は人間の尊厳にもつながる大事なことであり，多くの患者は最期までトイレに行って自分で排泄したいと願う．その患者の要望を最期までできるかぎりかなえようとする姿勢こそが家族ケアではないだろうか．患者はいったん立位がとれれば，短距離ならば歩行できることがある．どちらかといえば歩行よりも立ち上がることや座ることのほうが困難になるためベッドの高さを高くしたり，足もとが不安定になりやすいため滑り止めマットを敷いたり，移動の動線がなるべく短くすむようにベッドの位置を変更したり，手すりや歩行補助具を使用したりすると短距離歩行が可能となる．下肢に浮腫が出現し，歩行時にその重たさを感じる場合は，弾性筒状包帯で軽い圧迫をかければ歩きやすくなる人もいる．家族は精いっぱいの力で介助しようとして，お互いの負担が大きくなりやすい傾向にあるが，家族に対し実際の歩行やトイレ動作などをみてもらい介助方法を伝えることで，安心して介助できるであろう．しかし病状の変化が激しい時期であり，そのつど，家族や看護師から情報を得て，介助方法の変更を素早く再検討することが求められる．

家族が患者と一緒に作業する場所をつくる

　患者の希望に沿って，作品を作る場合がある．その際にはできれば家族もその場に参加できるように配慮する．病状によっては患者のできることが少なく，工程の半分以上を作業療法士が介助することもある．しかし患者ができることを行えるよう支援することで，患者の自己コントロール感の回復が図れたり，「時間が経つのを早く感じる」と充実したひとときを過ごしたりできる．家族は作業を媒介として，患者と病気以外の会話をし，「ともに作品を完成させる」という前向きな目標に向かい，ともに達成感を味わうことができる．ものづくりという意味のある作業を通じて，限られた大切な時間を患者・家族が

共有できることは，後のグリーフケアにつながると考える．そして家族へのプレゼントとして残された作品は，かけがえのない思い出の品になるであろう．

「家族ができること」を提案する

「何もしてあげられない」と無力感を感じる家族は多い．「何かできることを教えてほしい」と希望する家族に対し，看護師は家族と一緒に患者の身体を拭くといった家族にできるケアを伝えたりともに行ったりする．リハビリテーションでは，たとえばマッサージやタッチングなどの快刺激の方法を実践できるように支援する．家族は力を入れすぎてしまう傾向があるため，穏やかにゆっくり優しく行うことがポイントだと伝える．患者に触れることで，家族は患者と非言語的なコミュニケーションの促進を図れる機会をもてる．そしてわれわれ医療者が実際に触れて感じる患者の変化を，家族も同様に認知できるのではないだろうか．

家族が不在のときの患者とのかかわりについて伝える

仕事など，家族自身の役割を維持していくことも家族ケアには重要なため，患者のことが気になりながらも，日中は付き添えないこともある．患者は日中の活動時間が少なくなる時期ではあるが，要望があれば体調のよいときを見計らって，看護師とともに痛みやしんどさが出ないような介助を行う．たとえば，リクライニング式車椅子などに移乗したり，無理のない範囲で散歩やティーサービス，音楽鑑賞を楽しんだり，ベッドごと部屋から出て気分転換を図ったりすることができる．夜間面会に来た家族に対し看護師から「今日は少しの時間，お散歩に出られました」などと伝えれば，日々病状の変化を感じている家族は，よいニュースとしてとらえるかもしれない．加えて，離床時の様子を写真に撮りベッドサイドに飾れば，実際の患者の表情も確認できる．会話の方向性が病状以外につながることも可能であろう．こうした試みによって家族は安心して，家族自身の役割を継続できるのではないかと考える．

患者の外出外泊・退院を支援する

病状が差し迫った時期に患者，家族ともに「家に帰りたい」と要望した場合，リハ専門職だけでなくかかわるすべての職種が連携し合って，希望をかなえる態勢が必要である．福祉用具の選定などの住環境の整備や，苦痛なく安楽に自宅のベッドまで帰るための移送方法の提案は，身体機能や介助方法に精通したリハ専門職が担当する検討課題である．ま

た自宅でもリラクセーションやマッサージの継続を希望することもあり，家族への指導や訪問スタッフへの伝達も行う．

家族同士のピアサポートを目指す

　患者の生活リズムの安定化や気分転換が少しでも図れることで痛みやしんどさの閾値が上がるのを目的とし，当院では，日中は患者が希望すればベッドごとでも部屋から出ることを支援している．その際に，許可が得られればほかの患者やその家族との接点をつくる．そこには，改めて自分たちを客観的にとらえ直す機会がもてたり，家族同士の共感的理解が生まれることによってより健康的に家族が患者に付き添えたりする可能性がある．

4 家族ケアを行ううえで，看護師と連携すべきポイント

ケアとリハビリテーションの配分を調整する

　この時期の患者の一日の活動状況をみると，午前はゆっくり休んで午後からケアを希望することは少なくない．一日にできる活動や運動量が減少し，体調がいちばんよいときは午後の限られた時間に徐々にシフトしていく印象がある．患者によっては，このパフォーマンスの高い時間帯に，ケアよりも運動や作業療法を優先したいと思うことがある．ケアとリハを続けて行うと，家族はその後のしんどさにつながっていかないかと心配になる．苦痛なく穏やかに患者の体力を温存しながら一日一日を過ごすために，ケアとリハの時間が連続しないプログラムを，患者・家族とともに立てることが大切である．また一日のプログラムが，そのときの患者の体力にどの程度の影響を及ぼすかを検討し，ケアとリハの重みを調整する．

状態の悪化にともなう介助方法を検討する

　病状の変化が激しい時期には，介助方法の変更を余儀なくされる．しかも服薬や夜間の体調などが影響して，日中と夜間の動作能力が違う場合もある．リハ専門職だけで患者や家族と相談しながら介助方法を決めると普段ケアに携わる看護師の介助方法とのあいだに違いが生じることがあるため，できるかぎり看護師とともに検討することが必要である．

（臂　美穂，石川奈名）

3 看取りの時期の家族ケア

　看取りの時期になると傾眠や昼夜逆転・認知障害・意味不明な言動などのせん妄の症状が起こりやすい．また，がんにともなう身の置きどころのない耐え難い身体的苦痛が出現し，あらゆる治療によっても苦痛緩和が図れない場合，倫理的配慮を十分行ったうえで鎮静（セデーション）を選択し，患者の意識を低下させることによって苦痛の緩和を図ることがある．

　最期の数時間では，気道内分泌物が増加して，下咽頭から喉頭にかけて「ゴロゴロ」という喘鳴（死前喘鳴）が聞こえるようになる．

1　家族の心理・苦痛

　病状の変化に家族の気持ちが追いつかないことが多く，不安・動揺・悲哀などの感情がみられる．そのようななかで治療や鎮静などの選択を迫られ，家族にとっても疲れや負担がピークになる．

　鎮静を受けた患者の遺族を対象とした研究では，「鎮静に対する家族の精神的つらさに関係した要因として①鎮静後に苦痛が十分緩和されなかったこと，②意思決定の責任を負うことが負担に感じられたこと，③患者の状態の変化に心構えができていなかったこと，④医師や看護師に気持ちを十分にくみ取ってもらえないと感じたことであった」と報告されている[1]．また，死前喘鳴がみられる時期は患者の意識は低下しているので，患者自身は苦痛を感じていないが，その姿をみる家族にとっては非常に負担が大きな時間となる．臨終は，家族の悲しみや緊張が最も高まるときである．

2　かかわるうえで医療者として配慮すべき点

　この時期には，家族に対し非常に細やかな対応が求められる．その対応の一つとして，患者に予測される兆候をあらかじめ家族に伝えておくことは，家族が患者の状態の変化や死を迎える過程を受け止める準備を助ける．そのため，看護師のみならずリハ専門職も臨

死期の症状の変化や兆候を学んでおくことが大切であり，知識をもつことによってリハビリテーション場面で落ち着いた対応ができる．

看取りの時期を迎えると患者の苦痛に配慮して，モニタなどの計器が装着されていないこともある．その場合，医療者が観察しやすいのはチアノーゼの有無や呼吸状態の変化であろう．死期が迫るにつれ，徐々に呼吸は浅く不規則になる．さらに呼吸機能が悪化すると努力性の呼吸となり，口呼吸，鼻翼呼吸，下顎呼吸やチェーンストークス呼吸などがみられることを理解し，呼吸状態を確認しながらかかわることが重要となる．そして患者に対し，意思表示はみられなくても，最期まで人格をもった一人の人として接する．体位変換やケア，リハのかかわりの際には，必ず声をかけてから行うようにする．

臨終時には，家族が患者と心ゆくまでお別れができるよう，死亡宣告の後も家族だけの時間を提供する．

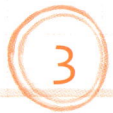

3 リハビリテーションの視点・立場からできる家族ケア

訪室する

この時期はケアが中心となりリハ専門職の関与は少なくなるが，人とつながっている感覚を保てるよう定期的に訪室するよう心がける．持続的鎮静時であっても意識して訪室し，家族に声をかける．最期まで今までどおりのかかわりを希望する家族もいるので，医療者自身で「もうすることはない」と決めつけずに訪室を継続することが望ましい．

たしかに患者とのお別れの時間が迫っている時期に不安や悲哀，動揺などの感情が渦巻いている家族のもとを訪室するのは，誰もが緊張してしまう．けれども不安の高まる時期にこそ，病室の扉を開けて顔を見せ，患者に声をかけたり家族への気遣いをみせるスタッフがいることが，家族にとって安心につながることも多い．そう考えると，訪室すること自体が家族ケアであり，その意義は大きい．

臨死期の症状について対応する

終始臥床状態にある患者に対し，リラクセーションや褥瘡予防を目的として圧抜きやポジショニングなどを行う．ただし姿勢によっては呼吸状態に変化がみられることもあるため，体位変換後はしばらく呼吸状態の確認を行うことが望ましい．また，死前喘鳴がみら

れる患者に対し「痰をとってください」と望む家族には，前述したように，吸引の有無も含めて細やかな対応が求められるため，まずは看護師に報告する．

家族は臨死期の症状についての不安を口に出せていないこともあるため，「気になることはありませんか」と尋ねてみる．

「家族ができること」を一緒に考える

患者が意思表示できない状態でも，家族の希望があれば今までと同じように患者に声をかけながらタッチングなどを行う．その際「最期まで耳は聴こえているらしいです」「触っているのがわかっていらっしゃるように思います」などと伝える．家族と患者の距離が縮まることや，患者と家族の非言語的なコミュニケーションを図ることは，予期悲嘆を促す．そばにいることが苦痛に感じる場合もあるため「きっとご家族がそばにいることを感じて，安心されているでしょうね」など，患者のそばにいるだけでよいことを伝える．

家族とのコミュニケーションを図る

鎮静中は，眉間のしわや上下肢の体動の程度で苦痛の度合いをみることができる．落ち着いているようであれば，「穏やかに休んでいらっしゃいますね」と患者に苦痛表情がみられないことを家族と確認する．

また「体調はいかがですか」「夕べは眠れましたか」「ご飯は召しあがられましたか」など家族への気遣いを示し，ねぎらいのことばをかける．看護師は家族に対する細やかな観察，心配り，コミュニケーションに努めている．家族へのいたわりの気持ちをもつ医療者の一人として，リハ専門職も同じ立場で家族に接することが肝要である．

患者の人生を振り返るお手伝いをする

家族の了承があれば，患者のそばで製作途中の作品を家族とともに仕上げることもよい．作業を媒介として自然なかたちで，家族から患者の生い立ちや大切にしていたこと，結婚や職業，趣味なども改めて聞くなかで，患者の新たな一面を知ることもある．リハ中に，家族への感謝を語っていれば，伝えられるくらいの余裕をもてるとよい．

4　家族ケアを行ううえで，看護師と連携すべき点・ポイント

患者の状態を確認・報告する

　患者の病状は刻一刻と変化する．リハ専門職は必ず訪室前には，患者の呼吸状態やせん妄の有無，チアノーゼ，死前喘鳴の有無などを看護師に確かめる．鎮静の継続性（間歇的か持続的か），鎮静のレベル（浅い鎮静か深い鎮静か）についても確認を行う．また退室後は，リハ専門職から看護師に今の状態を報告し，穏やかに最期の時を迎えられるよう情報を共有する．元来，日本人は患者の「死に目にあう」ことを重視し，臨終に間に合うかどうかが死別後のグリーフワークに大きく影響を与える．リハ専門職も看取りをする医療者の一人であることを自覚して，看護師と綿密な連携を図っていく必要がある．

家族の状態を確認・報告する

　この時期は親戚など大勢が部屋にいる場合もあり，また死亡後のこと（退院時の服装や葬儀など）について相談している場面も多く見かけるため，看護師に確認したうえで，タイミングを見計らって訪室することが望ましい．また，前述したとおり家族は混乱のなかで不安をすぐに口に出せないこともあるので，リハ専門職がかかわった際の家族からのことばや態度，雰囲気などを，退室後には看護師に報告する．

家族への対応についてお互いに学ぶ

　これまでリハ専門職はこの時期の患者へのケアについて学ぶ機会が少なかった．しかも患者の死を目前とした家族への対応も看護師に委ねていた．しかし，これからはリハ専門職も積極的にかかわっていくことが望ましい．リハ専門職も終末期に携わるチームの一員として患者が死を迎える直前までケアに加わることで，グリーフケアにつなげることもできるであろう．そのためには，臨死期の症状の変化や呼吸状態の評価などを看護師と確認し合えるといい．また，臨終の際には看護師から連絡が来る関係を築くよう日ごろから心がけたい．

（臂　美穂，石川奈名）

文献
1）　池永昌之：鎮静時の家族ケア．緩和ケア 2007；17：142-145．

4 グリーフケアとリハビリテーション

　グリーフケアは，死別ケアや遺族ケアともいわれている．喪失を経験した人への援助であり，グリーフワーク（悲嘆の作業）が自然に進むようにサポートすることである．グリーフワークは，喪失を経験した人の正常の反応ではあるが個人差が大きい．

1 家族の心理や苦悩

　家族は，大切な人との死別という喪失を体験した悲嘆のプロセスに入る．家族が遺族となったときから，急性の悲嘆反応として無感覚などがあるが，逆に医療者からの態度に傷ついたり，ほんの小さな支えに喜んだりと非常に揺らぎの大きいデリケートな状態になるともいわれている．

悲嘆

　悲嘆は，死別などの重大な喪失に際して起こる心身の自然な反応であり，悲嘆の過程については，多くの段階モデルが存在する．アルフォンス・デーケンは悲嘆のプロセスを12段階（①精神的打撃と麻痺状態，②否認，③パニック，④怒りと不当感，⑤敵意と恨み，⑥罪悪感，⑦空想形成・幻想，⑧孤独と抑うつ，⑨精神的混乱と無関心，⑩あきらめ―受容，⑪新しい希望―ユーモアと笑いの再発見，⑫立ち直りの段階―新しいアイデンティティの誕生）で示している．エリザベス・キューブラー＝ロスは悲嘆のプロセスを5段階（①否認，②怒り，③取り引き，④抑うつ，⑤受容）とし，ほかにも分類の仕方は研究者によって異なる．また必ずしもすべての段階を経験したり，順序通りに進行するとはかぎらない．

　ウィリアム・ウォーデンは，悲嘆の4つの課題として①喪失の事実を受容する，②悲嘆の苦痛を乗り越える，③死者のいない環境に適応する（新しい能力の習得），④死者を情緒的に再配置し，生活を続ける，をあげている．

通常の悲嘆反応

　悲しみ，怒り，罪悪感と自責，無力感，思慕，胸部の圧迫感，喉の緊張感，身体に力が

入らない，幻覚，混乱，食欲不振，ぼんやりした行動などとして現れる．これらの身体的感覚や認知，行動などの反応は，故人との関係性，故人への愛着，死の形態，悲嘆の経験，パーソナリティなどによっても程度や内容・時期・持続が異なる．非常に個別性の高い反応である．

複雑性悲嘆

悲嘆反応が強く長期にわたるものや，死別後に悲嘆反応が遅れて発現したもの，あるいは，抑圧され自分の体験した喪失との関連に気づかずに身体反応や精神症状・行動異常として表現される悲嘆である．不眠や不安発作，社会からの引きこもりなどの慢性化や，うつ状態，自殺念慮の出現などがみられる．これらは薬物療法などの精神医学的介入を必要とするが，通常の悲嘆反応との識別は難しいともいわれている．

2 かかわるうえで医療者として配慮すべき点

医療者としての態度

遺族へのケアは，家族が遺族になった途端に始まるのではなく，患者が亡くなる前のかかわりをもったときからすでに始まっている．患者や家族へのよいかかわりの積み重ねが，遺族ケアの質の向上につながるといってもよい．しかし，緩和ケア病棟であれば入院したときにはすでに病状は厳しく，看取りの場となってしまうこともしばしばある．それでも，「入院期間は短かったけれど，ここで看取ってもらってよかった」と遺族が感じられるよう，細やかな配慮をもって，ケアを行う．

また前述したように，死亡宣告の後は非常にデリケートなときでもあり，遺族にも亡くなった患者にもかかわる際の態度に留意すべきである．亡くなった患者に対し，生前と同様にていねいに接することがグリーフケアにもつながる．このとき，どのように接し声をかけたかなどは，遺族にとって深く心に残ることが多い．たとえば亡くなった患者の病室を訪れる際，入室時に一礼をし，退室するときも一礼をするといった当たり前の振る舞いでも，遺族にとっては印象に残る場面とも聞く．われわれの態度によって，遺族の揺れ動く心情を落ち着かせたり，逆に波立たせたりすることがあると考えると，どうしても緊張の度合いが高まってしまうが，いちばん大切なのは，心を込めてていねいに接することと

考える.

　亡くなった知らせを看護師から受け，筆者が訪室した際には，次のように行動することが多い．まず初めて会う遺族に対し，自己紹介をする．「お顔を見せていただいてもよろしいですか」と遺族の了解を得て，故人の傍らに立つ．故人の肩に触れたり，手を握らせていただく．そして故人の人生においてわずかな時間であっても担当させていただき，学ばせていただけたことに対する感謝の気持ちを込めて「ありがとうございました」と心を込めて言う．これは自分のなかで一つの区切りともなる．遺族の話を傾聴する態度として，早口で話さない，ゆっくり動く，大きくうなずくことがよいとされているので，それを意識しながらグリーフケアを行っている．

ストレスケア

　終末期に携わる医療者は，遺族や故人への生前からのかかわりにおいて，適切に自分自身の感情をコントロールすることが求められている．しかし，ときには医療者自身の感情を大きく揺さぶられるときがある．「何とかしてあげたい」と強く願いながらも，死にゆく患者の前ではいかに無力であるかを感じることもある．

　医療者が患者や家族に気を配るあまり自身のケアを後回しにすると，感情が麻痺してしまい，仕事に対する意欲が失われ，後々バーンアウト（燃え尽き）症候群を引き起こす危険性がある．また，故人との死別後は遺族だけでなく医療者もまたグリーフワークが必要となる．終末期に携わる看護師・リハ専門職も常に自身のストレスケアに留意していきたい．

患者と家族の関係

　患者が亡くなる前から，われわれは患者と家族に対してかかわりを継続する．患者と家族が良好な関係を築いたまま看取りができ，その後のエンゼルケアが行えれば，われわれのなかでは，寂しさはあるけれども一種の安堵感を感じることがある．逆に，患者と家族がすれ違いのままであった場合は，われわれは不全感をもち，つい家族に対して，負の見方をしてしまう危険性がある．しかし，今日に至るまで何十年も続いてきた患者と家族との関係を含めて，われわれが変えることはできない部分があることも知るべきで，自分たちが立ち入ることのできない領域も存在するのである．

3 リハビリテーションの視点・立場からできる家族ケア

エンゼルケアに参加する

　エンゼルケアは死後のケアや死後の処置ともいわれるが，残された遺族が故人のぬくもりを感じながら，「あの人らしい最期であった」と思えるような援助をすることもケアの要である．直接的なケアとともに遺族とのコミュニケーション力が必要とされる．

　エンゼルケアは遺族の情緒的な様子を配慮しながら，できるかぎり一緒に行うようにする．遺族の思いに沿ったケアを行うため，遺族のケアへの参加は無理強いしないが，たとえば爪を切る，髪をとかす，口紅をつけることなどは受け入れやすいようである．ケアを通して，遺族は涙を流したり，故人との思い出を振り返ったりする時間となる．口紅は何がいいか，退院時の服装はどうするか，などの会話からも自然にグリーフワークを行っていく．「親父の爪を切るなんて，初めてだ」と泣いた息子がいた．エンゼルメイクをして，「お母さんらしくなった」と言った娘もいた．

　エンゼルケアは看護師が中心となって行うが，リハ専門職もできる範囲で手伝っていく．生きているときと同様の配慮をし，「お身体拭きますね」「身体を傾けますね」と故人に声をかけながらケアをすすめていく．生前のリハ中に，遺族への感謝のことばを聞いていれば，遺族に伝える機会にもなる．故人のことを思い浮かべながらのケアに途中で涙が出ることがあったり，遺族から患者の思い出話を聞いて一緒になって笑ったり涙したりすることもある．そしてエンゼルメイクで整ったあとは「穏やかなお顔ですね」「笑っていらっしゃるようです」など，遺族にとって安心できる表現を自然なかたちで伝えられたらよいであろう．

　筆者は，担当した故人への感謝の気持ちと，お別れをするために自分自身の気持ちを整理する「作業」にもなっているという思いから，エンゼルケアに積極的にかかわっている．また遺族へのケアをしながら，筆者自身がケアされているような感覚に陥ることもしばしばある．死亡宣告の後非常に不安定な状態だった遺族が，エンゼルケアを一緒にするなかで笑顔になることや，お気に入りだった服を着せて「やっとお母さんに会えた」などと言えるまでの心情の変化をみることができる．このとき，大切な人が亡くなっても存在は生き続けることを確認できる，特別な時間に立ち会っているのではないかと思う．何か温かいものが身体に沁みわたるような瞬間である．

お見送りに加わる

　当院では，できるだけリハ専門職もお見送りに加わる．病室でストレッチャーに移り，病院の出口まで移動し，故人が乗った車が病院を出発するときには，多くのスタッフで車が見えなくなるまで深くお辞儀をしてお見送りをする．通常，医師や看護師がお見送りを行うことは多いが，その場面にリハ専門職なども加わると「こんなに大勢の人が（故人に）かかわってくれていたのですね」との遺族の声を聞くことがある．お見送りの場面は，遺族にとって後々まで深く印象に残るそうである．施設によっては，お見送りの前に，スタッフや施設利用者，家族が集まりお別れの会を設けることもあるようである．

デスカンファレンスに参加する

　デスカンファレンスは，死亡後に行うカンファレンスであり，多職種それぞれが対等に，患者や家族へのかかわりを振り返り，検討する場である．かかわるなかで学んだことや反省点，疑問や今後の課題などを発表する機会が与えられる．このとき，参加者それぞれの意見や立場を尊重し，認め，お互いを理解することが，チーム医療の質を高めるためのポイントの一つとなる．

　あるデスカンファレンスにおいて筆者が，「作業療法士として家族へのかかわりに課題を残した」と発した．すると参加者の多くが，家族ケアに不全感や負担感を抱いていた思いを表出した．デスカンファレンスを行うことで，スタッフの思いを共有でき，チームで家族ケアのあり方を検討できた．「家族」のあり方がさまざまであるように，家族ケアも一つひとつが異なり，課題がある．よりよい家族ケアの実践のために，スタッフがその振り返りを通して家族ケアのあり方を学ぶことができる機会として，デスカンファレンスは有効である．

遺族会に参加する

　グリーフケアの方法の一つとして，遺族会がある．遺族が今の様子や今日に至るまでの気持ちの変化，その当時故人や遺族から聞けなかった思いなどを語ることや，悲しみなどを表現することはグリーフケアにつながるからである．その一方，遺族の思いを聞くなかから，リハを実施した影響や効果などを確認することができるため，その場にリハ専門職も参加し，担当した故人の遺族と，積極的に会話の機会をもってほしい．かかわったすべての人から学ぶことはたくさんあるはずだ．

ある遺族からは，リハの時間に撮影した素敵な表情の写真を遺影にした話や，体調が悪く看取りができなかった遺族がリハで撮影した写真を今でも大事に飾っていることを聞いた．また遺族のために故人が作った革細工などの作品を，今も大事に身につけている遺族もいた．このように写真や革細工などかたちに残すことがグリーフケアにつながっている事例は多い．作業療法はその一翼を担うことができると思われる．

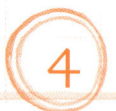

4　家族ケアを行ううえで，看護師と連携すべき点・ポイント

エンゼルケア・グリーフケアをともに行う

　ある看護師は，「エンゼルケアを行うことで自分自身の死生観や看護観が変わる」という．単にケアの技術を学ぶだけでなく，遺族や看護師の気持ちにも変化をもたらす時間をリハ専門職も共有できたらよい．ただし，現状の医療制度では上司や同僚の理解が得られないと，リハ専門職のアプローチが難しい体制にある．まずは，ほんの一部分だけでも参加できるところから始めてみてはどうだろうか．

　また岸野によると，「グリーフケアについての遺族調査においてグリーフケアの提供者としてリハ専門職を希望する声も多く，『患者本人をよく知っている』『接する機会が多かった』『頼れる存在』などがその理由であった」[1]という．悲嘆の反応や段階などともに学び，グリーフケアをともに行いたい．

グリーフワークとして一緒に振り返る

　グリーフケアを行おうとするわれわれも，ケアを必要としている．故人や遺族を知っているスタッフと一緒に話をするだけでも，ずいぶん楽になることは多い．デスカンファレンスを活用するとよいが，リハ専門職の普段の業務のなかでも，故人や遺族にいちばん近い医療職である看護師とともに，グリーフワークとして事例の振り返りを行いたい．

（臂　美穂，石川奈名）

文献

1）岸野　恵ほか：緩和ケア病棟の現状とこれから―緩和ケア病棟の看護師がOTに求めるもの．作業療法ジャーナル．2012；46（6）：560-565．

TOPICS

小児がんにおける作業療法のポイントと遺族ケア

　約7割が治癒するようになったとはいえ，小児がんの治療は多様であり入院は長期化しやすい．入院中は小児がん自体の症状に加え，治療の副作用や移植片対宿主病などで行動範囲制限や不活発状態が続き，廃用症候群も進行する．さらに，入院病棟という環境，検査や治療の恐怖による高いストレスは心身症状として表出され，対応に困惑した家族の精神的動揺や疲労も強い．

　作業療法の主な目的は，その子らしく日常性を維持しながら入院生活を過ごせるよう家族も含めて支援すること，退院後円滑に元の生活に戻れるよう幅広い視点で準備していくこと，病状悪化時も寄り添って希望を実現するかかわりを継続することである．たとえば，遊びを通じてアプローチすることで子どもの主体性を引き出し，信頼関係の構築，運動機能の改善，発達の促し，子どものストレス発散や自己表出を後押しできる．そのためにも，心理士やチャイルドライフスペシャリスト，院内学級の教諭らとも情報共有を図り，統一した対応や役割分担に配慮する．体力評価を行い，意欲的に取り組める方法での運動の継続も支援する．ただし，化学療法中は感染や出血を予防するため，血液データを参考に安静度の基準を設け，共通認識をもったうえで，アプローチするスタッフや使用物品の清潔，安全に活動できる環境調整などにも取り組む．晩期合併症など退院後に生じる問題もあるため，継続した支援が求められる．なお，乳幼児は個別性が強く月齢での変化も大きいため，発達評価を行い入院後の変化について情報を収集する．発達にも着目してアプローチすれば，家族は入院中だけでなく退院後にも子どもの成長が実感できる．

　作業療法士が治療初期の段階からかかわることで，病状悪化時もお互いに理解した状態で継続したアプローチが実現する．こうして，子どもと家族の望んでいることをとらえタイムリーに対応できれば安心感とさらなる希望の表出に結びつき，終末期でも子どもの希望を実現できたという思いが家族の心を支える．家族一緒に楽しめる時間を提供することにも作業療法の意義がある．

　子どもとの死別は家族にとって，あまりにも大きな喪失である．病的悲嘆にもなりやすく，同様の経験者が身近にいないために孤独を感じやすいといった特異性もあり，遺族ケアの必要性は認識されても成人に比べ実践は非常に少ない．そこで，当院では作業療法士と病棟スタッフとで2008年に遺族会を立ち上げた．正直な思いを表出し共感を得られることで，自己の悲嘆を受容できるようになり気持ちが楽になったという声も多い．生前から連続してかかわることでこうした相互援助の場が生まれ，遺族が自分と他者と社会とのつながりを回復する手助けになっている．小児がんにかかわる医療者はチーム力を生かし，本人と家族へさまざまな視点からの支援を模索してほしい．

　　　　　　　　　　　　　　　　　　　　　　　　　　　　　　　　　　　（和田文香）

5 セクシュアリティを大切にした夫婦・家族へのケア

　セクシュアリティの概念を提唱したKirkendall[1]は，セクシュアリティを「人格と人格の触れ合いのすべてを包含するような幅の広い概念．セクシュアリティでは人間の一部としての性器や性行動のほかに，<u>他人との人間的なつながりや愛情・友情・融和感・思いやり・包容力など，およそ人間関係における社会的・心理的側面やその背景にある生育環境などもすべて含むべきである</u>」としており，狭義の性行動のみを表すものではなくより広い概念であると述べている．そのように考えると，セクシュアリティは生きることそのものといっても過言ではない重要な側面であることがわかる．

　セクシュアリティを広義にとらえたケアを行うことは，病期にかかわらずがんという病気によって，性機能やパートナーとの親密性を喪失する患者の生きることを全人的な視点に基づき支えることであり，QOLの向上を目指すことにつながる．もちろん，性生活やパートナーの有無にかかわらず，同性愛者，両性愛者，半陰陽者，トランスジェンダーなどのセクシュアル・マイノリティの患者・パートナーに対しても多様なあり方に対応したケアが求められる．

1　がん患者のセクシュアリティの問題

　がんの発病と種々の治療により，患者はセクシュアリティにさまざまな影響を受け（表1），身体的な問題だけでなく，ボディイメージや自尊心といった自己概念やパートナーや配偶者との親密な関係を揺るがす問題が生じる可能性を抱えている．

　しかし，セクシュアリティの話題を患者と医療者双方が躊躇している現状がある．性の話題は「はしたない」とする日本独特の文化的背景や，年下・年上・異性に話しにくい，治療中の患者・パートナーや高齢者には「性生活はないだろう」というケアする側の先入観から，ケアが提供されないことも多い．

　近年，がんの診断・治療の早期から主治医と話し合い，予測のうえで妊孕性や狭義の性生活を中心とするセクシュアリティについて検討すべき認識は広まりつつあるが，進行期・終末期には，予後不良であることや患者・パートナーが最期まで治療を優先することもあり，セクシュアリティの問題よりも生命にかかわる身体の回復や治療，症状緩和が優

表1 がん患者のセクシュアリティの問題

性機能の変化	生殖関連臓器のがんや，特定のがん治療は生殖機能に物理的に直接影響を及ぼす． 〔例〕 ● 生殖器の悪性腫瘍による臓器切除 ● 抗がん剤やホルモン剤，放射線療法による性機能障害・機能喪失　など
性生活の変化	がんによる性生活の変化は，生殖機能の変化にとどまらず，生殖関連臓器以外のがん患者の全身への影響や，がん理解の心理的影響によって性生活に何らかの変化をきたすことが多い． 〔例〕 ● 術後疼痛・がん疼痛や栄養状態の悪化による性欲低下 ● 呼吸困難や全身倦怠感による性的行為の体力的な困難 ● がん治療による外見上の変化，臭いの変化　など
より広範なセクシュアリティへの影響	がんへの罹患そのもの，ならびに生殖機能と性生活の変化は，自己概念に重大な変化をもたらし，パートナーや配偶者，家族との親密な関係を揺るがすことで社会的立場や人間関係を変化させることが多い． 〔例〕 ● 生殖器の悪性腫瘍による臓器切除ならびに性機能障害・機能喪失にともなう"女性らしさ・男性らしさ"などに代表される自己概念，他者からの反応の変化　など

先されることが多い．また，ケアが行われていても，治療から症状緩和中心のケアへの移行や，緩和ケア病棟などへの転棟・転院をきっかけに提供者が変わることでケアが中断されることもある．

2　セクシュアリティのケアのポイント

日常のケアにセクシュアリティの視点を加える

セクシュアリティに対するケアは本来特別なことではなく，看護師・リハ専門職をはじめとする医療者によるケアの範囲で誰でも行えるものである．ケアする側が患者・パートナーと同性でなくてはいけないということはなく，基本的には特定の職種が専門的に行うことでもない．日常のケアにセクシュアリティの視点を加え，できることを段階的にサポートすることが重要である．ケアに取り組む際には，Annon[2]が提唱した PLISSIT モデル（表2）[3]を参考にされたい．

PLISSIT モデルにおける SS や IT の段階ではより個別的なアドバイスや集中的なセックスカウンセリングが必要となるが，重要なことは特定の職種に委ねることではなく，ま

表2 医療者の段階的関与に関するPLISSITモデル

P：Permission（許可：性相談を受け付けるというメッセージを出す）

医療者が患者の性の悩み相談に応じる旨のメッセージを明確に患者に伝える．患者にとって性的側面が重要でなかったり，その時点における優先順位が低かったりした場合は，無理に性の問題を掘り起こす必要はない．ただし，治療方針の決定時には性的合併症についても検討されるべきである．

LI：Limited Information（基本的情報の提供）

予定される治療によって起こり得る性的合併症や，それらへの対処方法について，基本的情報を患者に伝える．疾患と性に関する患者用パンフレットなどを渡す．患者の話をよく聴き，理解しようとする姿勢が医療者に求められる．

SS：Specific Suggestions（個別的アドバイスの提供）

それぞれの患者のセックスヒストリーに基づき，より個別的な問題に対処する．性的問題を引き起こす要因（性機能の障害，ボディ・イメージの変容，治療関連副作用，パートナーとの人間関係など）を特定し，それらの問題に対する対応策を患者とともに検討する．この段階に対応する医療者は，上記2段階よりも性相談に習熟している必要がある．

IT：Intensive Therapy（集中的治療）

以下の場合には，より専門のスタッフに紹介する
- 患者が抱える性的問題が重症で長期化している．
- 性的問題が発病前から存在し，未解決である．
- 性的虐待などのトラウマがある．

（高橋　都，的場典子ほか〔監修〕：乳がん患者へのトータルアプローチ．PILAR PRESS 2005：295：221[3] より）

ずは医療チームとしてそれぞれの専門職がセクシュアリティの視点をもつことである．

進行期・終末期のがん患者にもそのパートナーにもケアを行う

この時期の患者およびパートナーは，性的な行動に対して①がんが進行・予後に影響するのではないか，②体力低下や感染症が心配である，③病院ではゆっくり過ごせない，④どのように話題にしてよいかわからない，などの疑問や不安を抱えていることが多い．

個人差はあるが性的な親密さや心地よさを求める感情は身体状況が悪化しているときでさえも存在しており，むしろ終末期においては，お互いの愛情や気持ちの分かち合い，「手を握り触れ合うこと」「抱き合うこと」「キスすること」などの身体的な触れ合いやパートナーとの一体感を求めるニーズはいちだんと強くなるとされている．

したがって，痛みのある患者に対して「痛くなりそうなときや痛みが強くなったときはいつでもナースコールを押してください」と声をかけるのと同様に，セクシュアリティについても第1段階として「病気の体験や入院生活によってこれまでのような性生活を続け

ることは難しいかもしれませんが，気持ちを分かち合ったり触れ合ったりすることで，お二人が大切な時間を過ごせるようにお手伝いしたいと思っていますので，気がかりなことは遠慮なくお伝えください」と，まずは悩みを相談してもよいというメッセージをこちらから発信することが大切である．

次に，第2段階として性的な行動によりがんは悪化・進行しないことや，終末期であっても患者の手を握ったり身体に触れたりすることが親密性を高め安心につながることをパートナーに伝える．お互いに遠慮し合いコミュニケーションをとりにくい患者とパートナーの場合にはケアする側があいだを取り持ち，MLDや清潔援助（清拭・手浴・足浴）をともに実施・指導することで患者・パートナーの不安を最小限にできる．これらのケアは，パートナーの面会状況に応じて，ゆっくり大切な時間を過ごしてもらうことを意識して行いたい．

また，パートナーの負担にならない程度に治療の早い段階から夜間の付き添いを実施することもコミュニケーションや親密性を深めるケアにつながる．可能であれば付き添いベッドを患者のベッドと同じ高さにし，隔たりのない環境を提供することで自然に身体的な触れ合いや情緒的なつながりが生まれるような工夫も必要である．

このように進行期・終末期を迎えたがん患者だけでなく，そのパートナーに対してセクシュアリティのケアを行うことは，パートナーの気がかりに配慮することであり，グリーフケアの一環としてもぜひ取り組みたい．特に看取り直前や看取り後の場面ではベッド柵を取り除き，手を握ったりキスしたりできるように環境や身体状況を整えることが必要である．そのためには基本的な疼痛コントロールや浮腫，過剰な分泌物をともなわないような適切な輸液管理などの身体的苦痛のキュアおよびケアが行われ，パートナーがためらいなく患者と接することができるような声がけなどにも配慮したい．

リハビリテーションとしてセクシュアリティのケアを行う

ICFにはセクシュアリティに関連した項目が多くある（表3）ため，トータルケアを考える際にはICFを用いることで，対象を包括的かつ構造的にとらえることができると考える．機能障害を医学的に理解し，そのうえで能力障害との関連性を評価でき，それぞれのニーズ，希望に合わせてアプローチ方法を段階的に設定できる技術を有するリハ専門職としてケアを行うことは，患者の人格存在そのものとQOL，すなわち生きることに深くかかわる意味をもっている．

入院場面を想定したケアを中心に述べたが，もちろん在宅療養中・在宅での看取り場面

表3 進行期・終末期のがん患者・家族へのセクシュアリティのケア

共通評価項目	ICF 対応項目
心身機能	性機能，性的刺激期の機能，性的準備期の機能，オルガズム期の機能，性的興奮消退期の機能，生殖の機能，性と生殖の機能に関連した感覚
および身体構造	尿路性器系および生殖系に関連した構造
活動と参加	セルフケア（身体各部の手入れ，排泄，健康に注意すること，など），対人関係（親密な関係，恋愛関係，婚姻関係，性的関係）
環境因子	支持と関係（家族，保健の専門職），態度（家族の態度，保健の専門職者の態度，社会的規範・慣行・イデオロギー），サービス・制度・政策

にも応用していただきたい．患者・パートナーの生活からニーズを見出す専門職として，「生き抜く」を支えるチームアプローチが行われることを期待したい．

（吉田奈美江）

文献

1) Kirkendall LA. 波多野義郎（訳），財団法人日本性教育協会（編）：現代社会における性の役割．現代性教育研究 1972；季刊創刊号：133.
2) Annon JS：The PLISSIT model；a proposed conceptual scheme for the behavioral treatment of sexual problems. Journal of Sex Education and Therapy 1976；2（2）：1-15.
3) 高橋　都：パートナーとの関係に対するケア．的場典子ほか（監修）：乳がん患者へのトータルアプローチ．PILLAR PRESS 2005；295：217-224.

5

がんのリハビリテーションで用いる
コミュニケーション・スキル

がんのリハビリテーション場面でのコミュニケーション

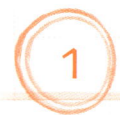

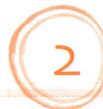

1 コミュニケーション

　コミュニケーションということばは,「共有する」という意味のラテン語の communicare が語源といわれる.コミュニケーションで患者と医療者が共有するものは情報である.医療者は情報を患者から入手して患者に提供して共有に至る.情報には身体的な苦痛の種類や強さといった医学的なものもあれば,経済的負担や就業状況といった社会的なもの,感情や価値観といった心理的なものまで多様に存在する.効果的なリハビリテーションの実施には,患者の身体的な状態からリハに対する意向まで幅広い情報の共有が必要になる.
　コミュニケーションはがんリハを支える礎であり必要不可欠なものである.

2 心構えとコミュニケーション・スキル

　コミュニケーションでは,患者への思いやり・敬意,意欲といった医療者の心構えとコミュニケーション・スキルの2つが車の両輪のように欠かせない.たとえば,医療者がていねいに優しく接していても,質問内容および方法が不十分であれば得たい情報は得られない.質問方法が的確であっても,敬意を欠いていれば患者は不快に感じて多くを語らず,重要な情報は得られないかもしれない.
　心構えをしっかりとして,コミュニケーション・スキルを効果的に用いれば,情報の共有はもちろんのこと,患者とのあいだに信頼関係を築くこともできるだろう.

3 コミュニケーション・スキル CLASS

　コミュニケーション・スキルにはさまざまなものがあるが,がん医療で医師が用いるものに焦点を当ててまとめたものの1つが CLASS であり（表1）,がんにかかわるリハ専門職も活用できる.日常的に用いているコミュニケーション・スキルと CLASS を照らし合わせれば,コミュニケーション上の課題が発見できるだろう.CLASS を学習するコミ

1. がんのリハビリテーション場面でのコミュニケーション

表1 CLASSと具体例

C – physical Context or setting – コミュニケーションしやすい環境を作る	
話しやすい空間を作ること	● 目の高さを同じくらいにする．座って話をする．基本的にはアイコンタクトを保つ． ● 患者との距離は近すぎず遠すぎず，快適な距離を選ぶ．
非言語的表現	● 非言語的表現と話していることばが一致しない場合，非言語的表現が伝わりやすいので注意する． 〔例〕「話を聞く」と言いながら，嫌がる表情をみせる．
あいさつ	● 自己紹介やあいさつをする．
L – Listening skills – 効果的に聴いて情報収集する	
オープンクエスチョンの使用	● 相手が「はい」「いいえ」ではなく，自由に回答できる質問法を適宜用いる． 〔例〕「身体の調子はいかがですか」
話を促す	● うなずく．相づちを打つ．沈黙する．微笑む．
情報の明確化	● 患者の話の内容で，十分にわからない点について質問する． 〔例〕○○さんがおっしゃったのは，□□という意味ですか？
A – Acknowledge emotions and explore them – 患者の感情などを受け止めたり訊ねたりする	
探索	● 患者の感情やその背景などを質問して明らかにする． 〔例〕「医師からのお話を聞いて，お気持ちはいかがですか？」
共感	● 患者の感情，信念，価値観などを理解して，理解したことを言語的・非言語的に伝える． 〔例〕「リハビリをやめることを心配しているのですね」 〔例〕アイコンタクトを保ち，沈黙することで理解したことを伝える．
肯定	● 患者の感情や考えがほかの患者にも共通して存在することで，特異的ではないことを伝える． 〔例〕「(運動機能が回復しないのではないかと心配することについて) 　　　同じように心配をされる方は多いです．あなただけではないですよ」
S – management Strategy – 患者とリハビリテーションを協議する	
意向を確認する	● 患者のリハビリテーションの意向を訊ねる．
計画を提案する	● 意向をふまえたリハビリテーションの計画をわかりやすく提案する．
協議して方法を決定する	● 患者と協議してリハビリテーションの方法を決定する．
S – Summary and disclosure – 患者と協議したことをまとめて終了する	
協議した重要なポイントを要約する	● ポイントをまとめて提示する．
質問の有無を確認する	● 協議したことやその他のことで質問がないかどうか確認する．あればていねいに回答する．
次回の日程を確認する	● 次回のリハビリテーションの日程を確認する．

※上記はCLASSの一部であり，すべてを説明したものではありません．

ュニケーション・スキル・トレーニングについては後述する．

（大庭　章）

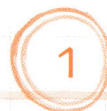

2 精神的苦痛への対応

1 精神的苦痛と患者の理解

　人は自分のことを理解されると「一人ではない」と感じられて安心できるし，精神的につらいときにも対処する力の源になる．がん患者は悪い知らせを伝えられた後の衝撃や喪失感，将来への不安や死の恐怖などさまざまな精神的苦痛を経験するが，自分を理解してくれる存在が傍らにいれば，安心感が高まり意欲が湧いてくるだろう．だからこそ，がんリハに携わる医療者は，一人ひとりの患者をトータルケアの視点で多面的に理解していきたい．そこでは，コミュニケーション・スキル CLASS の A にある探索，共感，肯定がカギになる．大切なことは，理解する姿勢をもつこと，たとえ一部であっても理解して，さらに深く理解する努力をし続けることである．

　コミュニケーション・スキルは精神的苦痛に対する基本的な対応であり，うつ病をはじめとした強い精神的苦痛が疑われる場合には，精神科医・心療内科医等に相談したい．

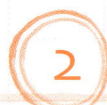

2 探索（Exploring）

　患者を理解するためには，観察したり話に耳を傾けたりするだけでなく，感情，考え方，その背景について質問することも大切である．医療者が質問しながら患者をより深く理解しようとする行動を探索という（図1）．どのような背景でどのような精神的な苦痛を感じるに至ったのかを理解できたら，後述する共感につなげたい．ときには，たとえば，抗がん剤治療にともなう副作用を過度に心配しているなど，患者が何らかの誤解をして不安になっていることもある．その際には探索から共感につなげるだけでなく，医療者が正確な情報を伝えることが不安の軽減に有用である．

3 共感（Empathizing）

　探索して，たとえ患者の一部であっても理解できれば，それを患者に伝える（図2）．

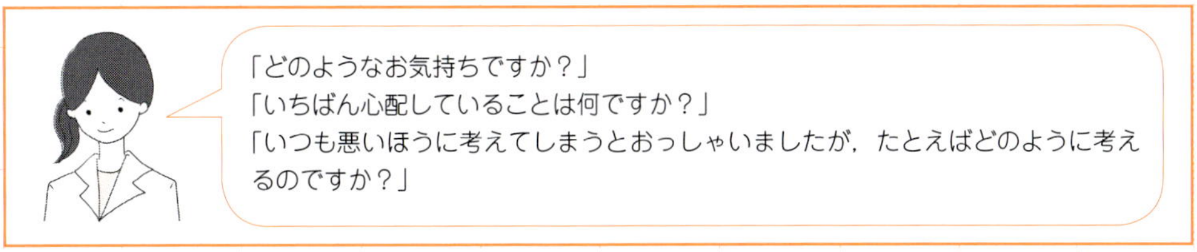

「どのようなお気持ちですか？」
「いちばん心配していることは何ですか？」
「いつも悪いほうに考えてしまうとおっしゃいましたが，たとえばどのように考えるのですか？」

図1 探索（Exploring）の例

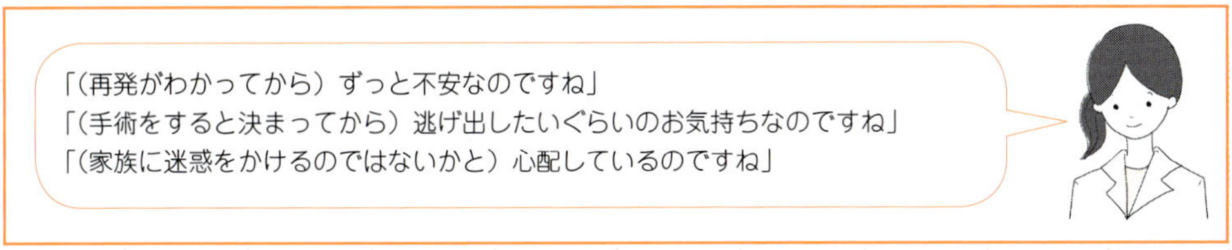

「（再発がわかってから）ずっと不安なのですね」
「（手術をすると決まってから）逃げ出したいぐらいのお気持ちなのですね」
「（家族に迷惑をかけるのではないかと）心配しているのですね」

図2 共感（Empathizing）の例

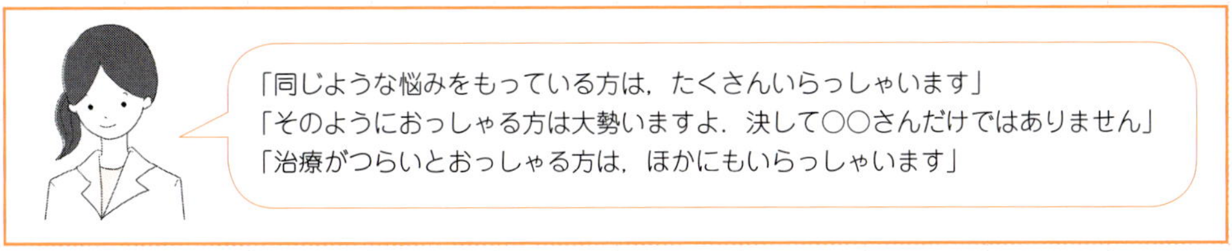

「同じような悩みをもっている方は，たくさんいらっしゃいます」
「そのようにおっしゃる方は大勢いますよ．決して○○さんだけではありません」
「治療がつらいとおっしゃる方は，ほかにもいらっしゃいます」

図3 肯定（Validating）の例

ことばで理解できたことを伝えるのが効果的だが，患者の複雑な気持ちをことばで表することは容易ではない．場合によっては，沈黙を保ちながらアイコンタクトを保ちうなずくといった「受容的沈黙」も有用である．患者にとっては，医療者が黙って傍らにいること自体が力になるだろう．

4 肯定（Validating）

患者の中には精神的苦痛を感じることを「ほかの患者ならば経験しないようなまれなこと」「弱さの象徴」「恥ずかしいこと」と考えて，いっそう精神的苦痛を強く感じていることがある．このような場合には，医療者が「同じような苦痛を感じる患者が少なくないこと」「苦痛は弱さの象徴ではなく，誰でも感じる可能性があること」を伝えることで，精神的苦痛を和らげることができる（**図3**）．

（大庭　章）

3 返答に困る場面での対応例

　医療者は患者からたとえば,「私は治らないのですか」「死ぬのですか」といった,返答に困る質問を受けることがある.ここでは,麻痺の回復の見込みについて質問を受けた場合のコミュニケーション[1]を考えてみたい.

　「麻痺は治りますか」という質問から始まるコミュニケーションでは,患者が精神的苦痛だけでなく医療者への不信感も感じている可能性がある.**図1**では,医療者が患者からの質問に返答した後にアドバイスをしており,それでも患者から懸念のことばが続くため,諭すような対応をとっている.患者が求めていたのは麻痺が治る見込みを知ることだけではなかったようで,最後に不満が述べられている.

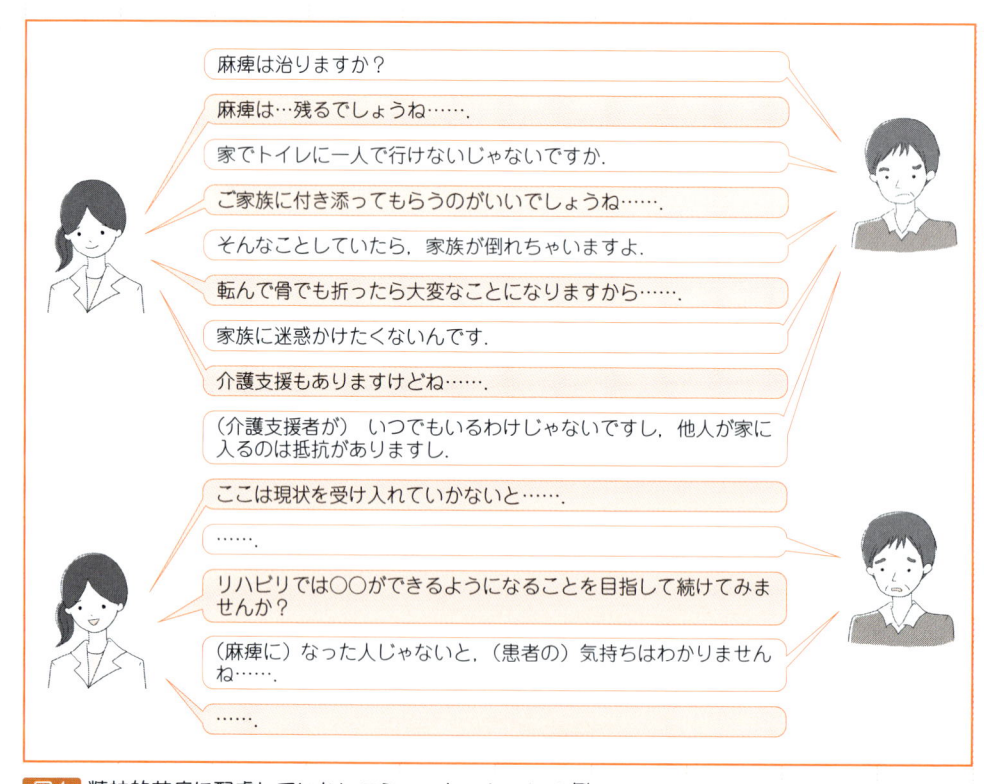

麻痺は治りますか？
麻痺は…残るでしょうね…….
家でトイレに一人で行けないじゃないですか.
ご家族に付き添ってもらうのがいいでしょうね…….
そんなことしていたら,家族が倒れちゃいますよ.
転んで骨でも折ったら大変なことになりますから…….
家族に迷惑かけたくないんです.
介護支援もありますけどね…….
（介護支援者が）いつでもいるわけじゃないですし,他人が家に入るのは抵抗がありますし.
ここは現状を受け入れていかないと…….
…….
リハビリでは○○ができるようになることを目指して続けてみませんか？
（麻痺に）なった人じゃないと,（患者の）気持ちはわかりませんね…….
…….

図1 精神的苦痛に配慮していないコミュニケーションの例

3. 返答に困る場面での対応例

患者：麻痺は治りますか？

医療者：（以下すべておだやかでゆっくりとした口調で）麻痺のことが心配なのですね．

患者：そうです……．正直心配です……．

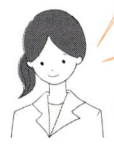

医療者：（うなずきながら聞いた後）麻痺が続くと，どのようなことが起こると心配しているのですか？

患者：何をするにも，家族に迷惑をかけるでしょ……．一人でできないことがたくさんあるのだから……．

医療者：（うなずきながら聞いた後）麻痺の見通しについて，担当の先生からどのようなお話がありましたか？

患者：治すのは無理だろうって……．

医療者：（しばらく沈黙した後）それで心配されていたのですね……．

患者：家族にばかり頼っていたら，家族は倒れちゃいますよ……．そうなったら大変ですよ……．

医療者：（しばらく沈黙した後）ご家族のことも心配されていたのですね……．心配だとは思うのですが……．○○ができることを目指してリハビリを続けてみませんか？

患者：そうですね……．

医療者：できるかぎりのお手伝いはしますので，一緒にやっていきましょう．

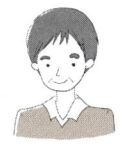

図2 精神的苦痛に配慮しているコミュニケーションの例

図2では，患者のことばの背景に不安が存在することを念頭において，精神的苦痛に配慮したコミュニケーションをとっている．探索して具体的にどのような心配をしているのかを理解するように努めて共感している．患者は「理解されている」という経験をしており，精神的苦痛は強まらず，医療者との関係性はより密になっていると考えられる．

ことばの背景にあるものを探索して理解しようとすることが，患者の力になることがうかがえる．コミュニケーションのなかには，質問という形式をとっていても，医療者からの回答を聞くためのものばかりでなく，ことばの背景にある不安や恐怖といった精神的苦痛の理解を望むようなものもあるということを念頭においておきたい．

（大庭　章）

文献

1) 大庭　章：コミュニケーション．平成23年度厚生労働省第3次対がん総合戦略研究事業 QOL 向上のための，主に精神，心理，社会，スピリチュアルな側面からの患者・家族支援プログラムに関する研究班：進行がん患者に対する「起坐・起立・歩行」のためのリハビリテーションマニュアル Ver.3. 2011；23-29.

コミュニケーション・スキル・トレーニング

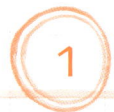

1 コミュニケーションの教育

　コミュニケーションは知識さえあれば十分なものではなく，知識と臨床場面で実践する力は同一のものではない．実践する力を高めるためには経験の蓄積が重要だが，経験だけから学ぶには限界がある．実践する力を効果的に高める方法の一つがロールプレイである．ロールプレイを取り入れたコミュニケーション教育として，がんにかかわるリハ専門職を対象にしたコミュニケーション・スキル・トレーニング（CST）プログラムが研究されている．

2 がんにかかわるリハ専門職を対象としたCSTと今後の課題

　研究されているCSTプログラムは半日間で，座学とロールプレイからなり，ロールプレイは体験・観察・議論の要素で学習できるように構成されている．3回行われるロールプレイのうち最初の2回は，CLASSを用いて話しやすい環境を作りながら，患者のニーズを把握するコミュニケーションを取り上げる．残りの1回は，返答に困る質問を受けた場面を取り上げて，CLASSを用いた患者の精神的苦痛に配慮したコミュニケーションを検討する．がんにかかわるリハ専門職を対象としたCSTは研究途上であり，教育効果についても検討中である．またCSTを大規模に定期的に開催するためには，CSTの質を左右する存在ともいえるファシリテーターを養成する講習会が必要である．コミュニケーション教育の発展を願いたい．

〔大庭　章〕

6

アプローチの実際

体力消耗状態を呈した消化器がん患者のケース

> **症例提示**
>
> 60歳代，女性．肝内胆管がん（T4N1M0・stage ⅣA）．
>
> **告知状況** 病名・病態告知（家族の希望により予後は未告知）．
>
> **既往歴** 特記事項なし．
>
> **服薬中の薬** オプソ®内服液5mg/包（頓用，1回1包，疼痛時），ロキソニン®錠60mg（1錠/分1，就寝前），カロナール®錠200mg（2錠/分1，就寝前），マグミット®錠330mg（6錠/分3，食後），リスミー®錠1mg（1錠/分1，就寝前）．
>
> **家族構成／社会的背景** 夫と2人暮らし．夫が経営する居酒屋の名物女将で社交的．夫は開店準備前に必ず面会に訪れ，息子や孫も仕事や学校の帰りに頻繁に来院する．
>
> **現病歴・治療経過** 肝酵素上昇が指摘され当院を紹介受診．肝内胆管がんと診断され外来にて化学療法が開始された．治療開始4か月後には食思低下，ADL低下，るいそうも目立つようになった．治療開始5か月で外来化学療法継続は難しいとの判断から入院となる．入院時は便秘による激しい肛門痛で終日臥床状態．食欲不振や全身倦怠感などの全身状態を考慮し，化学療法は継続しない方針となった．入院14日目に症状緩和目的・可能な範囲でのADL拡大目的にて作業療法が処方された．
>
> **患者の思い・希望** この状態では運動による機能回復は困難だと思う．病状が治まれば障害も自然とよくなることもあるだろう．今は身体を動かしてもらうことで少しでも身体が楽になればよい．夫にこれ以上迷惑をかけない生き方をしたい．
>
> **家族の思い・希望** もし逆の立場であったら，妻が私にしてくれたと思うことを十分にやってあげたい．

1　リハビリテーション評価

症状に関する評価

体力消耗状態であり，重度の易疲労性・全身倦怠感により終日臥床の状態にあった．身長150cm，体重33.6kg（5か月間で11kgの体重減少），BMI 14.6%，るいそう，筋肉量減

少，がん悪液質，軽度の黄疸と腹水を認めた．リハビリテーション開始時は便秘，嘔吐，悪心，腰痛，肛門痛などさまざまな苦痛症状の訴えがあった．

ADLに関する評価

PS 4，PPS 20％，ADLは全介助の状況．高度の食欲低下により食事はほとんど摂取できず，肛門痛や腰痛によりベッド上での姿勢変換も一人では困難な状況．活動量や安全面を考慮し，尿道留置カテーテル管理・おむつでの排便管理対応であった．

2 ゴール設定

これ以上の化学療法実施は現実的でないとの判断から主治医を中心としたチームでは，苦痛症状の緩和に努めADLを改善すること・患者の希望に沿うかたちでの退院支援（緩和ケア病棟への転院もしくは自宅への退院）を迅速に展開する方針とした．リハ（作業療法）では，患者と家族のニーズを尊重しながら身体的・精神的・社会的にQOLの高い生活が送れるようにすることをアプローチの目的とした．

3 実際のアプローチと経過

本事例には，作業療法のみのアプローチであった．

Ⅰ期：疼痛緩和を目的に他動運動から開始した時期（1日目から10日目）

作業療法実践目標（ねらいとポイント）

患者の価値観や興味を探り，主に会話を通して人生の振り返りと役割機能の回復を図る．苦痛症状の理解に努め，信頼関係を構築する．

経過

るいそう・筋肉量の減少がみられ，痛みに対するマッサージなどの他動運動から開始した．夫の希望もあり，家族によるストレッチ方法の指導も同時に行った．他動的なプログラムを実施しながら，患者の価値観や興味を探ることを意識し情報を収集することを心が

けた．患者が訴える苦痛症状を共感的に理解するために，カルテからの情報収集や臨床検査値の解釈（表1）[1]）を参考に対応した．

小康状態にあり会話が可能な場面では，治療的に作業療法士の存在を利用するかたちでの会話（the therapeutic use of self）を心がけ，患者自身が再び役割を取り戻せるように援助した．具体的には，学童期の子どもをもつ親としての悩みを作業療法士が打ち明けるかたちでの会話を中心に実施した．作業療法士とのかかわりを通して，母親としての経験・祖母としての考え方・女将として知った多くのお客さんを例に出しながら生き生きと話す姿は非常に印象的であり，同席した家族も驚きと喜びを口にするほどであった．

なお，臨床検査値は治療の判断や病勢の把握に用いられ，リハ実施時のリスク管理や中止基準などにも使用されることが一般的である．終末期の患者では異常値の連続となることもあり，中止の基準としての使用は現実的でない場面も多いが，臨床検査値を患者の訴え（全身状態）を理解し共感するための手がかりとして使用することは可能である．

Ⅱ期：離床を促すことが可能であった時期（11日目から23日目）

作業療法実践目標（ねらいとポイント）

信頼関係の維持と強化に努める．能力障害の程度について評価結果を共有し，患者の能力を最大限に生かすための検討（動作や環境）を通して自己効力感の向上を図る．

経過

病状の進行により，嘔吐・下痢などの消化器症状が継続して認められた．繰り返し起こる苦痛症状の理解がリハ実施上のリスク管理を行ううえで課題であったが，患者の意向を尊重した対応を心がけながら，医師の指示や看護師との相談で判断した．

オピオイドの調整もあり痛みについては段階的に緩和された．全身倦怠感の解消を目的に，介助下での自動運動（下肢伸展挙上位〔strait leg raising：SLR〕からの股関節伸展運動など主要姿勢保持筋群の活動を意識した運動）と段階的な離床活動（ギャッジアップ座位から）を開始した．高度の低栄養状態・貧血症状もあったが，筋収縮の同期化と思われる筋力の改善がみられ，作業療法開始19日目には下肢伸展挙上位が安定して可能となった．

筋力が改善しているという実感を得た患者と家族は，病室トイレの利用を希望した．21日目には介助下での移乗動作が安定して可能となったため，尿道留置カテーテルが抜去され病室内トイレの利用を開始した．能力を最大限に生かすための動作（動作手順や方法）

表1 臨床検査値の解釈

検査項目	データ	がん患者で示唆される病態	症状またはリハ施行時の注意点
ヘモグロビン	低下	貧血	倦怠感，体動時の動悸，息切れ
血小板	低下	出血傾向	軽微な圧迫や刺激でも内出血をきたす可能性
白血球	低下	易感染性	
	増加	炎症	感染を起こしている可能性
Na	低下	悪液質または低栄養，腎障害，利尿剤	倦怠感，易疲労，脳機能低下（眠気，せん妄）
K	低下	悪液質または低栄養，利尿剤	脱力感，筋力低下
	増加	腎機能障害	脱力感，筋力低下，四肢・口唇のしびれ，心停止
Ca	増加	多くは悪性腫瘍によるもの	眠気，せん妄，食欲不振，嘔気，倦怠感，口渇，便秘など
	低下	ビスフォスフォネート製剤の副作用，腎障害	しびれ感，筋のこわばり，不随意運動，四肢の硬直性けいれん
血圧	低下	循環不全	意識障害，倦怠感，易疲労
酸素飽和度	低下	呼吸不全	意識障害，倦怠感，易疲労，呼吸困難
脈拍数（整・不整）	減少	循環不全	意識障害，倦怠感，易疲労
	増加	心不全，発熱に伴うもの	意識障害，倦怠感，易疲労
体温	上昇	感染症，腫瘍熱	意識障害，倦怠感，易疲労

※上記データのほか，進行がんでは様々なデータの異常をしばしば生じるので注意する．
特に，栄養状態（アルブミン），肝機能（ビリルビン，GOT，GPT，γGPT，NH₃），腎機能（クレアチニン，尿素窒素），さらに炎症値（CRP）や病状の進行を反映するデータの異常によっても意識障害，倦怠感，易疲労が生じうる．
※症状については，データの程度だけではなく，進行のスピードと密接な関係があることが多い．急速にデータの悪化が起こっている場合には，症状は強く出現する傾向にある．
⇒【対応】これらのデータに加え，癌種を併せて考慮し，どの程度のリハビリテーションアプローチが可能かどうかを主治医や病棟スタッフと協議する．

(進行がん患者に対する「起坐・起立・歩行」のためのリハビリテーションマニュアル Ver3，2011，p.5[1] より)

と環境（ベッドの高さの変更・ギャッジアップ機能の利用・サイドレールを移動用手すりへの変更）について患者とともに検討しながら決定を促すことで，「対処できる」という達成経験をもとに自己効力感の向上を図った．この時期，医療者によるケースカンファレンスが開催された．

Ⅲ期：退院支援を行った時期（24日目から33日目）

作業療法実践目標（ねらいとポイント）

活動の許容量（体力）を患者や家族が具体的にイメージするための情報を提供する．患者の療養場所の選択や生活環境調整に関する支援を行う．

経過

主治医から家族へ予後の告知が行われたが，「本人は十分わかっている．今はっきり伝える必要はないと思う」との意向で本人への予後の告知はなされなかった．

作業療法場面で実施できていた活動量をエネルギー消費量[2),3)]で換算し，体力的にどれくらいの耐久性があるのかという評価とどれくらいの活動が可能かどうかを予測する目安とした＊．この患者の場合は現状1時間の座位保持（1.0METs）が可能で，その際のエネルギー消費量は35.28kcal相当であった．そのため，手芸活動（1.5METs）に換算すると40分，軽い運動（2.5METs）であれば24分程度が可能と予測することができた．身体活動量を種目・持続時間・エネルギー消費量として数値化したことで，患者や家族にも体力の指標が明確となり活動範囲の検討の際にも役立つ情報となった．

離床活動の一環として居酒屋の常連客への選挙活動のための千羽鶴のプレゼントを希望したため，作業活動として折り紙をプログラムに取り入れた．患者は紙を折りながら，客の初当選以来選挙のたびに行ってきた習慣であること，今回その用意ができていないことが大変気がかりであったことを明かした．そして，入院中ではあっても女将としての自分らしい行為ができたこと，店での役割を果たせている実感を得ることができたことを大変喜んだ．作業療法開始26日目には1時間以上の車椅子乗車（院内散歩）が確認でき，翌日には外泊を希望した．ADLは多くを介助する必要があったが，帰院後すぐに自宅への退院を希望した．訪問診療の開業医を含めた退院支援カンファレンスを開催し自宅退院へ向けた準備は整ったが，退院予定前日（作業療法開始33日目）に全身状態が悪化し意識レベルは低下した．

＊エネルギー消費量の目安はMETs（metabolic equivalents）であるが，METsから身体活動のエネルギー消費量は計算できる．がんという病態を考慮すると「活動によって○○kcalを消費した」という表現は適切とはいえないが，異なる活動項目を活動量で比較したい場合や耐久性（時間）の予測に活用することが可能．場合によっては患者自身が栄養価の高い栄養機能食品や食事摂取の目安とするなどの副次的な効果も望める．推測される耐久性や活動度はあくまでも目安であり，実際のVital変化や自覚的疲労度の変化を重視する対応は必要．

エネルギー消費量（kcal）＝1.05×体重（kg）×METs×運動時間（h）

Ⅳ期：死亡までの時期

経過

　意識レベルの低下にともない作業療法の終了が検討されたが，家族の希望もありポジショニングの確認とグリーフケアの一環として作業療法士の訪室を継続した．夫は入院生活を振り返り「できるかぎりのことがしてやれて本当によかった．逆の立場であれば，この人もきっと同じことを考えたと思う」と話した．退院準備をしながら退院には至らなかったことに関しても「入院当初には退院準備をするなんて思いもよらなかった．夫婦で退院準備の相談ができた．大勢の関係者が集まって検討会（カンファレンス）を開いてくれたことは心強かったしありがたかった」と感謝を述べていた．

4　多職種連携

　日々の状況変化やリハ経過については電子カルテでの情報共有が主体であった．作業療法は毎回ベッドサイドでの対応であったため，患者や家族からの気になる話題（予期悲嘆・療養場所選定にともなう家族の揺れ動く心情など）についても日常的に受け持ち看護師と情報を共有することが可能であった．一定の時間を患者や家族とともに過ごすという特性から作業療法士が知り得た情報は多く，人柄や夫婦の関係性を多職種で理解する際の手がかりともなった．また，医師や看護師との日常的なコミュニケーションにより，Ⅱ期では離床状況に応じた迅速なカテーテル抜去が可能であったし，Ⅲ期ではタイミングを図りながら「有意義な時間の過ごし方」についてのさまざまな事例の情報が提供され，外出・外泊・退院を多職種でサポートすることにもつながった．経過中に主治医・看護師・作業療法士・MSWによるケースカンファレンスは1度，そこに患者・家族・訪問診療の開業医・訪問看護師を加えた退院支援カンファレンスが1度開催された．

5　効果・結果

　病状の変化に合わせ，他動運動，自動運動，離床活動，作業活動を組み合わせて対応を継続した．Ⅰ期ではベッド上での他動運動が主体であり受動的な生活（PPS 20%）であ

ったが，Ⅱ期・Ⅲ期では徐々に活動の範囲が拡大し（PPS 40％），自宅退院に向けた取り組みを行うこともできた．急激な病状の変化で退院には至らなかったため，医療者は準備や計画が患者や家族にとって無意味であったのではないかと心配したが，家族からは感謝のことばを聞くことができた．

6 まとめと考察

　患者の病状は日々刻々と変化しているため長期的な目標の設定は困難であり，生命予後の観点からも患者の要望に沿った臨機応変な対応が求められた．その際，臨床検査値・エネルギー消費量などの情報を得ることは，作業療法士が共感的態度をもって患者がおかれた状況を理解することに役立った．

　進行期・終末期のリハの目的はできるかぎり最高のQOLの実現であり，"その人らしく生きる" ことの支援が重要な課題である．QOLには主観的な概念が含まれ，患者の能動的な（その人らしい）意思の決定がなされることが前提となる．患者と医療者とのあいだには強い信頼関係が築かれることが重要であり，患者の訴えについてその場しのぎのごまかしや慰めをするのではなく，きちんとした説明や対応しようとする努力を行うこと，そのような対応を重ねていくことこそが望ましい[4]．

（里見史義）

文献

1) 平成23年度厚生労働省第3次対がん総合戦略研究事業『QOL向上のための各種患者支援プログラムの開発研究』研究班 小班「がんリハビリテーションプログラムの開発」に関する研究（研究分担者 岡村 仁）．進行がん患者に対する「起坐・起立・歩行」のためのリハビリテーションマニュアル Ver3．2011．p.5．
2) 運動所要量・運動指針の策定検討会：健康づくりのための運動規準2006 – 身体活動・運動・体力 – 報告書．2006．pp.11-13．
3) 若林秀隆：リハビリテーション栄養アセスメント．PT・OT・STのためのリハビリテーション栄養．医歯薬出版；2012．pp.40-41．
4) 大川弥生：がんのリハビリテーション．ターミナルケア1996；6：428-436．

TOPICS

真のニーズを引き出すために

　がん患者や家族は，さまざまな思いや不安・疑問を日々抱えていることが多く，日常のなかで話せることは患者・家族の心のケアにもつながり重要な意義をもつ．

　リハビリテーション場面においても，リハ専門職に患者が本音や思いを話すことがある．それは，リハでは担当者が固定されており，週の大半をともに過ごしていることや，一定時間1対1のかかわりを多くもてること，直接身体に触れながらの対応が可能なことなどがその理由としてあげられる．

　日常生活において，多くの患者・家族から語られることは，病気や治療，処置のことなどの難しい話題が多くなる．しかし，リハは治療や病気のことから少し離れ，気分転換や本来の自分自身の生活に目を向けることができる機会にもなりうる．医療場面で医療者に伝えにくい内容の話でも，リハ場面においては，患者・家族の抱える問題や思いを表出しやすいこともある．そのため，患者・家族が思いを打ち明けられる環境づくりは大切である．

　工夫例を紹介する．

①必ずベッド上でのリラクセーションの時間を設ける（短時間でよい）

　訓練の際にたとえ数分でもよいのでリラクセーションや関節可動域訓練など患者と接しながら落ち着いて話せる時間を毎回設ける．たわいない話だけで終わる日もあってよく，患者が話そうと思えば話せる時間・機会があることが大切になる．

②身体症状のことだけでなく，気持ちや思いなどについても話題にして聞いてみる

　われわれ医療者はベッドサイドに伺うと「今日の調子はどうですか？」「痛みはどうですか？」などと声かけすることが多い．当然，患者は身体的なことがらのみ答え，リハの際には身体のことを取り上げる時間であるという認識につながる．しかし，リハの際にも，「気持ちのつらさはないですか？」「日中過ごしていて考えていること（したいこと／目標にすること）はどんなことですか」などとあえて問いかけ，リハが気持ちや思いについても支えていくのだと伝えていくことが大切である．

　そのときどきの最高のQOLを実現するためには，患者のそのときどきの状態や思い，ニーズを把握できるかが重要である．そのために，患者の真のニーズを聞き出す，読み取るコミュニケーション能力を養い，そのときどきの多様なニーズに対応できるよう日ごろからのチーム連携を心がけたい．

〔島﨑寛将〕

悪性リンパ浮腫・骨転移を呈した乳がん患者のケース

> **症例提示**
>
> 40歳代，女性．右進行乳がん（T4N3M1, stage Ⅳ），骨転移（骨盤・胸椎）．
>
> **告知状況** 本人には病態告知済み．配偶者には予後を含め全告知済み．長女（中学生）には告知済み，長男（小学生）には未告知．
>
> **既往歴** なし．
>
> **服用中の薬** オキシコンチン® 30mg/2回/日，オキノーム® 10mg/回（レスキュー），リリカ®，セレコックス®，レンドルミン®（不眠時），ワイパックス®（不安時），オキノーム®散5mg（レスキュー）．
>
> **家族構成/社会的背景** 専業主婦．夫と子ども2人の4人暮らし．
>
> **現病歴・治療経過**
>
> 　X-2年　右胸の腫瘤に気づくが，夫の仕事の関係（転勤・夜勤あり）や患者自身の地域での役割など忙しさを理由に受診せず．
>
> 　X-1年2月　他院から紹介状持参で来院．初診時，右腋窩2cm腫大2個あり．8cm局所進行がん，腋窩リンパ節転移あり，遠隔転移なし．
>
> 　X-1年3月　化学療法施行目的入院．以後，化学療法目的での入退院を繰り返す．
>
> 　X年1月　両肺転移の診断．
>
> 　X年3月　気管支炎併発による体力低下とふらつき，皮疹出現．腫瘍増大，体力低下のため入院加療．右胸18cm腫大，腋窩部4cm腫大．緩和ケアチーム・リハ処方が同時期にされリハ開始となり，月末退院．
>
> 　X年4月　自壊部の痛みや易出血でのコントロール目的．不安増大と予後や今後の不安増大．創部からの出血があり，浮腫増悪のため初旬に再入院し再度リハ処方．同月下旬，右胸骨転移診断．放射線療法施行．
>
> 　X年5月　胸水貯留による呼吸困難により鼻カニュラ開始．
>
> 　X年6月　永眠．
>
> **患者の思い・希望** 浮腫が少しでもよくなり，身の回りのことができるようになりたい．今回の件で，夫や両親，子どもたちに迷惑をかけ申し訳ない．
>
> **家族の思い・希望** 浮腫が減って，少しでも身体の負担が減ってほしい．

1 リハビリテーション評価

症状に関する評価

　右乳房の腫瘍は自壊し，医師・看護師が皮膚の処置を行った．リンパ節転移や皮膚転移によって右上肢全体から体幹にかけてリンパ浮腫を呈し，Stemmer's test は手背部・前腕部に陽性，圧痕性テストは手背部・前腕部・肘周囲陽性．皮膚状態として，前胸部に自壊部あり，やや乾燥気味で左右差温度差がある．リンパ浮腫の治療歴も弾性圧着衣装着経験もない．前回入院時に蜂窩織炎があったほか，便秘，咳嗽，食欲不振を認めた．

ADLに関する評価

　PS 2, PPS 70%．更衣は乳房周囲の着脱などに一部介助を要し，入浴では洗髪・洗体（乳房および背部）に一部介助を要する．食事は非利き手でスプーン使用可能で，整容も非利き手を中心に使用して自立していた．自立歩行が可能で，階段も介助なく昇降できた．FIM 101点，BI 90点．病棟での空き時間は，売店での買い物，テレビ・DVD鑑賞，友人とのメール，読書，おやつを楽しみ，ベッド周囲も整理整頓されていた．

その他の評価

　精神面では，病状や治療に不安があるが，会話の際の受けこたえや表情には落ち着きが感じられ，感情の表出も行えている．社会面では，自宅での妻・母親としての役割を担うことができない苦痛が生じている．スピリチュアル面では，手術不能の病態から生じる苦しみに加えて，社会的な役割の喪失から夫に頼らざるを得なくなり申し訳ない，本心や事実を両親や家族に伝えられないなど，自律性・家族との関係性に関連する苦しみが強い．

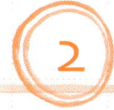

2 ゴール設定

　治療方針は，痛みと浮腫の管理を図り，希望するADLの支援，トータルペインの緩和を図ることとした．同時に家族へのケアもすすめていくこととした．
　リハビリテーションの目標は，浮腫の増悪予防および苦痛の軽減を図り，安全で負担の

少ない ADL が実践できることとした．また，要望や苦痛の表出ができるよう取り組むこととした．

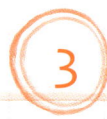

3 実際のアプローチと経過

初回入院時（X 年 3 月）

　朝一番と午後に分けて訪室した．朝一番の訪室では，その日の調子（声の抑揚や表情，食事摂取量〔食欲〕，睡眠時間および熟睡感に対しての自己評価）を尋ね，前日の訓練が過負荷となっていないか見極めた．皮膚状態を確認し，リハとして，リラクセーション，指包帯（緩和的な圧迫療法），愛護的な MLD を，その日の状態に合わせて実施した．「よくなるかしら」「細くならないかなあ」という発言が多く聞かれた．午後は，ケアを担当した看護師（病棟看護師や皮膚・排泄ケア認定看護師，乳がん看護認定看護師，緩和ケア認定看護師）と情報交換し，そのときどきの様子から午後および夜間時の対応を検討した．浮腫による苦痛が軽減している場合は症状と体調をふまえて圧迫療法を継続し，変化がない場合には愛護的な MLD と圧迫療法，ポジショニングを夜勤看護師や家族に指導して，実施を依頼した．患者は「気持ちいいね，楽になります．こんなことなら，一日中お願いしたいわ」と話していた．圧迫包帯に関しては，あくまでも緩和的な軽めの圧で使用して苦痛を緩和した．浮腫も，わずかながら軽減していた．

　自宅で家族と過ごすことを楽しみにしつつも自壊した腫瘍からいつ出血するかわからないと不安を口にしていたが，症状も安定したため退院し，以後外来リハでの対応となった．

退院後の外来通院時

　退院後，外来での診察・処置の後に毎回リハを実施した．リハ開始前には，外来看護師に当日の本人の状況や治療処置内容などを聞いて把握する．実施時には前回からの浮腫の変化やセルフケア実施の有無，体調，睡眠などを問診し，患者の苦痛緩和を図るため，愛護的な MLD やポジショニング調整等を継続した．看護師もともに訓練場面に参加してリンパ浮腫のケア方法を確認することで，浮腫の増悪は認めず維持が図られていた．そのため，患者にもケアの効果と増悪させない重要性について，看護師・リハ専門職それぞれから説明し，患者が意欲的にセルフケアにも取り組めるよう努めた．

その後，外来リハ時に患者から，調理や掃除の場面で浮腫による不自由が生じていることを訴えられた．調理の際には浮腫のある手にゴム手袋を装着し保護して実施すること，掃除についてはタイマーを使用し時間を区切って休みを適宜はさみながら行うことを指導し，家族の協力を仰いで実施する大切さも伝えた．患者は，困難さがあるものの調理自体は楽しめている，と家族と一緒にいる時間や取り組むことが増やせて嬉しい様子であった．しかし，夫の不在時など日中自宅で一人になる際などは不安が強かったと話していた．

再入院時（X年4月～6月）

　創部からの出血，症状の進行増悪により再入院となった．入院することで安堵する半面，出血や症状増悪のショック，不安や孤独感が強くなり，うつ症状を呈するようになった．発話量も少なく，表情も暗い印象を受けた．患者は上肢の重量感，全身倦怠感，胸や腰の痛みなどの緩和と，毎日の訪室や治療を最期まで継続することをリハに希望していた．

身体状況・ADL

　浮腫の増悪を認めた．胸・腰に痛みが出現したが，検査の結果，骨転移が原因であった．また，5月に入ってから胸水による呼吸困難も増悪した．PSは3まで低下した．
　更衣や入浴においては介助量が増していた．体調がよいと自立歩行が一部可能であったが，それ以外は車椅子での移動となっていた．骨転移にともなう痛みがあるため，ポジショニングやベッドなどの環境調整を十分に行い，看護師・家族に動作・介助を指導した．また，本人にとって最適な方法を模索できるよう，今までの取り組みも合わせて動作方法を数種類提示し，応用力をできるだけ引き出せるよう支援した．

浮腫コントロールとポジショニング

　リハで訪室した際，浮腫に対する訴えが中心であったため，苦痛症状を強めないよう十分配慮しつつ話を傾聴しながら，ごく軽い圧でのタッチングを心がけ，浮腫の部分やそれ以外の頸部，腰背部に触れリラクセーションを図った．浮腫の増大があり，上肢の重みを支えるために肩の張りも強くなっていたため，ベッド上ではファーラー位をとり，ピローで調整して，心臓の高さまで浮腫側上肢を支持できるようポジショニングを実施した．
　自壊部の管理と浮腫コントロールが良好になると，患者は外泊を希望した．すぐに関係職種に連絡し，可否の判断と緊急時の対策準備を進め外泊を支援できた．外泊後は，やや疲労があり，浮腫はわずかに増悪し熱感もあったため，臥位時のポジショニング指導と，病棟看護師とともにアイシングの指導を，家族に対して実施した．ポジショニングなどに家族がともにかかわることで，患者もよりよく眠れるようになったと実感する患者の発言

があり，家族の疲労度や介護疲れを軽減する結果にもなった．

訪室の継続

訪室を重ねることで不安感の解消を図っていたため，状態が悪化し発語が困難となっても，訪室とポジショニングや浮腫のチェック，軽いタッチングや語りかけといったリハを継続し，家族来室時には経過を報告した．家族は「私たちにもできることがありませんか」「触ったり，動かしたりして大丈夫でしょうか」と積極的にかかわろうとしていたが，表情は険しく疲労も感じられた．亡くなる1週間前に意識レベルが低下したが訪室を続行し，ポジショニングや声がけ，タッチングなどを永眠の前日まで続けた．

4 多職種連携

看護師と情報を共有しつつ，骨転移による痛みや浮腫への対応やポジショニングを進めていった．日中や夜間の苦痛の状況などを看護師から情報を得てポジショニングを検討し，家族や看護師にもわかりやすいよう具体的な対応方法を図示して伝達した．また，患者は骨転移に加えて創部の出血リスクや痛みがあり，更衣で肩を動かす際などにも注意が必要であった．そのため，創部の状況などを看護師と相談し，更衣方法の工夫や注意点についてリハ専門職から情報を提供した．皮膚状態やベッド上の皺，クッションの高さなどで容易に浮腫が変化することを看護師が理解して調整し，負担ない更衣で病棟生活を送った．

何か疑問や課題が生じた場合には，勤務時間内であればリハ専門職にすぐに電話で連絡できるようにし，リハ専門職も病室や病棟を訪室する頻度を極力増やして情報を共有した．また，緩和ケア認定看護師とは，患者や家族の状態や思いなどの細かな情報共有を図り，そのときどきに患者・家族が抱える問題に連携して対応できるよう努めた．

5 効果・結果

リハ開始時には悪性リンパ浮腫への対応とADL指導が主となっていたが，患者の病態が進行し骨転移などの新たな症状が出現するなかで，継続的にかかわると同時にその対応を変化させ，そのときどきの患者に合わせた指導・訓練を実施することができた．

「リハや触ってもらうときが，いちばん安らぎ解放される時間」と患者が表現したように，苦痛の強かった時期には，リハはその苦痛から解放される貴重な時間となっていた．患者の生活に目を向けさせ，その役割の遂行や自分自身の浮腫のケアへの参加を促せたことは，患者自身の生活における自己効力感を高めることにもつながった[1]．

かかわるなかで，看護師と，ケアや動作・介助方法などの情報を共有することによって，リハ時のみならず，患者の生活場面でさまざまな選択肢を増やしたり，生活に即した多面的なケアを受けたりすることにつながった[2]．家族に対してもそのケアや介助方法を直接指導できたことで，患者と家族にコミュニケーションが生まれ，最期まで家族が患者のケアに参加し，それを家族自身が実感することを後押しできた．

6 まとめと考察

終末期を迎えたがん患者では，全身性浮腫にも留意し対処することも大切である．さらに，皮膚は非常に脆く，対応には十分な注意が必要である．リンパ浮腫に対しては，スキンケア，MLD，圧迫療法，運動療法が基本となるが，終末期においては患者の状態や日内変動を把握し，あくまでも苦痛症状を増悪させないようアプローチ方法を検討していくことが重要となる．そのため，患者自身が感じている主観的な評価（感想）にも耳を傾けて対応することが大切であり，患者が率直な感想を言語的に表現できるよう支援することも非常に有用であると思われる[3]．

骨転移は，痛みの部位・原因を特定したうえで，装具の装着や動作指導，ポジショニング，環境調整，家族指導などのかかわりが重要となる．進行により制限が生じると予想される動作についてその注意事項を図示するなどして看護師とも連携し対応していくことで，患者の痛みの増悪や不必要な喪失体験をあらかじめ防ぐことにもつながると考えられる．

（藤田曜生）

文献

1) 辻　哲也：緩和ケアのリハビリテーション―進行がん・末期がん患者におけるリハビリテーションの概要．辻　哲也（編）：がんのリハビリテーションマニュアル　周術期から緩和ケアまで．医学書院；2011．pp.117-133，254-266，320-329．
2) 吉澤いづみ：疾患別作業療法の実際　乳がんに伴う作業療法．作業療法ジャーナル　2011；45（8）：911-915．
3) 余宮きのみ：緩和ケア病棟の医師がOTに求めるもの．作業療法ジャーナル　2012；46（6）：554-559．

3 脳転移を呈した患者のケース

> **症例提示**
>
> 60歳代，女性．子宮頸がん術後再発，脳転移（左前頭葉，右側頭葉）．
>
> **告知状況** （脳転移発症後）本人・家族に対して予後（全）告知．
>
> **既往歴** 胆嚢炎．
>
> **服薬中の薬** マグラックス®錠（3錠分3），ベンザリン®錠（1錠分1），ケンタン®錠（3錠分3），ガモファー®D錠（2錠分2），イーケプラ®錠（2錠分2），オキシコンチン®錠（2錠分2），ジェイゾロフト®錠（1錠分1），オキノーム®散（1包頓服）．
>
> **家族構成／社会的背景** 主婦．家族構成は夫，長男，長女．夫と同居，夫は軽度の認知障害あり．長男・長女は既婚かつ遠方在住であり，細かな支援は難しい．
>
> **現病歴・治療経過**
>
> X-1年5月　性器出血にて発症．
>
> X-1年6月　精査にて子宮頸がんⅠb1期と診断．
>
> X-1年8月　手術（広汎子宮全摘術）施行，pT1bpN0pM0．
>
> X-1年11月　画像にて骨盤内再発を認め，放射線療法＋化学療法施行．
>
> X年5月　画像評価にて脳転移（左前頭葉・右側頭葉）を認め，開頭摘出術施行．
>
> X年6月　放射線療法施行．右片麻痺に対し理学療法開始．
>
> X年7月　作業療法開始，その2週間後退院．
>
> X年8月　退院から1か月後，がん性髄膜炎による状態悪化のため永眠．
>
> **患者の思い・希望** 家に帰りたい．夫婦2人で暮らしたい．

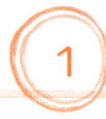

1 リハビリテーション評価

症状に関する評価

　右片麻痺はブルンストロームステージ 上肢Ⅳ，手指Ⅴ，下肢Ⅴ．上肢を空間で保持できず，手指は分離運動がゆっくりできる程度で，補助手レベルである．下肢は深部覚の低下があり，膝が屈曲しやすく，その支持性は不安定だったが，視覚的代償にて修正が可能

であった．

ADLに関する評価

　リハビリテーション開始時はPS 2，起き上がりは，背臥位から側臥位までは自立，on elbowからの上体起こしに軽介助を要した．端座位は安定，立ち上がりおよび移乗は手すり使用下にて見守りレベルであった．また，歩行はT字杖にて側方介助レベル，4点歩行器にて近位見守りレベルであった．

　利き手は麻痺側，箸や歯ブラシを非麻痺側で把持していた．食事や整容は準備や見守りが必要，入浴や更衣はFIM 3点レベルで介助を必要とした．排便は服用薬がありFIM 6点，排尿は子宮頸がん術後の排尿障害の影響があり尿道カテーテル管理でFIM 1点であった．FIM総得点は77点であり，ADL全般において何かしらの見守りや介助を要した．

その他の評価

　日常的な会話の疎通性は概ね保たれていたが，記憶障害があり，昨日の出来事やその日の予定を想起できない面があった．また，多幸的である一方，全身倦怠感や肩甲骨周囲の痛みについては「訴えると退院できないのではないか」と不安表出がみられた．

2 ゴール設定

　治療方針としては，左前頭葉腫瘍は開頭摘出術を施行．残存腫瘍は放射線療法57.5Gy/20回（全脳照射37.5Gy/15回＋右側頭葉定位照射20Gy/5回）を施行．その後，家族の介助下であれば自宅へ帰る見通しが立ったため，試験外泊を経て，自宅退院を目標とした．

　リハでは，家族や他者からの介助を受けながら再び自宅で生活できるよう，歩行や起き上がり動作，更衣・排泄動作を中心に，安定した動作の獲得および介助量の軽減を目標とした．

3 実際のアプローチと経過

試験外泊前（放射線療法中：退院2週間前）

　治療が終盤を迎え，退院のめどが立ったころ，基本情報や問題点の共有，問題点に対する解決策の検討を目的とし，多職種カンファレンスを開催した．このカンファレンスは入院時からかかわりをもつ医師・病棟看護師が中心となり，理学療法士，作業療法士，MSWで行われた．問題点として，右片麻痺や記憶力低下などの機能障害のほかに，夫の認知面や家族背景から介護力の低さがあげられた．そして，予後は6〜12か月程度だが急変の可能性があること，退院の延期をおそれ痛みや全身倦怠感について医療者に的確に表出できていない可能性があることがあげられた．

　患者は理解力や状況把握に欠ける面があり，リハでは反復練習による動作習得が難しく，病棟内ADL全般において看護師や家族による介助を必要としていた．一方で，その介助方法は医療者間で異なる面があったため，動作手順や介助方法の統一を行った．たとえば，更衣においては，前開き上衣は麻痺側の袖から通す，麻痺側の足をズボンに通すことは介助し，ズボンの引き上げは患者自身で行うなど，細分化し統一した．また，放射線療法の副作用が懸念される時期であり，痛みや全身倦怠感の訴えを控える傾向があったため，「できる動作」の中でも，疲労を生じやすい動作は介助下を前提とした．

　リハは，病棟看護師と統一した動作手順や介助方法に沿ってADL訓練を進めた．加えて，病棟看護師へ歩行器歩行の介助方法や1回あたりの歩行距離を伝え，歩行訓練などを看護業務の一環として取り入れ，副作用による全身倦怠感や痛みなどを考慮した低負荷頻回のリハ内容とした．

　唯一の同居者である夫には軽度の認知症があったため，夫へ実際のリハ場面や看護ケアの参加を促し，夫の介護力や介護負担を評価した．一方で，患者の身体機能や動作能力では転倒リスクが高くADL全般において見守りや介助が必要であること，服薬や尿道カテーテルなどの日常的な管理が必要であることから，安全な在宅生活へ向けて，外泊時の状況を正確に評価することが必要であった．そのため，夫への介助指導に併行し，息子夫婦へ試験外泊時の協力を依頼した．息子夫婦は遠方に住んでいて，頻回のリハ場面や看護ケアへの参加が難しかったため，介助方法や注意点を紙面にし（図1），理解・協力を促した．さらに，外泊時の状況を正確に評価するため，各職種間で必要な評価項目をあげ，チ

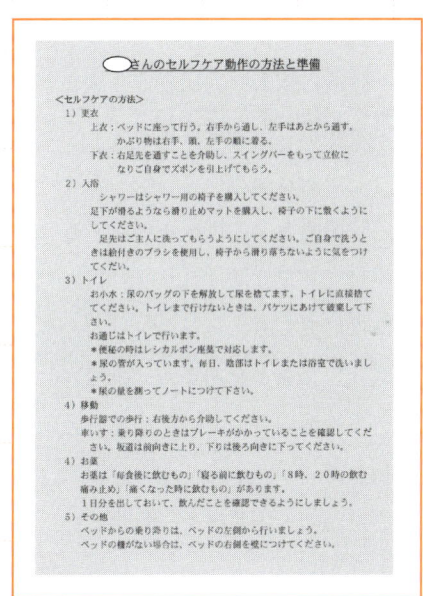

図1 介助方法の一例（家族指導用）

図2 外泊時チェックリスト（評価後）
※プライバシー保護のため一部修正

ェックリストを作成（図2），息子夫婦にチェックリストでの評価を依頼した．

　患者はその病態から急激な状態変化の可能性があったため，医師から患者や家族にその必要性を説明したうえで，MSW が中心となって「がん末期」としての介護保険の申請手続きを進めた．また，ベッドやシャワーチェアなど必要な福祉用具などの情報を患者や夫に提供し，スムーズに在宅生活へ移行できるよう環境調整を進めた．カンファレンスから1週間後，2泊3日の試験外泊を行った．

試験外泊後～退院まで（放射線療法終了後：退院1週間前）

　試験外泊後，家族から記載されたチェックリストの内容を図2に示す．外泊中の問題点として，①起き上がり，②排尿，③服薬管理，④介護保険の申請があげられた．

　自宅のベッドは手すりがなく，一人で起き上がることが難しかったため，介護用ベッドの利用を勧めた．しかし，患者と夫より「今までと同じ環境で暮らしたい」との希望があり，自宅のベッドの左脇に棚を置き，その棚を手すり代わりとして起き上がりや移乗を行うこととした．リハでは，同様の環境に調整して練習を行った．

　外泊時は尿道カテーテルを留置していたが，指先の力が入らず，パック内の尿破棄には夫の介助が必要だった．子宮頸がん術後は自己導尿を行っていたが，脳転移発症後は自己

導尿が難しく尿道カテーテルを留置していた．子宮頸がん術後の経過から排尿障害が改善している可能性が考えられたため，尿道カテーテルを一時的に抜去し，尿意の有無やトイレ動作能力を評価することとした．居室からトイレまでを想定した距離は見守り下で歩行器歩行が可能だったが，自宅はトイレの間口が狭く歩行器が入らなかったため，壁伝いで移動や方向転換をする必要があった．尿意については，時間誘導での排尿が可能であったが，患者が時間を忘れてしまうことがあり，周囲からの見守りや介助は外せない状況であった．また，介助者である夫が時間誘導を忘れてしまう可能性も考えられた．以上のことから，時間誘導が必要であること，移動にともなう転倒リスクなどをふまえ，尿道カテーテルを再留置することとなった．退院後の尿道カテーテル管理については，病棟看護師が介助方法を家族に指導し，その確認を訪問看護師へ依頼した．

　服薬管理については，外泊中，薬の開封に難渋していたため，内服薬を一包化した．また，定時内服を必要とする薬は，内服時間を忘れてしまうエピソードがあり，携帯電話のアラーム機能を利用し定時内服の習慣化を図った．携帯電話の利用は有効であったが，アラームに気づかないこともあり，家族へ配薬カレンダーの準備や訪問看護師へ内服の確認を依頼した．

　介護保険については，「福祉用具を使用することや他人が家に入ることには抵抗感がある」と患者・夫ともに申請を希望しなかった．福祉用具を利用することで生活がしやすくなる点や福祉関係者が入ることで柔軟な対応ができる点などのメリットをMSWから患者・夫へ再度説明したが，介護保険の申請は希望しなかった．しかし，急変時には近隣の医療・福祉機関との連携が必要であること，尿道カテーテルや服薬管理など日常的な支援が必要であることから，医療保険下での訪問看護の利用を退院後から開始することとし，介護保険の申請は患者・夫の意向をくみながら進めていくこととした．シャワーチェアや歩行器などの福祉用具については近隣の介護ショップで夫が準備し，外泊から1週間後自宅退院した．

退院後

　退院から3週間は自宅で転倒や明らかな症状悪化もなく，患者は夫と2人で過ごすことができた．その後，訪問看護ステーションより状態悪化しているとの連絡があり，がん性髄膜炎の診断で緊急入院となった．病勢強く，2日後に永眠した．

④ 多職種連携

　今回の症例においては，脳以外の転移巣は認められなかったが，原疾患である子宮頸がん術後の排尿障害を有していた．退院後の管理として，排尿をトイレで行うか，尿道カテーテル留置のままとするか多職種で検討を行った．その検討には，医師による病勢・予後を含めた見解，尿道カテーテル管理に対する看護的知識，リハ専門職による身体機能および動作能力評価，MSW による社会的資源の検討など，多角的な評価・検討が必要であった．限られた期間で，よりよい選択ができるよう多職種で情報共有を行いながら，効率よく準備を進めていくことが求められる．

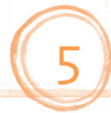

⑤ 効果・結果

　試験外泊においては同居者である夫をはじめ，別居している息子らの協力が必要であった．息子らは遠方であり，医療者との頻回な調整を行いづらい状況であったが，介助方法の紙面化やチェックリストの作成・活用により，安全に効率よく外泊支援を行うことができた．その結果をふまえ，最終的には，社会的資源も利用しながら，本人の意向に沿った夫婦2人暮らしでの自宅退院を迎えることができた．その後，訪問看護師からの報告でも大きな問題もなく過ごせており，短期間ではあったが本人の意向に沿った在宅生活を安全に送ることができた．

⑥ まとめと考察

訓練期間・目標設定

　今回の症例のように治療が終了すればまもなく転帰先を検討する必要が出てくることも多い．
　その治療期間は，放射線療法では全脳照射で2～4週間，定位照射で1～5日間[1]，手術の場合でも術後1週間程度[2] の入院であり，脳血管疾患や脳外傷と比べて短期間でリハを

行い，転帰先を検討する必要がある．また，今回の症例のように，入院や治療開始と同時にリハ依頼が出ない場合も含めると，その期間はさらに短くなる．

よって，外泊・退院の時期を逸しないためにも，治療期間も見据えたうえで現実的な目標を設定し，リハ場面で得られたさまざまな情報を他職種へフィードバックすることも重要な役割である．

リスク管理

今回の症例が「退院できないかもしれない」という不安から痛みや全身倦怠感の訴えを控えていたように，心理的・意図的に自覚症状を表出していないこともある．

また，転移性脳腫瘍の場合は，高次脳機能障害などの影響で正確に自覚症状を表出できないことも想定されるため，訓練時の様子や他職種からの情報も重要である．

終末期に向かうほど，症状の表れ方は，がんの原発・転移部位やそれまでの治療経過により大きく異なり，また年齢や合併症などによる個人差も大きい[3]．そのため，脳転移のみの症状や治療にとらわれず，それらのリスクを想定したうえで，リハに臨む必要がある．

そして，状況に変化があった場合や，継続することでリスクを生じる可能性がある場合は，リハをいったん中止し，再度情報収集や医師の指示を確認していく．

〔加藤るみ子，田尻寿子，田尻和英〕

文献

1) 三矢幸一：転移性脳腫瘍の診断と治療．静岡がんセンター臨床腫瘍学コース配布資料．2012.
2) 大平貴之：脳腫瘍，脳転移．辻　哲也ほか（編）：癌のリハビリテーション．金原出版；2006. pp.71-81.
3) 田中桂子：終末期癌患者の特徴と患者・家族へのケアの実際．辻　哲也ほか（編）：癌のリハビリテーション．金原出版；2006. pp.522-530.

TOPICS

認知症を有する患者の場合に配慮すべきこと

認知症の特徴を知る

　認知症は，老年性認知症，脳血管性認知症，アルツハイマー型認知症，レビー小体型認知症など，その病型によっても特徴がある．認知症による高次脳機能障害のために認知できなかったり，意思や感情を表出できなかったりするために，周辺症状として徘徊，攻撃的行為などが現れる．

　認知症を有する患者に配慮すべきことは，高次脳機能障害によって痛みや不安などの苦痛をうまく表出できないことである．また，病気や現状，受けた治療などをよく理解できていない場合には，症状がなぜ起きているのか理解できない，見覚えのない医療者に何をされるのかわからないことから不安がさらに強くなっている可能性もある．そのため，医療者に大切なのは，患者の表出するサインを見逃さないことと患者のペースでかかわることである．

患者が表出するサイン

　患者が表出するサインには，非言語的なものも多くある．しかし，「認知症」という色眼鏡でみてしまえば，そのサインが見落とされがちになる．痛みによってイライラ落ち着かない場合でも，「認知症だから不穏になる」「認知症だから徘徊している」と理解され，適切な症状緩和がなされないことも珍しくない．

　認知症を有する患者の苦痛症状の評価を行う際には，周辺症状にも注意を配り，周辺症状の有無・変化や出現する時間帯・経過などを確認していく．

患者のペースに合わせたかかわり方

　認知症を有する患者は，その場の状況や医療者の説明を理解するのにも時間を要する．たとえば，看護師が「痛み止めのお薬ですよ．飲んでください」と病室に入るなり声をかけて内服を促しても，患者がその一瞬の時間で「なぜ薬を飲まないといけないのか」「どんな薬なのか」などを十分理解できていないこともある．苦痛や不安が強いとき（いわゆる不穏な状態）には，患者はより周辺症状を強めたり，怒りや恐怖感を示したりする．

　認知症を有する患者にかかわる際には，特に環境面を含めた非言語的な部分にも配慮し，部屋に入るときには「ゆったりとした対応」「落ち着いた優しい口調」などを心がけ，患者が安心して処置・ケアを受けることができるように配慮すべきである．また，日ごろからそのような対応ができていると，不安を煽りやすい病院環境においても患者は落ち着いて自分自身の生活を送ることができ，それが患者の苦痛にともなう周辺症状の評価，有効なケアにつながることになる．

（島﨑寛将）

4 訪問作業療法で心理的効果のみられたケース

> **症例提示**
>
> 86歳，女性．胆管がん（stage Ⅳ），予後半年，胆管炎．
>
> **告知状況** 未告知（家族には告知済み）．
>
> **既往歴** 【X-5年】高血圧，アルツハイマー型認知症，【X-4年】大腸ポリープ術施行．
>
> **服薬中の薬** アリセプト®D錠5mg，バイアスピリン®錠100mg/3回/1日（毎食後），カロナール® 200 200mg/3回/1日（毎食後）．
>
> **家族構成／社会的背景** 長女との2人暮らし．がん末期の診断後より，長女が実家に戻って暮らし始めた．
>
> 【生活歴】農家の娘として育ち，夫とのあいだに3人の子どもをもうける．花や野菜を育てることが好きで，水墨画・洋裁など多趣味でもあった．夫との死別後，一人暮らしとなってからは，デイサービスや訪問介護を利用しながら生活を続けてきた．社交的な性格であったが，現在は意欲低下・自信喪失にて終日臥床．「健康だけが取り柄だったのに今は調子が悪い」というのが口癖となっている．
>
> **現病歴・治療経過**
>
> X年8月　黄疸みられ，緊急入院．入院後，ERCP施行し造影にて肝内胆管〜中部胆管がんを示唆される．胆道閉塞に対しERBDチューブ2本留置．一時退院するも胆管炎の再発などにより入退院を繰り返した．
>
> X年9月　本人・家族の在宅生活希望を受け退院．その後の医療・介護サービスは，訪問診療（医）：2回／週，訪問看護（医）：毎日，訪問入浴（介）：1回／週，薬剤師による居宅療養管理指導（介）を受ける．
>
> X年10月　離床促進，ADL維持，心理的支援目的にて1回（40分）／週の訪問リハサービス開始．
>
> **患者の思い・希望** 命ある限り家に居たい．
>
> **家族の思い・希望** 住み慣れた自宅でできるかぎり穏やかに過ごさせたい．

1 リハビリテーション評価

症状に関する評価

悪心・嘔吐があり食欲も低下しているが，おかゆやみそ汁などを少量摂取できていた．季肋部圧痛は自制内だが，全身倦怠感が強く，活動意欲低下を認めた．上下肢手指の粗大筋力は4レベル，関節可動域に著明な制限はない．認知症による短期記憶低下が著明であるが，特筆すべき周辺症状はない．一時胆管炎疑いで熱発・黄疸がみられたが，リハビリテーション開始時には落ち着いていた．

ADL に関する評価

リハ開始時は，食事やトイレなど以外臥床している状態であった．PS 3，歩行はふらつきがあるが独歩にて自立しており，排泄も尿便意はあり自立していた．食事・整容は一部介助，入浴は訪問入浴による全介助となっていた．その場のコミュニケーションは良好で，日常会話の受け答えはできていた．BI 80点，IADL は長女による管理であった．

その他の評価

以前は，近所のつながり多く，積極的に畑の野菜を配るなど，社会交流は多かったが，今はほとんどない．

2 ゴール設定

治療方針は，在宅生活が続けられるように疼痛コントロールなどの症状緩和および感染症対策を図ることがあげられた．これを受けて，リハでは在宅での ADL 維持や活動性維持・向上ができるよう，本人の目的や楽しみをもった活動を通じて離床促進させることを目標とした．

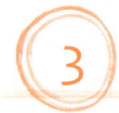

3 実際のアプローチと経過

■ Ⅰ期（10月10日~16日）

離床に対し消極的であったが、回想を始めると、表情豊かになり、座位で過ごす。サービス終了時には「楽しかった」とのことばが聞かれた。これらの様子から、回想により患者の気持ちを高めていける可能性があると判断。回想コラージュの導入を長女に提案し承諾を得た。

■ Ⅱ期（10月17日~24日）

状態は悪いなりに維持できてきたため、訪問看護サービスが毎日訪問から3回/週へと減った。回想インタビューを実施すると、昔のことを軽やかに話し、普段は臥床してあまり動かない患者が、作業療法士が帰る際、玄関まで出向いて見送るなどの変化がみられた。一連の様子から、長女よりリハ提供時間の延長希望（40分から60分へ）が出された。

■ Ⅲ期（10月31日~12月2日）

回想コラージュ活動のたびに患者の回想は促され、この時期、裏庭への散歩にも行けるなど活動範囲にも変化が出てきた。また、リハの時間だけでなく、日常生活でも、ベッドから離床して居室でテレビなどを見ながら過ごす時間も増えてきた。作品（図1、表1）が完成したときには患者「手作業久しぶり。よかった」、長女「いいのができたね」といった肯定的評価が得られた。筆者は、次にこの活動を通じて得られた患者の大事にしている社会交流の手段の一つである「白菜漬け」を作業活動として展開することを長女に提案し、了承を得た。しかしその後、状態の悪化により項部硬直が出現し、髄膜炎症状により臥床が続いた。痛みも増強したため、NSAIDsからオピオイドへと移行し、服薬量は増えていった。結局、リハサービス提供内での漬物づくりは実現に至らなかった。しかし後日、長女が白菜漬けのレシピを患者に聞き、指示を受けながら一緒に作るという機会を得ることができた。

この10日後、患者は静かに息を引き取った。お通夜で長女は「（白菜漬けは）母のようにはいかなかったです。でも、ああいう機会があったから一緒にできた。よかったです」と笑顔で語っていた。

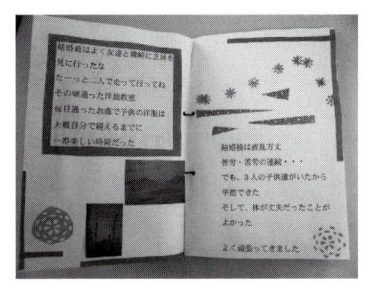

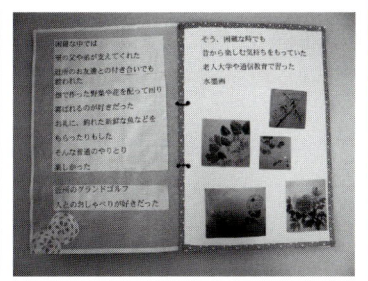

図1 患者による回想コラージュの作品

表1 筆者，患者，患者家族（長女）がまとめた回想内容

○○の清らかな川，△△山前岳のふもと，堤にうつる△△山のきれいな光景，生まれ育った場所はとてもいい所

小さいころは外遊び，サワガニ獲りやタケノコ掘り，お宮の境内でかけっこしたり‥
近所の子たち皆とよく遊んだ，お転婆で元気いっぱい，懐かしい

結婚前はよく友達と××に芝居を見に行ったな，たーっと二人で走って行ってね
その頃通った洋裁教室，毎日通ったお蔭で子供の洋服は大概自分で縫えるまでに
一番楽しい時期だった

結婚後は波瀾万丈，苦労・苦労の連続・・・でも，3人の子供達がいたから辛抱できた
そして，体が丈夫だったことがよかった

よく頑張ってきました

困難な中では里の父や弟が支えてくれた，近所のお友達との付き合いでも救われた
畑で作った野菜や花を配って回り喜ばれるのが好きだった
お礼に，釣れた新鮮な魚などをもらったりもした
そんな普通のやりとり，楽しかった

困難な時でも昔から楽しむ気持ちをもっていた
老人大学や通信教育で習った水墨画，近所のグランドゴルフ
人とのおしゃべりが好きだった

人との関係で歯がゆいこともあるけど，助けられることもある
人とのつながりは大事にせないかん
そして，健康であること，これを一番大切に

④ 多職種連携

　多職種との連携では，医療・介護などそれぞれ自分たちが提供しているサービス内容や変化した点などをお互い文書やメール，FAX，電話などの媒体や直接対話を通じて報告し合っているが，今回の回想コラージュやその様子なども同様に主治医，訪問看護スタッフ，ケアマネジャーらに報告し，情報の共有を図った．これにより，他スタッフが患者の背景や大事にしている思いを知ることとなり，患者や家族とのコミュニケーションの一助となった．

　各種サービス時にみられる患者・家族の様子は，あくまでも一側面にすぎず，チームとしての支援において，このような連携を深めていくことは，患者・家族の包括的ケアにつながっていくものと思われる．

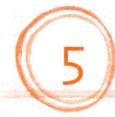

⑤ 効果・結果

　このアプローチが患者の生活意欲向上の一つのきっかけとなり，患者の離床が促され，活動性が向上した．活動範囲が広がったことで，裏の畑の様子を見に行ったり，近所の人たちとの交流が図られたりするなど役割・社会的活動への参加につながった．また長女にとっては，患者との生活を振り返り肯定的にとらえることや，活動をともにすることなどで満足感を得ることができた．

⑥ まとめと考察

考察

　今回，がんの終末期で認知症を抱える患者に回想コラージュを行った．これにより，患者の気分が高揚し離床が図られたり，活動範囲を一時的に広げたりすることができた．また，回想コラージュから漬物づくりへの展開を図ることができた．筆者は，先行研究で，作品づくりがきっかけとなり新たな展開へと発展した事例を経験したが，今回も同じよう

に作用したと考えられる．ただし，この漬物づくりは患者の状態悪化により，レシピの口頭指示という間接的なかかわりにとどまった．また，漬物が患者の対人交流の手段となるまでには至らず，終末期のアプローチの困難さが浮き彫りとなった．

しかし一方で，一緒に作った長女にとっては，患者のオリジナルレシピを継承する貴重な機会となった．家族にとっては，本人との共有体験や何かをしてあげられたという経験は心のケアに有効に作用するといわれている．このような意味において，本アプローチが本人のみならず家族に対するケアにもつながったと考えられる．

課題

現在，認知症に対する回想コラージュの心理的援助については明らかとなっていないため，今後の課題として，その有効性について検討していく必要があると考える．また，在宅でのかかわりにおいては，本人・家族を支援するサービスが医療・介護と多岐にわたるうえ，それぞれの事業所も異なることが多い．担当者会議やカンファレンス，電話や文書などでの情報交換を有効に活用しながら多職種との連携を密に行う取り組みが求められている．

〔坂口聡子〕

5 緩和ケア病棟で支援的にかかわった2ケース

> **症例提示 1. 車椅子移乗・在宅療養への挑戦**
>
> 50歳代，女性．膀胱がん（Stage Ⅳ），左骨盤（坐骨）への溶骨性骨転移，骨盤内リンパ節多発転移（図1），骨転移による痛みあり．体動困難・座位立位動作不可．
>
> **告知状況** 生命予後が悪いことまでは告知，余命期間は未告知．
>
> **既往歴** 特記すべき事項なし．
>
> **図1** 骨盤CT
>
> **服薬中の薬** ロキソニン®錠180mg 分3，カロナール2,400mg 分3，オキシコンチン®錠40mg 分2，ガバペン®錠600mg 分2．
>
> **家族構成／社会的背景** 専業主婦．夫・長女と同居．
>
> **現病歴・治療経過**
>
> X年8月　膀胱がん末期・左骨盤骨転移をともない，他院より緩和ケア科入院．
>
> X年9月　座位保持・車椅子乗車・在宅療養を目指しリハ開始．
>
> X年11月　在宅移行（2週間）を果たす．
>
> X+1年1月末　永眠．
>
> **患者の思い・希望** 家族には負担がかかるが自宅で生活したい．少しでも長く家族と一緒に過ごしたい．長女の成人式の記念写真を家族3人で撮りたい．
>
> **家族の思い** 家族3人でしばらく生活したい．

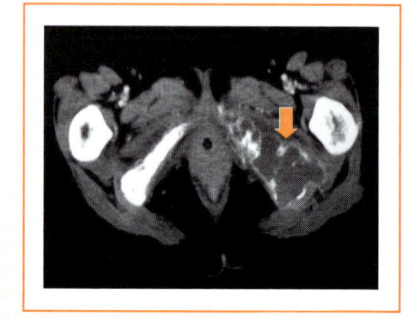

1 リハビリテーション評価

症状に関する評価

CT（図1）のように，左坐骨から寛骨にかけて広範囲な溶骨性の転移を認め，左殿部から大腿後面にかけて強い体動時痛があった．薬物療法にて安静時痛はNRS 2と自制内であったが，左股関節の軽微な外転や内外旋でNRS 8の強い突出痛を認め，緩和ケア病

棟入院後約3週間はベッド上で安静に過ごしていた．気分転換で行う散歩は看護師4人介助によるストレッチャー移乗のみであった．薬物による眠気の増強も顕著で薬の増量はなく，体動の工夫や動作方法の指導で活動性を向上させる目的でリハビリテーション依頼があった．

　左股関節は屈曲90°までは痛みは自制内だが，若干の外旋・外転傾向で痛み増強，骨盤の後傾で痛み増強，左坐骨での荷重で痛み増強し，荷重できない．左骨盤周囲筋の筋収縮時に痛み増強し有効な筋出力が得られない．

ADLに関する評価

　前院での臥位生活の影響もあり，右下肢はMMT 3レベルで筋力はあるものの立位動作は困難で，座位での移乗動作時の支持動作も不十分である．抵抗運動に対し患側の痛みが増強し，徒手での筋力訓練も困難である．座位保持は膝上げポジションを維持し，ギャッジアップ座位60°までは可能であった．車椅子座位は経験がない．PS 4，KPS 40％であった．

その他の評価

　家屋状況は，持ち家・一戸建て（2階建て）．1階を居室としている．

2　ゴール設定

　第一目標としては，ベッドから離れ30分を目標に車椅子で過ごせるようになることとした．第二目標として，病棟での動作を獲得し，在宅生活につながるADLの獲得をあげた．本人の思いを可能なかぎり実現できるように対応を検討した．

3　実際のアプローチと経過

　理学療法として，骨盤に固定帯を巻いて股関節の回旋防止を図りながら，患側坐骨・寛骨を免荷した（浮かせた）状態での座位保持・車椅子移乗の方法を指導した．方法はリハ専門職で協議し，スタッフ間で検討・模擬施行を繰り返し，安全性を確認したうえで患者

へ施行した．

　具体的には，大腿後面にポジショニングクッション（座布団）を入れ，左坐骨に荷重がかからない座位ポジションを検討した．また，トランスファーボードとスライディングシートを用いて右坐骨で体重支持をしながら，横移動での移乗方法を練習・指導を実施した．さらに，スイングアームタイプのベッド手すりを用いて，痛み自制内で1人介助での介助型リクライニング式車椅子への移乗を可能にした．家屋の環境調整では，車椅子で庭を通って居室に入れるように，社会資源を用い簡易スロープを設置するなど駐車場から居室までの環境調整を実施した．居室・リビングは車椅子での移動が可能なように簡易的な改修を実施した．

4　多職種連携

　病棟看護師に移乗方法を指導し，1週間後には看護師1人介助で問題なく実施できたため，理学療法は終了した．そのとき患者はリクライニング式車椅子で30分程度過ごすことができていた．病棟では坐骨免荷のポジショニングをしたベッド上起座位で対応し，積極的に車椅子乗車を進めた．動作方法の家族への指導は病棟看護師が担当し，面会時には看護師が見守るなか家族が移乗動作の介助を経験することもあった．その後在宅生活への希望が強くなった時点で，相談支援センターのMSWを通じ行政への社会資源・環境調整の支援を依頼した．

5　効果・結果

　リハ開始後，PS 3，KPS 50％に改善した．活動性が向上し，リクライニング式車椅子での座位時間が少しずつ安定してきたことで自信がつき，在宅生活への希望が強くなった．その後，作業療法士がベッド上およびリクライニング式車椅子でのADL方法を継続して指導し，1人介助で必要なADLが確立した．さらに，移乗動作はアームレスト取り外し式の普通型車椅子で理学療法士が主体となって練習を重ね，家族が安全に介助できる方法を検討した．

　家族と協議して数回の外泊訓練を繰り返し，自信がもてた時点で社会資源の導入を図

り，家族と2週間自宅で生活できた．この間に長女の成人式の家族写真も撮影し，家族とのよい時間が過ごせたようである．本人の QOL の向上にリハが寄与できたと思われた．

6 まとめと考察

このケースでは，痛みを出現させずに移乗する成功体験ができるよう，骨転移からくる痛みへの対処方法と，動作獲得に向けた介助や移乗の方法のシミュレーションをリハ専門職間で何回も協議と検討を行った．その成果がこのケースではよい方向に現れ，ADL・QOL の向上，ひいては短期間ではあるが在宅療養までが可能となった．リハを行ううえで難渋する場合には，スタッフ同士で十分に協議して有効な方法を見出すことも必要だと実感させられた．

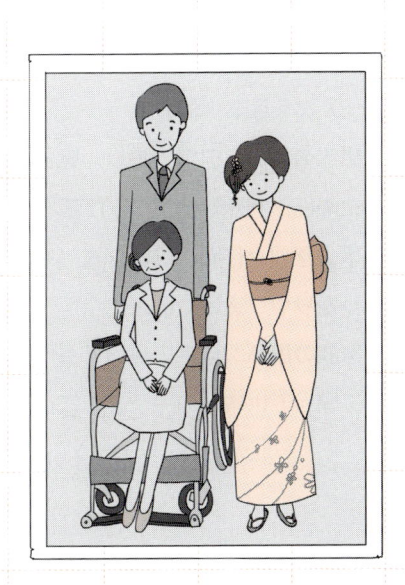

> **症例提示** 2．自宅療養・職場までの長距離歩行への挑戦

50歳代，男性．肺がん術後再発（Stage Ⅳ），頸椎（C5・6）・右腸骨・臼蓋転移（図2），多発肺転移，多発肝転移，骨転移による痛みと立位動作・歩行障害．

告知状況 生命予後が悪いことまでは告知，余命期間は未告知．

既往歴 特記すべき事項なし．

服薬中の薬 ロキソニン®錠180mg 分3，オキシコンチン®錠80mg 分2．

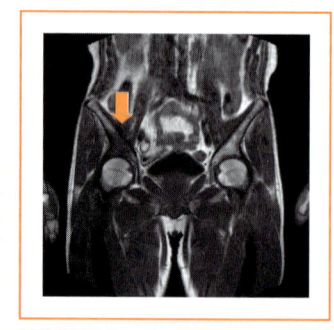

図2 骨盤MRI

家族構成／社会的背景 大手商社の管理職．妻・長女・長男と同居．

現病歴・治療経過:

X-1年4月　右上葉に3.5cm大の肺がん発症し，開胸術および化学療法施行．

X-1年10月　肺がん術後再発．頸椎転移・肝転移あり．化学療法ならびに頸椎転移に対して放射線療法を開始．麻痺の症状はなし．

X年1月　自宅療養中より呼吸苦・右股関節部の荷重時痛強く，緊急入院．精査し，多発肺転移・右腸骨・臼蓋への骨転移を認め，転移部への放射線療法を開始．放射線療法終了後，緩和ケア科に転科．ADL向上・歩行能力獲得のためリハ依頼．

X年2月　リハ開始．目標である在宅療養・職場への通勤を果たす．

X年5月末　永眠．

患者の思い 自宅に帰り，家族との時間をゆっくりもちたい．残った仕事を整理するために，1時間半かかるが職場に今までと同じように電車で通いたい．やり残した仕事の整理と仲間への申し送りを，今まで人生の大半を送ってきた愛着のある職場でしっかりやり遂げたい．

家族の思い 自宅に帰してあげたい．少しでも楽に過ごせるようにしてほしい．仕事に関しては本人の思うように少しでもかなえてあげてほしい．

1 リハビリテーション評価

症状に関する評価

MRI（図2）で示すように右臼蓋に溶骨性変化を示す骨転移像があり，右股関節の極度の痛みを認める．NSAIDsとオピオイドの服用で安静時はNRS 1以下とほとんど痛みを感じないが，歩行時はNRS 9以上の激痛で歩行困難となっていた．歩行前のオキシコドンレスキューは無効で，オキシコドン徐放剤の増量で眠気が増強している状況である．

ADLに関する評価

PS 3，KPS 50%．起居動作は股関節の痛みを予防するため看護師による介助を要し，自力では不可．立位動作・歩行は痛みが強く不可．左下肢を支持側にした車椅子移乗は見守りで可能．車椅子での病棟生活（トイレ動作）はほぼ自立して行えた．

その他の評価

家屋状況は，高層マンションの11階の4LDK．エレベーター完備で屋内も目立った段差はなく，車椅子および杖使用での移動空間・屋内動線も確保できる．社会資源を使ってベッド・浴室・トイレ回りの環境を調整することで自宅での生活も可能な状況で，家族は全員協力的である．

2 ゴール設定

起居動作・立位ADLの獲得．痛みの緩和と長距離歩行を前提とした歩行補助具の選択および歩行訓練を行う．何らかの歩行手段を獲得し，自宅での在宅療養・職場（電車で1時間半）までの歩行耐久性の獲得を目標にリハを開始した．

3 実際のアプローチと経過

リハビリテーション開始日

　起居動作は，病棟で，ギャッジアップを有効利用した起き上がり方法と，スライドシートを用いた左側方向への体位変換や左側中心の体動方法を何回か指導し，自力で動作できるようになった．歩行に関しては，1/3荷重での松葉杖歩行に挑戦するも，呼吸補助筋の過剰活動と胸郭圧迫による呼吸困難の増強があり，30mほどで疲労感・呼吸苦を訴えたため，有効に行えなかった．頸椎転移の影響による両上肢の筋力低下の影響も考慮し，握りをウレタン製のグリップで厚みを増して握りやすく加工したロフストランド杖を使用して，両ロフストランド杖による1/3荷重での3動作免荷歩行の指導を行い，継続的に練習した．

数日後～1か月後

　数日間の練習の後，300m以上の見守り歩行が可能となり，呼吸苦・股関節痛も自制内で，安定した免荷歩行が可能となった．本人も痛みなく歩行できることで，以前のボディイメージへの回復が図れ，自信が得られたことで自宅療養への意欲も高まった．数回の練習の後，階段昇降・段差昇降の練習として左下肢を支持側とした二足一段昇降の方法を指導し，その場でほぼ痛みなく動作を習得できた．その後，家屋外歩行訓練を継続し，ほぼ歩行状況が安定した状況で家族と協議し，外泊訓練を週末の度に実施した．

1か月後

　2週間自宅に帰り，妻が付き添って電車で職場を数回訪問した．リハには必ず家族が立ち会えるよう実施時間帯を考慮し，毎回リハの効果と本人の成果を確認できる配慮をしたことも，家族への自宅療養に向けた有効な自信とその動機づけになったと考えられる．

④ 多職種連携

　病棟では，理学療法士がリハで行ったADLアプローチを看護師が即実践し，その後看護師から理学療法士に詳細なフィードバックをするかたちで取り組んだ．病棟での体動方法は理学療法士が看護師と本人に指導し，家族へは病棟看護師が病棟でのベッド環境に応じて指導した．歩行に関しても，時間を決めて両ロフストランド杖での免荷歩行を実施し，そのつど担当理学療法士が必要に応じて自主トレ内容や歩行距離を連絡した．自宅環境や社会資源の調整には相談支援センターのMSWを通じて対応を依頼した．

⑤ 効果・結果

　リハ開始後，立位・歩行時の痛みはNRS 3，病棟ADLもPS 2，KPS 70％と改善が図られた．本人の希望であった自宅療養と数回の職場訪問ができ，QOLの向上に寄与できたと考える．その後全身状況の悪化があり病棟での臥床生活を余儀なくされ，自宅に帰ることはかなわなかったが，病棟では看護師が付き添い，両ロフストランド杖歩行ができた．

⑥ まとめと考察

　本人の望むADLの構築と，QOLの向上が多職種および家族との連携で達成できた．苦慮した点は，歩行補助具の選定である．免荷歩行の方法はさまざまだが，その患者の合併する身体状況に応じて適切な歩行補助具の選択をし，適切な動作指導をすることの重要性を改めて認識した．両ロフストランド杖を若干加工して使用したが，このケースの身体状況・ニーズから鑑みると，長距離歩行に耐え，呼吸器症状を自制しかつ有効な免荷を得る方法としては有効であったため，この歩行補助具の選択は最善であったと思われる．

　緩和ケア病棟ではリハ専門職は，ケアアドバイザーとしての大きな役割を担っている．リハ専門職の適切なアドバイスと動作指導を，本人を中心に家族・多職種が連携しながら協力して生活に生かす取り組みを継続すること，その成果を共有することが重要である．

〔吉原広和〕

TOPICS

専従のリハ専門職がいない緩和ケア病棟でのリハビリテーションの取り組み

　緩和ケア病棟では，一般病棟とは異なり包括医療となるためにリハビリテーションの診療報酬算定が困難である．そのため，リハ専門職が十分に配置されていない場合も多い．また，緩和ケア病棟では，一般病棟とは異なりより生活の場としての位置づけが大きく，その環境に合わせたリハを展開することが求められる．

　そのため，特に生活全体をサポートする柱となり，コーディネーターとなりうる看護師を中心とした取り組み，リハ・アプローチがより重要となる．緩和ケア病棟でのかかわりの場合，患者にとっての生活環境のなかで，リハ専門職が主体となるのではなく，患者の周りにいる病棟スタッフや家族が協力し，そのニーズに常に対応できる環境を整えていくことがリハ専門職には求められている．

　リハ専門職がアプローチしたときだけ行えてもADLの向上には結びつかず，リハ専門職のみが行える訓練方法・特殊技術も意味はなさない．可能な限り，チームでの役割を認識し，病棟スタッフ・家族・そして患者自身へのアドバイザーとしての役割を担いつつ，病棟生活・在宅生活で十分に生かされ，QOLの向上に結びつくADL指導を目指した．

　実際にリハ専門職がアプローチする際は，必ず病棟看護師（必要時は医師）・家族立ち会いのもと，ニーズを聴取し，行える動作方法・補助具をともに検討し，時間をかけて極力1回〜数回のアプローチで何らかの変化が導きだせるように検討・指導を行う．アプローチ後は，病棟で家族・看護師が実際に動作を行い，リハ専門職にその状況をフィードバックするかたちで極力短期間でのリハ・アプローチを継続していく．身体状況のベクトルが低下した場合にも，チーム内で検討し，可能であれば無理のないADL方法を病棟・家族と検討しアプローチ方法を決定していく．リハは，問題の生じた早期から可能な限り開始することがQOLを保つための理想的なアプローチといえ，医療的評価も高い．しかし，リハすること自体が目的にならないように注意し，実施内容・体調を病棟看護師・家族としっかり共有して確実に行える方法を指導し，生活を営む実際の環境のなかで，介護環境や動作方法を整え主体的に行っていけるように心がけてアプローチする．

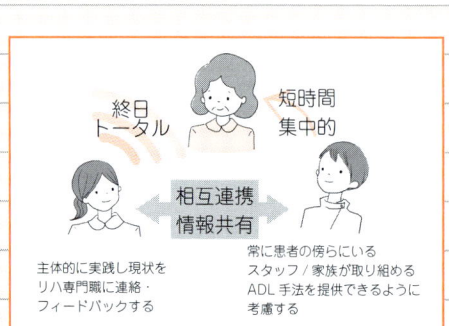

終日トータル：主体的に実践し現状をリハ専門職に連絡・フィードバックする
短時間集中的：常に患者の傍らにいるスタッフ/家族が取り組めるADL手法を提供できるように考慮する
相互連携　情報共有

（吉原広和）

7

おわりに
──自分自身のためのストレスマネジメント

バーンアウトしないために

　終末期の患者にかかわるとき，患者・家族の期待に応える術がないと医療者はその患者の病室から自然と足が遠のく．実際，看護師が訪室すると，患者から医師に聞けない病態やこれからの治療に関する質問を受ける．また，家族からは，「治るどころか，悪くなってきている」という患者のことばにどう対応してよいかと相談を受ける．看護師は，チーム医療に役立てたいと患者・家族の気持ちを細かくカルテに記載し，ほかの医療者との連絡・調整に駆け回る．そのため，時間，気力，労力が大きくなり，自分自身の生活や疲労に対するケアが二の次になってしまう．

　リハ専門職もまた，患者・家族の思いに少しでも応えようと奮闘する．患者が笑顔を取り戻し，家族と少しでも充実した時間を過ごしてほしいという思いから，記録業務などを後回しにして患者に向き合うために時間を費やそうとする．また，緩和ケア病棟入院中の患者であれば，リハの診療報酬算定が困難で実績にならないため，業務時間を過ぎてから訪室することもある．そうすると，記録業務にかかるのはさらに遅い時間になってしまい，熱心なリハ専門職には日付が変わる時間まで職場に残っている人もいる．

　患者の話を伝えられた医師もまた医師としての責任・使命感から多くの苦悩がある．しかし，その苦悩が医療チームに共有されないと，お互いの意図が汲み取れないためにスタッフとの壁が生じてしまう．

　お互いの価値や思いが汲み取れない状況は，医療者自身の孤独感やケアに対する不全感につながる可能性がある．患者や家族の感情に対する巻き込まれが生じると，休みを取ること，十分にケアができないことに罪悪感を覚えるようになり，この心身の疲労がバーンアウトにつながるリスクともなる．こうして大きなストレスを抱えながら業務にあたるうえで，まずストレスに気づき，そのストレスに適切に対応していくことがストレスマネジメントに結びつく．

1　バーンアウトとストレッサー

　バーンアウトについて，ハーバート・フロイデンバーガーは「自らを枯渇させること，体力，精神力の源泉を消耗させることである．自分自身，または社会的な尺度から，実現不

表1 リハ専門職・看護師のストレッサー

1. リハ専門職・看護師で共通すること
   - 高度な知識,技術,判断力が常に要求される負担感
   - 感染,放射線,腰痛など労働安全衛生上のリスクがともなう緊張感
   - 医師や看護師,コメディカルスタッフでの連携,上司・同僚との人間関係を円滑にするためのコミュニケーションの難しさ

2. リハ専門職特有のもの
   - 急性期などリスクの高い中でパフォーマンスを引き出すことが求められる
   - リハビリテーションを実施する限りその効果が期待される
     (ときとして過な期待を受けやすい.何でもリハをするとよくなるというイメージ)
   - 結果が客観的なかたちで表れやすい
   - 1日の取得単位数(成績)がノルマとなって存在することが多い
   - 単位としては算定できない業務については評価を受けにくい環境にある
   - 教育上,訪室する限りは身体に触れて運動療法など何かしないといけないという意識が強い

3. 看護師特有のもの
   - 人命にかかわる重大な医療事故や訴訟に関する不安
   - 患者,家族に近い存在であり,負の感情や暴力を受けやすい立場
   - 不規則な交代勤務,時間外労働による慢性疲労
   - 在院日数の短縮化や人材不足による看護業務の過密化,効率至上主義の管理システム

可能な期待を自分に課し,それを達成するために頑張りすぎて疲れ果てることである」と定義した.一般的には,カリスマ的で,エネルギッシュで,気が短く,高い目標をもち,仕事に全力で取り組み,努力に見合った報酬を期待する人がバーンアウトになりやすいといわれている[1].いわゆる「仕事ができる人」である.バーンアウトに陥ると身体も心も疲れ果てたと感じ,無気力や悲観的になる,他人に対する思いやりを喪失する,やりがいを感じられなくなる,看護師やリハ専門職に向いていないと思う,など離職にもつながりかねない.

「ストレス」は,物体に圧力をかけたときにその物体に起こる「歪み」である.ハンス・セリエは,生物学的ストレスの定義を「体外から加えられた各種の刺激に応じて体内に生じた障害と防衛反応の総和である」と述べていて,この有害刺激をストレッサーという.リハ専門職・看護師には特有のストレッサーがある(表1).

2 ストレスマネジメント

感情労働を意識する

前述したように医療者は,患者を知れば知るほど共感性が高くなり,巻き込まれが生じ

てしまう．患者とともに悩み，悲しみ，まじめな医療者ほど無力さに苦しむ．患者の声に耳を傾け，それに応えようとすればするほど，自分の時間も，心も身体もエネルギーを消費している．また，若い医療者ほど，「先生」「部長」「主任」と呼ばれるような人には言えない愚痴や不安，怒りを患者からぶつけられることが多い．問題を一人で抱え解決しなければ，といつしか気持ちが追い込まれていく．

　このとおり，医療に携わる仕事は感情労働であり，それを意識することがストレスマネジメントにも関与してくる．感情労働とは，アーリー・ホックシールドが提唱した働き方の概念で，感情の抑制や鈍麻，緊張，忍耐などが不可欠な職務要素とする労働である．感情労働に従事する者は，常に自分自身の感情をコントロールし，相手に合わせたことばや態度で応対することが求められている．だからこそ，感情労働を意識して，抑制されてすり減っている自分自身の感情について一歩引いて客観的に考えることで，幾分かは対処が可能になってくる．

自分だけで抱え込まない

　「あの人（医療者），ちょっと疲れてる？」と気づいている周囲もまた業務に追われている．声をかけたくても，患者業務を優先してしまうことも多い．それでも，「どうせ誰もわかってくれない」と思わずに，自分から「相談したいんですけど，聞いてくれませんか？」などと声を上げよう．ナースステーションや控室で「○○があって腹が立った」「とてもつらかった」「○○を頼みたい」と同僚や先輩，後輩を信頼して甘えることも大切である．

　このように，境遇と思いを共有する仲間とざっくばらんに話をしたり，率直に相談をもちかけたりするなど，感情を抱え込まずに表出することも自身のケアとなる．また，感情を表出し，再び患者と家族に落ち着いてかかわることは，医療者同士を成長させていく一つの過程でもある．

自分のコーピングパターンを知る

　ストレスコーピングとは，ストレスへの対処行動である．自分がどういうコーピングパターン（図1）をもっているのか，自分自身を見つめることが必要な場合もある．自分自身のものの見方や価値観がどのようなものかを知り，他者の考えを肯定することも人間関係上のストレス軽減につながる．理想と違う状況やつらい出来事もできるだけ，プラス思考にとらえて自分自身をケアするような工夫も必要である．

図1 コーピングパターン

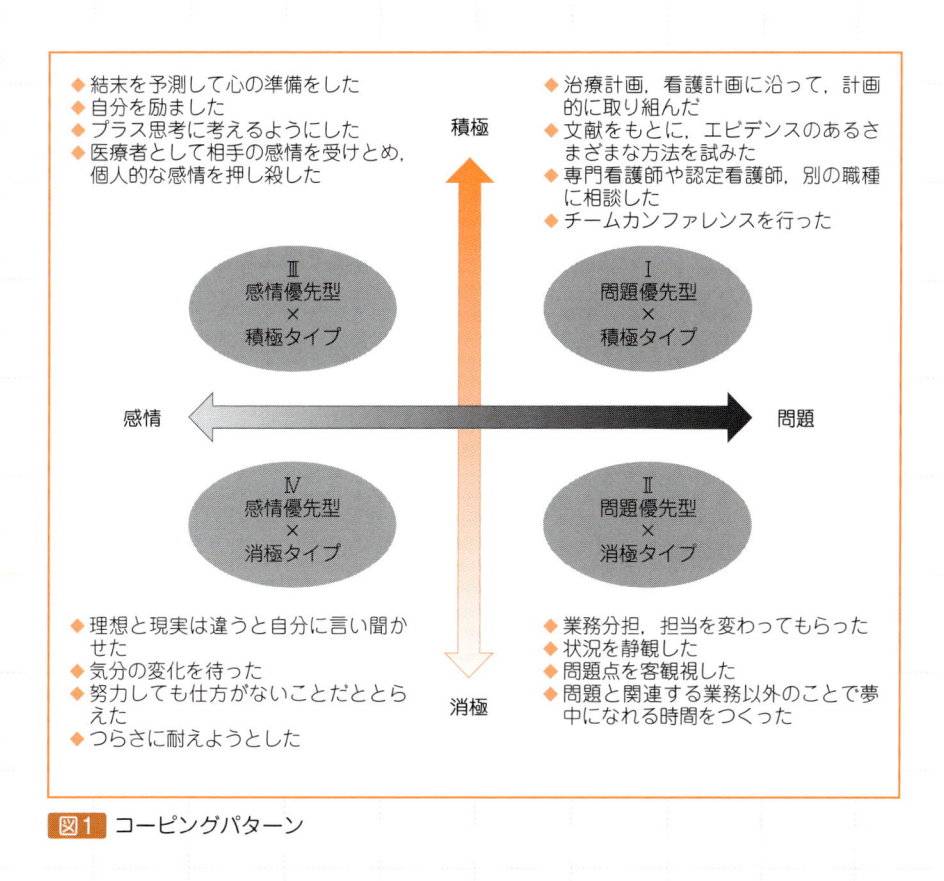

とはいえ，ストレスが強い時期には，自分自身を客観的に見つめ直し，どうしたらいいかを考えることがつらいこともある．プラス思考に考えられないときも，そのような自分を責めず，心の疲労に対するケアを心がけたい．そして，理想どおりにいかないときは，結果をあせらずに自分自身でできることの限界も見極め，上司に助言を仰いだり，関係するチームや職種でともに考えていったりすることもストレスマネジメントにつながるだろう．

臨床現場にユーモアを取り入れる

アルフォンス・デーケンは，「ユーモア」を職場環境に取り入れることを勧めている．筆者は関西の病院で勤務していることもあり，患者や家族，医療者もユーモアセンスをもつ人が多く，そのユーモアの力に救われていることが多い．排便があったことを「大きな便りがありました」と報告してくれる患者や，「あなた，芸能人の〇〇に似ているわね」と言われて似てもいないモノマネをしながら血圧を測定する看護師もいる．このように自

己や他者を励まし，許容し，心を落ち着けることを目的として支援の中にユーモアを用いることが，バーンアウトを予防することにつながる可能性も報告されている[2]．

アサーティブを意識する

医療者は，患者と家族の直接ケアだけではなく，さまざまな人とのあいだに立って連携を円滑にし，患者と家族の支援を拡大させている．特に看護師は，院内のチームと主治医のあいだで，連携を円滑にし，患者や家族を支援している．また，医療者と患者が円滑な関係性を保てるようにと配慮しながらコミュニケーションを図っていくが，ときとして患者の要求が多様化するために，看護師がその対応に困難を感じることも多い．このような際に「相手を大切にしながら，自分の気持ちや要求を，率直に，対等に自己主張すること」をアサーティブという．

● アサーティブの方法
① 自分の感情を客観的に理解する．もし，相手の感情に接する場合は，その感情に自分も反応して感情的にならないよう心がける．
② 自分の考えを大切にし，I（私）メッセージを使う．

安達は，「陰性感情（怒り，自己否定感，無力感，嫌悪感など）は人に伝わってしまう．〜中略〜こうした悪循環を変えるには，陰性感情をうまく処理して（少しオブラートにくるんで）表現する（言葉で返す）．このようにして，自分の中に陰性感情を残さないトレーニングをすることも必要である」と言う[3]．患者から「あんたじゃダメ．別の人を呼んで」と言われた場合は，「そうですよね，私も落ち着いた対応を勉強していきます．でもそんなふうに言われると，私も心が折れそうです」などと自分の伝えたいことを過度に我慢することなく伝えていく．

デスカンファレンスに参加する

デスカンファレンスでは，スタッフが「実は，私……」と重い口を開いて，目に涙を溜めて語ることもよくある．一人のスタッフが「あのときにもっとこうしておけば……」などといった思いを話し出すと，ほかのスタッフも同じことを感じていることもあれば，「でも，あのときそのようにしてもらって，患者さんはとても喜んで感謝していたよ」などといった情報が出てくることもある．

こうして，デスカンファレンスを行うことで，一人の患者へのかかわりを振り返り，よりよいケアのあり方についてチームで議論を深めるだけでなく，患者にかかわった個々の

スタッフのグリーフワークをも助け，また新たな気持ちで患者に向き合っていくための重要なストレスマネジメントにもつながる．

燃え尽きない芯をもつ

「専門職としての魅力」を自分自身で構築することも有効だろう．ストレスのピンチをチャンスに変え，そのストレスを乗り越えたときには大きな自信となる．われわれは，患者・家族から「ありがとう」と言ってもらえたときの最高の喜びや，同業者から褒められ認めてもらえたときの喜び・達成感を知っている．ストレスが降りかかったとき，「この課題は自分を成長させてくれる」「頑張っている自分が好き」などと自分を鼓舞したり，不満をこぼしながらでも向き合っていけたりするよう，ストレスコーピング能力と合わせて燃え尽きない芯をもつことに努めたい．

小さな感情も表現（言語化）する

筆者が担当していた患者Aさんを看取った数日後の経験談である．筆者が歩いていると，ともにかかわっていたAさんの担当薬剤師が前から歩いてきた．お互いが誰かとわかった瞬間，2人は同時に動きを止めて「Aさん……」と看取った患者の名前を呼んだ．互いに大きく肩を落とし，うつむいた．「残念だったよね」と数秒の会話であったが，懸命に患者に注いだ時間を労い，医療者としてのつらさを共有することができた．このことは，筆者のグリーフワークを助けてくれる出来事であり，筆者にとってチーム医療を意識させ，より看護師としての専門性を磨きたいと思う出来事であった．一人の患者・家族にたくさんの職種の仲間がかかわっている．ともにかかわった仲間だからこそ，共感できることもある．小さな感情（気づきや思い，気持ち）を職種に関係なく表現し合うことが，互いの専門性を高め，真の強いチームの力にもなるだろう．

（石川奈名，島﨑寛将）

文献

1) ハーバート・フロイデンバーガー，川 勝久（訳）：燃えつき症候群 スランプをつくらない生きかた．三笠書房；1981．p.33, p.137.
2) 福島裕人ほか：看護者のユーモアとバーンアウトとの関連についての基礎的研究．ターミナルケア 2011；11（2）：135-139.
3) 安達富美子ほか：事例1 末期がんで死の不安・恐怖を攻撃的にぶつけてくる患者．「燃えつきない」がん看護．医学書院：2003．p.19.

あとがき

　私が初めて終末期を迎えたがん患者の方を担当したのは作業療法士1年目のころでした．それ以降，たくさんの方々の生きる姿を間近で拝見し，同時にたくさんの別れを経験しました．これまでに出会った方々が歩まれた人生はさまざまでしたが，それぞれの方から「生きること」「死ぬこと」とは何かを学ばせていただいたように思います．その学びはまだまだ完全ではありませんが，この出会いがなければきっと私はこんなことを考えたこともなかったでしょう．私が病気などで「死」を強く意識しつらくなったとき，きっと思い出されるのは，これまで出会った方々のことでしょう．振り返ると自分がケアを提供してきたつもりでしたが，反対に私のほうがたくさんの支援を受け，励まされていたようにも思います．また，この本の制作中もたくさん応援してくださったようにも感じています．本当に感謝の思いでいっぱいです．

　今，進行期・終末期を迎えたがんをもつ方々が適切なリハビリテーションを受けることができない地域が多くあり，一生懸命取り組もうとしている医療者の方々も多くいます．この本の制作を通じて，これまで出会ったたくさんの方々に感謝を表するとともに，この本の出版が進行期・終末期のがんのリハビリテーションの推進の一助となればと心から願うばかりです．

　この本の出版に至るまでには，とてもたくさんの方々がご指導・ご支援くださいました．がんのリハビリテーションについて，いつもご指導くださっている慶應義塾大学医学部腫瘍センターの辻哲也先生，緩和ケアの基礎からご指導いただいた近畿大学医学部堺病院の大塚正友先生（現 大正病院院長）をはじめとし，諸先生方，終末期・緩和ケア作業療法研究会の仲間に心から感謝申し上げます．また，日々の活動を応援してくださっているベルランド総合病院の亀山雅男院長（現 社会医療法人生長会理事長）をはじめ，緩和ケアチーム，職員の方々，今回本の編者にも加わってくださった先生方にも心から感謝申し上げます．そして，この本の出版のために尽力してくださった執筆者の先生方，一緒に企画から制作まで取り組んでくださった中山書店の仁科典子さん，この本の出版の機会をいただいた中山書店の皆様にも深く感謝致します．

　この本の出版が，がん医療に従事されている皆様のお役に立ち，一人でも多くのがんサバイバーの方々のもとにリハビリテーションが届くきっかけともなることを切に願います．病期や地域，療養場所を問わず，必要な人が適切なリハビリテーションを受けることができる社会になりますように．

2024年5月

島﨑寛将

索引
index

あ

アームスリング	149
アーリー・ホックシールド	266
アイソトープ治療	22
アカシジア	37
悪液質	38, 61, 111
悪性リンパ浮腫	121, 234
アクティブ・ケア・チーム	15
アサーティブ	268
アセトアミノフェン	30
圧痕性テスト	123
圧痕性浮腫	123
圧抜き用グローブ	154
圧迫療法	123, 124
アルフォンス・デーケン	205, 267
安静時痛	28

い

維持的リハビリテーション	10
遺族会	209
遺族ケア	205, 211
遺族年金	55
痛み	26, 94
痛みの性質	28
痛みの評価	27
痛みの分類	26
一般的回想法	164
医療費の問題	52
院内学級	211

う

ウィリアム・ウォーデン	205
ウェーブ型ピロー	149
動けなくなった時期のリハビリテーション・アプローチ	65
うつ病	44
うつ病の診断基準	45

運動麻痺	86
運動療法	114

え

栄養サポートチーム	14
エリザベス・キューブラー＝ロス	205
エルプラット®	157
園芸	164
嚥下困難	132
嚥下体操	136
エンゼルケア	208
エンゼルメイク	208

お

横隔膜呼吸	103
往診医	187
嘔吐	36
起き上がり	115
オキサリプラチン	157
悪心	36
オピオイド	30, 138
オピオイドの副作用	31
オピオイドローテーション	31
お見送り	209
オンコビン®	157
音声喪失	139
温熱療法	94

か

介護支援専門員	54, 186, 188
介護タクシー	183
介護福祉士	188
介護保険	54
介護保険施設	58
回想コラージュ	164, 250
回想法	164
改訂水飲みテスト	134
外泊時チェックリスト	243

回復的リハビリテーション	10
下顎呼吸	202
化学療法	20
化学療法による末梢神経障害	156
下肢血栓予防	78
下肢対麻痺	90
家族ができること	199, 203
家族ケア	40, 192, 197, 201
家族指導	181
家族の思い	193
家族の疲労	196
家族への対応	204
片松葉杖歩行	76
がん悪液質	61, 111
がん医療におけるチームアプローチ	14
がん患者が経験する全人的苦痛	4
がん患者リハビリテーション料	3
環境調整支援	56
間歇的鎮静	39
がんサバイバー	3
がんサバイバーシップ	5
感情労働	265
がん診療連携拠点病院	168
関節可動域訓練	87
がん対策基本法	3, 17
がんにおけるリハビリテーションの重要性	3
がんに随伴する疲労	61
がんによる死亡率の低下	2
ガンマナイフ	25
関連痛	26
緩和ケアチーム	14, 168
緩和ケア病棟	57, 172, 254, 262
緩和的リハビリテーション	10

272

き

キーパーソン	193
ギャッジアップ	72, 147
共感	220
共存型ケア	16
強度変調放射線治療	2
局所性浮腫	120
起立性低血圧	113
筋力増強訓練	87

く

口呼吸	202
口すぼめ呼吸	102
苦痛緩和	39
グリーフケア	205
グリーフワーク	204, 205, 269
グループホーム	58
車椅子座位	147

け

ケアハウス	58
ケアマネジャー	54, 186, 188
傾聴	49
経皮的末梢神経電気刺激	94
軽費老人ホーム	58
血液がん	167
言語的コミュニケーション障害	139
限度額適用認定証	53

こ

更衣	92, 107
高額療養費制度	53
抗がん剤	20, 67, 156
口腔ケア	137
口腔内観察	133
高次脳機能障害	83
拘縮予防	125
肯定	221
公的医療保険	53
喉頭全摘	143
口内トラブル	132
誤嚥性肺炎	137
コーピングパターン	266
呼吸介助	103
呼吸困難	33, 99, 149
呼吸困難の原因	34
呼吸困難の治療	33
呼吸困難の評価	33
呼吸リハビリテーション	99
国際生活機能分類－国際障害分類改訂版－	8
告知	18
骨髄抑制	22
骨転移	22, 68, 147, 234, 239
コミュニケーション	218
コミュニケーション・スキル	218, 220
コミュニケーション・スキル CLASS	218
コミュニケーション・スキル・トレーニング	224
コミュニケーションノート	143
コミュニケーションを通じた援助	49
コミュニティ・リソース	16
雇用保険	56

さ

サービス付高齢者住宅	58
在宅サービス	185
在宅生活を支える職種	186
在宅でのリハビリテーション	187
在宅復帰支援	179
在宅療養支援診療所	57, 185
在宅療養支援病院	57
作業療法	160, 211
錯語	142
殺細胞性抗がん剤による有害事象	21
サポーティブケア	4
三段階除痛ラダー	29

し

四肢麻痺	86
自助具食器	84
自助具スプーン	84, 91
自助箸	91
シシリー・ソンダース	4
シスプラチン	156
死前喘鳴	201
持続痛	28
持続的鎮静	39
失語症	139, 142
失語症検査	139
死別ケア	205
社会的苦痛	52
シャント発声	140
住居型施設	58
修正ボルグスケール	100
住宅ローン 団体信用生命保険	56
収尿器	190
循環調整能力低下	112
除圧	148
障害年金	55
消化管閉塞	37
消化器がん	226
消化器症状	36
小規模多機能型施設	58
上肢対麻痺	89
小児がん	211
小児慢性特定疾患治療研究事業	53, 55
傷病手当金	55
褥瘡	152
褥瘡管理チーム	14
食道発声	140
職場の理解	52
徐放剤	32
心因性疼痛	26
侵害受容性疼痛	26
新片桐スコア	69, 71
神経筋再教育	87
神経障害性疼痛	26
神経症状	82
診断型ケア	15
深部静脈血栓症	112, 113

す

錐体外路症状	37
スイングアーム介助バー	84
スキンケア	123, 124
ステロイド	36
ステロイドミオパチー	88
ストレスケア	207
ストレスコーピング	266
ストレスマネジメント	265
ストレッサー	264
ストロンチウム89	22
スピリチュアルケア	48
スピリチュアルペイン	4, 48
スプリント	90
スライディングシート	91, 154

せ

精神的苦痛	42, 52, 220, 222
制吐薬	37
生命保険	56
脊椎転移にともなう有痛性脊椎病的骨折に対する経皮的椎体形成術	24
脊髄麻痺	23
セクシュアリティ	212
セクシュアリティのケア	213
積極的安楽死	39
セデーション	39
前悪液質	38
全身倦怠感	35, 127
全身倦怠感の治療	36
全身倦怠感の評価	35
全身性浮腫	120, 239
せん妄	46
せん妄の診断基準	46

そ

装具療法	24
創作活動	165
側臥位	72, 146
速放剤	32
ソフトカラー	24

た

ダーメンコルセット	24
退院のタイミング	181
退院前カンファレンス	180
代謝栄養障害症候群	38
体動時痛	28
代用音声	140
体力消耗状態	226
対話型ケア	16
タキソール®	156
多層包帯法	124
立ち上がり	116
端座位	73
探索	220
弾性ストッキング	122

ち

地域連携	13, 16
チームアプローチ	14
チーム医療	16
チームオンコロジー	15
チェーンストークス呼吸	202
チャイルドライフスペシャリスト	211
鎮静	39
鎮静のアルゴリズム	40
鎮静の対象	40
鎮静の分類	39
鎮痛補助薬	30
鎮痛薬	29

つ

対麻痺	86
筒状包帯	124
つらさと支障の寒暖計	43

て

定位放射線照射	25
ティジーグリップ	125
ティジーソフト	125
ティルトテーブル	75
適応障害	43
適応障害の診断基準	43
適応障害のスクリーニング	43
デスカンファレンス	209, 268
手の重みによる痛み	95
電気式人工喉頭（電気喉頭）	140, 143

と

トータルペイン	4
特別養護老人ホーム	58
突出痛	28
ドライマウス	132
トランスファーボード	90
とろみ剤	137

な

内分泌治療	20

に

乳がん	234
入浴	107
認知症を有する患者	247

の

脳転移	80, 240
脳転移に対する放射線療法	25
望ましい死	51

は

ハーバート・フロイデンバーガー	264
バーンアウト	264
背臥位	146
排泄ケア	190
廃用症候群	12, 61, 111, 178
廃用症候群の予防	152
パクリタキセル	156
発声訓練	143
パニックコントロール	104
バネ付箸	84, 91
ハンス・セリエ	265
反復唾液嚥下テスト	133

ひ

ピアサポート	200

非圧痕性浮腫	123
非オピオイド鎮痛薬	30
非ステロイド系消炎鎮痛薬	30
ビスホスホネート製剤	22
悲嘆	205
悲嘆の作業	205
筆談	140
皮膚強皮症	122
病期別がんのリハビリテーション	9
標準負担額減額認定証	53
鼻翼呼吸	202
ビンクリスチン	157

ふ

フィラデルフィアカラー	24
フェイススケール	27, 94
不応性/不可逆的悪液質	38
複雑性悲嘆	206
腹式呼吸	103
腹水	112, 113, 150
服薬管理	244
浮腫	120, 151
ブリプラチン®	156
フレームコルセット	24
分子標的薬	2, 20
分子標的薬による有害事象	21

へ

ベース・サポート・チーム	16
ベルケイド®	157
ヘルパー	188
返答に困る場面での対応	222
片麻痺	91

ほ

蜂窩織炎	121
放射線療法	22
放射線療法の有害事象	23
訪問介護	188
訪問看護師	187
訪問看護ステーション	185
訪問作業療法	248
訪問リハビリテーション	187

ポータブルトイレ	84
歩行	117
歩行器歩行	75
ポジショニング	146
ホスピス	57
ホスピス緩和ケア	172
ボタンエイド	90
ホットパック	97
ホルダー	90
ボルテゾミブ	157
ホルモン療法	20

ま

マズローの欲求段階説	63
マッサージ	95
末梢神経障害	156
麻痺	86, 150

み

味覚障害	132
看取りの支援	173
看取りの時期	201

ゆ

| 有料老人ホーム | 58 |

よ

養護老人ホーム	58
用手的リンパドレナージ	121
予期悲嘆	197
抑うつ	101
浴槽の跨ぎ動作	92
予防的リハビリテーション	10
四脚歩行器	75

ら

| ライフレビュー | 164 |
| ランダ® | 156 |

り

リクライニング式車椅子	76
離床支援	76, 115
リハビリテーションで気をつけること	63

リビングニーズ特約	56
リフト	91
粒子線治療	2
両松葉杖歩行	75
療養型病床	57
リラクセーション	109
臨死期	202
リンパ漏	121

れ

| レスキュー・ドーズ | 31 |
| レニミセンス | 164 |

ろ

| 老人保健施設 | 58 |

わ

| 悪い知らせ | 42 |

A〜Z

ADL支援	72, 83, 96, 106, 135
ADL評価表（千住ら）	102
bad news	42
Borg CR-10 スケール	100
Brief Fatigue Inventory	127
cachexia	38
Cancer Dyspnea scale	100, 101
Cancer Fatigue Scale	127
CRF（cancer related fatigue）	61
demands	177
ECAM（energy conservation and activity management）	129
ECOG（Eastern Cooperative Oncology Group）	11
Empathizing	220
EPCRC（European Palliative Care Research Collaborative）	38
Exploring	220
functional brace	24
good death	51

275

ICF（international classification of functioning, disability and health） 8	NCCN（National Comprehensive Cancer Network） 35	PS（Performance Status） 10
IMRT（intensity modulated radiation therapy） 2, 22	non-pitting edema 123	QOL 6
	NRS（Numerical Rating Scale） 27, 94	refractory cachexia 38
jewett brace 24	NSAIDs 30	RPA（recursive partitioning analysis）分類 81
KPS（Karnofsky Performance Status Scale） 81	NST（nutrition support team） 14	RT（radiation therapy） 22
METs（metabolic equivalents） 230	PCT（palliative care team） 14	SINS（Spinal Instability Neoplastic Score）分類 68, 70
Mirels 分類 68	Performance Status Score 11	TENS（transcutaneous electrical nerve stimulation） 94
MLD（manual lymph drainage） 121, 124	pitting edema 123	
	PLISSIT モデル 213	Terry-net 125
MMSE（Mini-Mental State Examination） 46	PPI（Palliative Prognostic Index） 114	Validating 221
MRC（Medical Research Council）息切れスケール 100	PPS（Palliative Performance Scale） 11	VAS（Visual Analogue Scale） 28, 94
	pre-cachexia 38	WHO 方式がん疼痛治療法 29
		Wong-Baker Faces Pain Rating Scale 28

中山書店の出版物に関する情報は，小社サポートページを
御覧ください．
https://www.nakayamashoten.jp/support.html

本書へのご意見をお聞かせください．
https://www.nakayamashoten.jp/questionnaire.html

緩和ケアが主体となる時期の
がんのリハビリテーション

2013年 7 月 1 日　初版 第 1 刷発行©　〔検印省略〕
2024年 8 月20日　　　　第 3 刷発行

編　　集	島﨑寬将，倉都滋之，山﨑圭一，江藤美和子
発 行 者	平田　直
発 行 所	株式会社 中山書店
	〒112-0006 東京都文京区小日向4-2-6
	TEL 03-3813-1100（代表）
	https://www.nakayamashoten.jp/
本文イラスト	石黒真奈
装丁・本文デザイン	橋本敏恵
DTP・印刷・製本	株式会社 Sun Fuerza

ISBN 978-4-521-73717-1
Published by Nakayama Shoten Co., Ltd.　　　　　　　　　　　　Printed in Japan
落丁・乱丁の場合はお取り替え致します

- 本書の複製権・上映権・譲渡権・公衆送信権（送信可能化権を含む）は株式会社中山書店が保有します．
- JCOPY〈出版者著作権管理機構 委託出版物〉
  本書の無断複写は著作権法上での例外を除き禁じられています．複写される場合は，そのつど事前に，出版者著作権管理機構（電話 03-5244-5088, FAX 03-5244-5089, e-mail：info@jcopy.or.jp）の許諾を得てください．
- 本書をスキャン・デジタルデータ化するなどの複製を無許諾で行う行為は，著作権法上での限られた例外（「私的使用のための複製」など）を除き著作権法違反となります．なお，大学・病院・企業などにおいて，内部的に業務上使用する目的で上記の行為を行うことは，私的使用には該当せず違法です．また私的使用のためであっても，代行業者等の第三者に依頼して使用する本人以外の者が上記の行為を行うことは違法です．

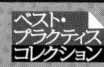

Best Practice Collection

時間軸に沿って, 有害事象が生じる時期, 必要となるケアを示した「ケアマップ」も掲載

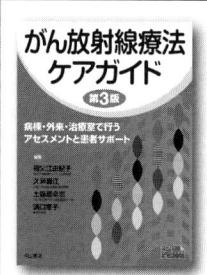

がん放射線療法ケアガイド 第3版
病棟・外来・治療室で行うアセスメントと患者サポート

●編集
祖父江由紀子（東邦大学医療センター大森病院）
久米恵江（北里大学北里研究所病院）
土器屋卓志（元 埼玉医科大学国際医療センター）
濱口恵子（新東京病院）

B5変形判／並製／328頁
定価3,410円（本体3,100円＋税）
ISBN 978-4-521-74769-9

Contents
- 1章 がん放射線療法の看護
- 2章 がん放射線療法の原理と実際
- 3章 放射線治療技術と照射装置
- 4章 主な有害事象とケア
- 5章 全身管理とケア
- 6章 照射部位・対象に応じたケア
- 7章 心理・社会的サポート
- 付録

第3版改訂ポイント
最新の放射線医療機器・技術, チーム連携などを紹介しつつ, 長期がんサバイバー, 妊孕性, 高齢化などの新たな問題にも焦点を当てた.

副作用ごとに, 治療開始前から治療終了後まで時間軸に沿ったケアのポイントを解説

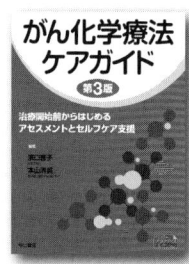

がん化学療法ケアガイド 第3版
治療開始前からはじめるアセスメントとセルフケア支援

●編集
濱口恵子（新東京病院）
本山清美（静岡県立静岡がんセンター）

B5変形判／並製／392頁
定価3,410円（本体3,100円＋税）
ISBN 978-4-521-74770-5

Contents
- 1章 がん化学療法看護の重要性
- 2章 がん化学療法の理解
- 3章 患者の意思決定に対する支援
- 4章 がん化学療法を安全・確実・安楽に行うためのポイント
- 5章 がん化学療法の副作用とケア
- 6章 副作用以外の症状マネジメント
- 7章 外来がん化学療法における看護

第3版改訂ポイント
新薬を加え, メカニズムや薬効, 副作用を説明. 増加する外来治療・在宅医療のアプローチ法, 経口抗がん薬に対するケアなども収載.

がん患者が抱えるさまざま痛みの原因を読み解き, 苦痛を和らげる

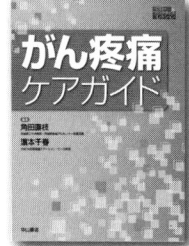

がん疼痛ケアガイド

●編集
角田直枝（茨木県立中央病院・茨城地域がんセンター）
濱本千春（YMCA訪問看護ステーション・ピース）

B5変形判／並製／240頁
定価3,300円（本体3,000円＋税）
ISBN 978-4-521-73493-4

Contents
- 1章 総論
- 2章 身体部位別疼痛アセスメント
- 3章 病態別疼痛アセスメント
- 4章 患者・家族のセルフケア支援
- 5章 痛みの治療・ケア
- 6章 精神的な痛み・スピリチュアルペインへの理解
- 付録

中山書店 〒112-0006 東京都文京区小日向4-2-6　TEL 03-3813-1100　FAX 03-3816-1015
https://www.nakayamashoten.jp/